Radiation Oncology

Difficult Cases and Practical Management

放射肿瘤学
疑难病例治疗实践

威廉·斯莫尔

主编 〔美〕 蒂姆·R.威廉姆斯

埃里克·D.唐纳利

主译 周菊英 何 侠

译者 秦颂兵 徐晓婷 王利利 赵 奇

天津出版传媒集团

 天津科技翻译出版有限公司

著作权合同登记号：图字:02-2014-394

图书在版编目(CIP)数据

放射肿瘤学疑难病例治疗实践／（美）威廉·斯莫尔
（William Small, Jr.），（美）蒂姆·R.威廉姆斯
（Tim R. Williams），（美）埃里克·D.唐纳利
（Eric D. Donnelly)主编；周菊英，何侠主译. — 天津：
天津科技翻译出版有限公司，2017.12
　书名原文：Radiation Oncology：Difficult Cases
and Practical Management
　ISBN 978-7-5433-3783-1

　Ⅰ. ①放… Ⅱ. ①威… ②蒂… ③埃… ④周… ⑤何
… Ⅲ. ①肿瘤-放射治疗学 Ⅳ. ①R730.55

中国版本图书馆 CIP 数据核字（2017）第 290748 号

授权单位：Demos Medical Publishing, LLC
出　　版：天津科技翻译出版有限公司
出 版 人：刘 庆
地　　址：天津市南开区白堤路 244 号
邮政编码：300192
电　　话：(022)87894896
传　　真：(022)87895650
网　　址：www.tsttpc.com
印　　刷：高教社(天津)印务有限公司
发　　行：全国新华书店
版本记录：787×1092　16 开本　13.5 印张　2 页彩插　200 千字
　　　　　2017 年 12 月第 1 版　2017 年 12 月第 1 次印刷
　　　　　定价:58.00 元

（如发现印装问题,可与出版社调换）

编者名单

Matthew C. Abramowitz, MD
Assistant Professor of Radiation Oncology
Sylvester Comprehensive Cancer Center
University of Miami
Miami, FL

Paul D. Aridgides, MD
Department of Radiation Oncology
State University of New York
Syracuse, NY

Igor J. Barani, MD
Assistant Professor in Residence
Department of Radiation Oncology
University of California San Francisco
San Francisco, CA

William Blackstock, MD
Chair and Professor
Department of Radiation Oncology
Comprehensive Cancer Center
Wake Forest Baptist Medical Center
Winston-Salem, NC

Jeffrey A. Bogart, MD
Professor and Chair
Department of Radiation Oncology
State University of New York
Syracuse, NY

Kristin A. Bradley, MD
Associate Professor
Department of Human Oncology
University of Wisconsin School of Medicine and
    Public Health
Madison, WI

Thomas Carlson, MD
Wenatchee Valley Medical Center
Wenatchee, WA

Kimberly Creach, MD
Mercy Clinic
Springfield, MO

Laura A. Dawson, MD, FRCPC
Professor
Department of Radiation Oncology
Princess Margaret Hospital
University of Toronto
Toronto, Ontario
Canada

Jennifer F. De Los Santos, MD
Associate Professor
Department of Radiation Oncology
University of Alabama at Birmingham
Birmingham, AL

Thomas J. Dilling, MD
Moffitt Cancer Center
Tampa, FL

Jacob Estes, MD
Assistant Professor
Department of Obstetrics and Gynecology
Division of Gynecologic Oncology
University of Alabama at Birmingham
Birmingham, AL

Elizabeth Falkenberg, MD
Center for Cancer Care
Huntsville, AL

Steven J. Frank, MD
Associate Professor
Department of Radiation Oncology
The University of Texas MD Anderson
    Cancer Center
Houston, TX

David K. Gaffney, MD, PhD
Vice-Chair and Professor of Radiation Oncology
University of Utah School of Medicine
Huntsman Cancer Hospital
Salt Lake City, UT

Yolanda I. Garces, MD
Assistant Professor of Radiation Oncology
Mayo Clinic
Rochester, MN

Adam S. Garden, MD
Professor
Department of Radiation Oncology
The University of Texas MD Anderson
    Cancer Center
Houston, TX

Karyn A. Goodman, MD
Department of Radiation Oncology
Memorial Sloan-Kettering
    Cancer Center
New York, NY

Christopher L. Hallemeier, MD
Department of Radiation Oncology
Mayo Clinic
Rochester, MN

Eleanor E. R. Harris, MD
Professor and Chair
Department of Radiation Oncology
Leo Jenkins Cancer Center
Brody School of Medicine
East Carolina University
Greenville, NC

Joseph M. Herman, MD
Associate Professor
Department of Radiation Oncology
Johns Hopkins Hospital
Baltimore, MD

Andrew J. Hope, MD, FRCPC
Assistant Professor
Department of Radiation Oncology
Princess Margaret Hospital
University of Toronto
Toronto, Ontario
Canada

Kenneth Hu, MD
Department of Radiation Oncology
Beth Israel Medical Center
New York, NY

Jessica Hunn, MD
Gynecologic Oncology Fellow
Division of Gynecologic Oncology
University of Chicago
Chicago, IL

Christian Hyde, MD
Cancer Treatment Centers of America
Southeastern Regional Medical Center
Newnan, GA

Salma K. Jabbour, MD
Assistant Professor of Radiation Oncology
Cancer Institute of New Jersey
New Brunswick, NJ

Sameer Keole, MD
Department of Radiation Oncology
Mayo Clinic
Phoenix, AZ

Deepak Khuntia, MD
Dorothy E. Schneider Cancer Center
San Mateo, CA

Christopher R. King, PhD, MD
Associate Professor
Department of Radiation Oncology
UCLA School of Medicine
Los Angeles, CA

Brian Robert Knab, MD
Medical Director
Elliot Regional Cancer Center at Londonderry
Londonderry, NH

Andrew B. Lassman, MD
Memorial Sloan-Kettering Cancer Center
New York, NY

Andrew K. Lee, MD, MPH
Associate Professor
Department of Radiation Oncology
The University of Texas MD Anderson
    Cancer Center
Houston, TX

Nancy Y. Lee, MD
Memorial Sloan-Kettering Cancer Center
New York, NY

Stanley L. Liauw, MD
Associate Professor of Radiation and
    Cellular Oncology
University of Chicago Medicine
Chicago, IL

Stephen T. Lutz, MD
Blanchard Valley Regional Health Center
Findlay, OH

Ronald C. McGarry, MD, PhD
Clinical Associate Professor and Vice Chairman
Department of Radiation Medicine
University of Kentucky
Lexington, KY

Minesh P. Mehta, MD
Professor of Radiation Oncology
Northwestern University, Feinberg School of
    Medicine
Chicago, IL

Loren Mell, MD
Associate Professor
Department of Radiation Oncology
University of California San Diego
Moores Cancer Center
La Jolla, CA

Najeeb Mohideen, MD
Radiation Oncology Associates
Northwest Community Hospital
Arlington Heights, IL

Alan T. Monroe, MD
Penrose Cancer Center
Colorado Springs, CO

Paul L. Nguyen, MD
Assistant Professor of Radiation Oncology
Director of Prostate Brachytherapy
Dana-Farber/Brigham and Women's
    Cancer Center
Harvard Medical School
Boston, MA

Michael A. Nichols, MD, PhD
Coastal Carolina Radiation Oncology
Wilmington, NC

Kenneth Olivier, MD
Mayo Clinic
Rochester, MN

Brian O'Sullivan, MB, BCh, BAO, FRCPC
Professor
Department of Radiation Oncology
Princess Margaret Hospital
University of Toronto
Toronto, Ontario
Canada

Catherine C. Park, MD
Associate Professor
Department of Radiation Oncology
Helen Diller Family Comprehensive Cancer Center
San Francisco, CA

James Piephoff, MD
Director of Radiation Oncology
Saint Anthony's Hospital
Alton, IL

Alan Pollack, MD, PhD
Professor and Chair of Radiation Oncology
Sylvester Comprehensive Cancer Center
University of Miami
Miami, FL

Shyam S. Rao, MD, PhD
Memorial Sloan-Kettering Cancer Center
New York, NY

William F. Regine, MD
Chair, Department of Radiation Oncology
University of Maryland Medical Center
Baltimore, MD

Stephen K. Ronson, MD
St. Joseph Hospital
Baltimore, MD

Devin D. Schellenberg, MD, FRCPC
Clinical Assistant Professor
Department of Radiation Oncology and
    Developmental Radiotherapeutics
British Columbia Cancer Agency
Surrey, British Columbia, Canada

Steven E. Schild, MD
Mayo Clinic
Scottsdale, AZ

Haider A. Shirazi, MD
Evergreen Park, IL

Ori Shokek, MD
York Cancer Center
York, PA

**William Small, Jr., MD, FACRO, FACR,
    FASTRO**
Professor and Vice Chairman
Department of Radiation Oncology
Associate Medical Director
Robert H. Lurie Comprehensive Cancer Center
Northwestern University Feinberg School of Medicine
Chicago, IL

Richard G. Stock, MD
Radiation Oncology Associates
New York, NY

Gray B. Swor, MD
21st Century Oncology
Sarasota, FL

Robert K. Takamiya, MD
Seattle Prostate Institute at Swedish
    Medical Center
Seattle, WA

Wade Thorstad, MD
Associate Professor
Department of Radiation Oncology
Washington University School of Medicine
Siteman Cancer Center
St. Louis, MO

Andrew Vassil, MD
Department of Radiation Oncology
Strongsville Family Health Center
Strongsville, OH

Gregory Videtic, MD, CM, FRCPC
Cleveland Clinic
Cleveland, OH

John N. Waldron, MSc,
  MD, FRCPC
Assistant Professor
Department of Radiation Oncology
Princess Margaret Hospital
University of Toronto
Toronto, Ontario
Canada

Tim R. Williams, MD, FACR, FASTRO
Medical Director
Department of Radiation Oncology
Lynn Cancer Institute
Boca Raton Regional Hospital
Boca Raton, FL

Julia S. Wong, MD
Assistant Professor
Department of Radiation Oncology
Harvard Medical School
Dana Farber Cancer Institute
Boston, MA

Catheryn Yashar, MD
Associate Professor
Department of Radiation Oncology
University of California San Diego
Moores Cancer Center
La Jolla, CA

Michael J. Zelefsky, MD
Professor of Radiation Oncology
Vice-Chair Clinical Research
Chief, Brachytherapy Service
Memorial Sloan-Kettering Cancer Center;
Professor of Radiation Oncology
Weill-Cornell Medical School
New York, NY

W. Ken Zhen, MD
Professor of Radiation Oncology
University of Nebraska Medical Center
Omaha, NE

译者前言

　　"循证医学"日益被推荐为一种理性发展的、持续的、有效的方法,但是到目前为止,还没有统一的标准来规范医生制订某种疾病的治疗方案需要多少依据;来自医学文献中可用的数据和信息还远远不能满足临床制订最适合治疗方案的需要;评估治疗方案的复杂性也远非病例资料中提供的有限的肿瘤相关参数能够解决。医生如何使用数据来指导治疗方案的制订?应该如何使用并整合来自医学文献中的可用信息?医生在临床实践中最需要的是什么样的信息? ……这些问题都亟待解答。该书以疑难病例讨论的形式,立足于循证医学证据,从整体的高度,从不同的专业方向,引发思考和讨论,为临床医生引入新的思维和判断方式,有利于临床医生更好地处理临床问题。

　　本书集很多人的努力共同合作完成,有学术型医生,也有放射肿瘤专业的社区医生,他们就同一个典型病例分享了他们的专科知识和诊治经验,阐述了他们各自看问题的角度和观点,从而引导我们依据循证医学证据从宏观和整体来看待一个个体化的临床问题,协助我们得出关于某个临床问题最为合适的判断,并帮助我们建立得出这种判断的思维方式。这种疑难病例讨论的形式摒弃了传统教科书单向灌输知识的方式,从不同专业层次和方向上展现和分析临床常见的热点问题,引发讨论和思考,并最终得出指向性的临床决策,有理有据,是一本临床放疗医生不可多得的参考书。

前　言

随着新技术的不断出现和治疗方法研究成果的分享,癌症患者的治疗得以持续推进。然而,就像在临床实践中经常注意到的,患者的治疗方法的确定往往并无一级证据可循,他们需要的是更加个性化的治疗。在这种背景下,我们必须要超越书本知识来践行医学艺术。治疗决策的确定需要综合治疗法则的意见共识、专家的意见以及从已有的有限数据中外推获得的结果。本书的目的就是分析临床常见的疑难杂症——类似于每年美国放射肿瘤学会(ASTRO)会议中备受欢迎的疑难病例讨论环节。我们从不同的角度来分析这些临床疑难病例。这些不同的观点来自于本书的三位编者,一位学术型医生,一位社区医生,在本书的编辑过程中,至少还有一位住院医生。

我们请该领域的专家编写一些常见的临床病例,这些案例没法在随机试验中获得明确的循证依据,但这些临床病例对其他患者治疗决策的确定有指导作用。通过对当前数据的回顾,利用潜在数据做出治疗决策。这些病例涉及肿瘤放射治疗的主要领域:乳腺、胃肠道、妇科、泌尿生殖系统、头颈部和胸部和中枢神经系统。每一部分有一位主要的负责人,他将提供该领域疾病的治疗方案。除了专家的意见,每一个病例都会由另一位学术型医生和一位放射肿瘤专业的社区医生共同审阅。我们希望对这些病例的讨论能发人深省,并得以延伸,而不是仅仅停留在这本书中。

本书汇集了很多人的努力而完成,没有他们就没有这本书。我们要感谢所有的作者,让我们分享他们的宝贵经验和专科知识;还要感谢我们的患者,让我们在医学道路上一路前行。

目　　录

第 1 章

引 言

Tim R. Williams

"循证医学"时代的临床判断

并非所有重要的东西都计算得清楚,也并非所有计算得清楚的东西都重要。

——阿尔伯特·爱因斯坦

从根本上讲,在健康管理体系中,医生的职责就是解决临床问题。直到现在,医生的判断在每位患者最佳治疗方案的决策中是最权威的。然而药物的使用具有随意性,临床实践中不同的地区使用方法有很大差异[1]。"循证医学"越来越多地被认为是一种理性发展的、持续的、有效的方法。一位博学的医生将大量的医学知识综合运用到患者的治疗计划中,其价值无可争辩。然而,在另外一个层面上,利益相关者从不同方面解释了"循证医学"。现在,衡量医生制订某种疾病的治疗方案需要多少依据还没有一个普遍接受的标准。有研究表明,目前只有20%的临床实践能够基于循证医学[2]。其他利益相关者都往往认为,医生基于不完善的、不明确的、不成熟的医学研究来制订治疗方案。本章将回顾"证据"的含义,并讨论它在决策过程中的价值。

临床病例

在美国,每年超过100万人接受放射治疗,放射治疗由大约5000位已获得职业许可证的放射肿瘤学家实施。通常情况下,支持肿瘤科医生做出判断的"证据"往往不全面、不成熟,甚至是不存在的,所有肿瘤放疗执业医生都要熟悉以下几种情况:

患者,女性,64岁,转移性小细胞肺癌,脑部有三个转移灶,大小分别为2.0cm、1.8cm、

1.5cm。经过化疗,取得"很好的部分缓解"。患者化疗耐受性较好,仅存在明显的疲劳,目前正在恢复。基于她出现全身进展,肿瘤科医生建议其进行二线方案全身化疗。她听从了医生的建议,但病情没有得到控制,患者出现双侧纵隔淋巴结肿大及孤立的肾上腺转移。患者的Karnofsky行为状态(KPS)评分差不多是100分,她想在全国各地旅行一个月去参加她孙子的成年礼。她应该接受全脑放疗,还是立体定向放射治疗,或两者兼而有之?

患者,男性,83岁,PSA增高为7.9,直肠指检(DRE)阴性。超声引导活检3/12阳性,Gleason评分3+3=6。患者没有其他疾病,仅仅每天服用一次阿司匹林和他汀类药物。无法获得其家族史,他的父母死于第二次世界大战。患者表示他的治疗将一切遵照医生的建议进行。是否应对其进行治疗?

患者,男性,78岁,有转移性肾细胞癌史,正在服用索坦,发现其两侧肺部各有一个增大的肿瘤结节,两侧均经活检病理证实,大小分别为2.8cm和2.3cm。患者的病情不稳定。该患者是一位退休的行政人员,KPS评分为100分。他"要求医生积极治疗他的疾病",因为他认为"自己会战斗到底"。患者肺部的病变应该用体部立体定向放射治疗(SBRT)吗?

上述病例都不是假想的病例,每一例患者都是真实的病例,都曾在我的诊室进行过评估。给患者一个最合适的治疗意见需要远不止

医学文献中那些数据和信息。实际上，评估每个患者所涉及的不仅仅是肿瘤参数，而是相当复杂的，需要整体分析，对患者的资料进行全面的回顾。用"判断"这个术语可以最好地描述治疗计划的这种评估和认知的形成过程。来自于亲密的医患关系的这种判断已受到当今社会的高度评价。它不应该从属于间接利益相关者，如保险公司、医院管理层、过失行为的律师、政府机构或者与其相关的第三方。

但医生如何使用数据来建立这种判断？建立这种判断应该如何使用可获得的医学文献中的信息？什么工具是医生所需要的？

证据的等级

在临床医疗中判断是否适合应用干预措施是以证据为依据的。为了根据医疗信息的结构和统计合理性对证据的相对适用性进行分级，在这方面已经付出了很多努力。然而人们对"证据等级"这一概念有一些误解，至少在相对重要性方面[3]。虽然荟萃分析和随机对照试验（RCT）常常被称为医学数据的"金标准"，但它们并非没有局限性，其他类型的临床试验也能够提供许多有益的指导。甚至病例报告和专家意见，只要会考虑，也有助于肿瘤学家做出治疗决策。例如，医生面对复杂难治的病例通常会联系知名专家或者以前的导师来寻求帮助。

随机对照试验

必须承认，随机对照试验可以让人对某个特定治疗充满信心。随机对照试验的主要优点是，它能有效地消除选择性偏倚。多年以来，大型协作组织，如美国肿瘤放射治疗协作组（RTOG）和美国乳腺与胃肠外科辅助研究组（NSABP），已成功地组织和施行了数项随机对照试验。许多合理的临床问题已经通过使用随机对照临床研究而顺利解决，乳腺癌根治性切除术后放疗的价值和立体定向

放射外科治疗单发脑转移瘤的价值就是两个示例[4,5]。这一类型的试验的可信度非常引人注目，以至于人们可能会被诱导而得出这样的结论：随机对照试验是唯一可靠的证据类型，而其他"不太严谨"的研究方法是不可靠的，用处不大，或者是不合逻辑的。一些人认为，在确定各种替代治疗方法的相对优点时，只有前瞻性、随机、双盲临床试验是可以接受的，这是不言而喻的。只有在可以得到"Ⅰ级 RCT"数据的情况下，某个特定治疗方案才能加以调整，这种抽象的概念只存在于非临床专业的学者、统计学家、保险经理人和政府机构人员。前文提到的三个病例，没有前瞻性、随机试验可以提供指导。随机对照试验有其局限性，其中包括适当性、普遍性和成本。

适当性

一些治疗方法具有显著疗效，通过随机临床试验来验证的想法是不恰当的。在这种情况下，公认的获益来源于简单直接的医疗原则，这时再用 RCT 验证它的益处是毫无意义的。应用胰岛素治疗糖尿病就是这种显著效果的典型示例。其他示例包括输血治疗失血性休克或者采取脓肿引流缓解疼痛[6]。在肿瘤治疗中，联合顺铂、长春碱和博来霉素治疗转移性睾丸癌和放射治疗声带癌是治疗效果非常好的示例，其临床效果可消除选择性偏倚。

此外，一项随机试验可能因伦理上的原因而不合适。例如，设计在人体上进行评估化疗引起肝损伤的剂量-效应关系的随机试验是不合适的。另外，在放射肿瘤研究中对局限性前列腺癌患者开展以锥体体积计算剂量的调强治疗对比钴-60 治疗机进行 80cm 源皮距（SSD）单点剂量计算的前后对穿照射（20 世纪 70 年代常见的治疗）评估副作用研究也是不符合伦理的。

这一点说明了在放射肿瘤学中什么是开展随机对照试验的最大限制，即当一个随机临床试验的终点在遥远的未来，技术革新的步伐

已经领先于试验本身，那么当试验结束的时候,所评估的试验方法通常被认为是过时的,也就是说这种随机对照试验的作用值得质疑。调强治疗的技术革新，彻底改变了肿瘤放射治疗的过程,其基于健全的医学和物理学理论,快速融入临床实践中，远远早于评价调强放疗与较为原始的计划算法的治疗的随机对照试验。

普遍性

从定义上来看，进行随机对照试验的条件是要严格控制的。这些参与试验的人群必须同质无差异，治疗时间要经过严格的设计及控制,并最大限度减少可能影响试验结果的相关因素[7]。而在临床实践中,患者则具有明显的异质性,他们通常有一种或多种并发疾病，并且往往在个人、社会支持和经济条件等方面受到限制。

肿瘤学中，关于普遍性最重要的问题是年龄。大多数随机对照试验有年龄限制,一般控制在 75 岁以下。一个非常现实的问题就是,这些成功的随机对照试验结果能否外推至年龄更大的患者。另一个问题是并发疾病的存在,它可能会降低患者耐受治疗方案的能力,而该方案在随机对照试验中被证明是非常有效的。其他影响因素包括性别、种族、社会经济地位,以及治疗相关的因素,包括剂量、时间安排以及治疗持续时间[8]。

费用

随机对照试验是昂贵的,每例患者的随机对照试验平均费用估计为 10 000~15 000 美元,完成一项试验的平均费用大约是 500 万美元[3,18-19]。在放射肿瘤学领域,进行随机对照试验来获得一级数据,不用说,如果没有财政上的支持几乎是不可能的,哪怕这些试验只涉及少数临床情况。即使有这个可能,技术发展的速度和完成试验所需的时间也会削弱试验结果的价值。

观察性研究

其他研究,比如单臂"二期"研究、病例对照研究、病例分析、历史对照研究及其他,通常被认为不如随机对照试验。虽然随机对照试验与观察性试验相比选择性偏倚出现得少,但认为某个治疗方案较传统治疗具有更显著的获益可能仅仅是基于观察性研究得出的结论[9]。当某一治疗方案预期获益很小的时候,观察性试验会变得更加富有争议。尚无标准化的术语来描述不同类型的观察研究。以下是一些观察性研究的类型。

历史对照研究

基于正在进行治疗的疾病的自然病史和对目前治疗技术局限性的认识,某种新的治疗方案可能带来的获益被普遍接受,这种情况下采用历史对照研究是最适合的。相比随机对照试验，历史对照研究更易行且运行成本较低。在肿瘤学领域,成功地运用历史对照研究支持新疗法的例子是伊马替尼治疗慢性粒细胞白血病 (CML)[10]。根据已知的伊马替尼的药理学,以及慢性粒细胞白血病的自然病史,如果不违反伦理,前瞻性随机研究并非必要。依据历史对照研究,伊马替尼被确认为是慢性粒细胞白血病的标准治疗用药。

历史对照研究的主要缺陷是对照组的选择性偏倚。研究设计可能会允许有不同患者或病程更晚的患者进入对照组。支持性疗法在既往病例组中可能不是最先进的,从而降低了比较的质量。这些试验的研究者必须非常谨慎,以确保这一病例组的自然病史能准确地代表目前所研究疾病的已被认可和接受的自然病史。明确定义选择标准至关重要,但这些限制不应该用来降低历史对照研究的潜在价值。

1990 年，艾滋病研究者发表了一篇开创性的文章，阐述了历史对照研究的基本原则,在遵循这些基本原则的情况下,历史对照研究可以用来验证某些艾滋病疗法的价值[11]。他们报道了五项判断标准：

1.必须没有合适的对照组。

2.必须有充足的证据证实未接受治疗的患者普遍预后不良。

3.新疗法对患者的潜在获益必须超过其副作用。

4.必须能合理预期新疗法的潜在获益非常明确，而且非常巨大。

5.新疗法的科学原理必须能被广泛接受，确实能产生积极效果。

肿瘤学领域有很多种疾病情况，而且很多种治疗性干预相当符合以上标准，这就使历史对照研究有可能在医生的决策过程中占有合适的地位。

病例对照研究

在病例对照研究中，要对具有某种疾病或病变的一组病例进行回顾性分析，并与不具有此类疾病的类似"对照组"进行对照。病例对照研究是流行病学的支柱。因此，并不把研究对象随机分入这一组或另一组，而是在其特定的群体中被"观察"，从这个意义上讲他们是"被观察者"。

病例对照研究的主要优点是其相对廉价，操作简单，可以进行多风险因素分析，而且可快速提供结果。在某些情况下，这种研究可以解答其他类型调查研究不能解答的问题。

病例对照研究的缺点是其容易产生回忆偏倚、混杂变量，并且可能会与选择不当的对照组做对比。

病例对照研究在肿瘤学领域占有一定的地位，通常能给主治医生提供有价值的观点和信息。在显示吸烟与肺癌间的关系中它已经被使用了许多年[12,13]。

病例分析

病例分析，也称为回顾性分析或历史性分析，指的是一段时期之后对一种治疗技术的事后评价。通常，病例分析来自单一机构，有时反映一位研究者长期的研究经验。病例分析常用于肿瘤放射治疗，尤其是在前列腺癌的治疗中。病例分析被认为逊色于随机对照试验，因为其缺乏对照组，容易出现选择性偏倚，并且可能包括更多的异质患者群体以及采用不同技术治疗的患者。回顾性分析的优点是可以显著降低成本且简单易行。在某些临床情况下，病例分析可能是收集某些特定治疗的临床效果信息的唯一可行之路。一项精心设计、方法得当的回顾性分析可以得到非常有说服力的证据，从而支持治疗策略的制订。

对放射肿瘤学的重要性

放射肿瘤科医生必须对于具有特定临床状况的特定患者做出什么是最适当的治疗决策。他们都是通过评估现有数据做出决策的。最直接的数据来自随机对照试验，但大多数情况下，随机对照试验无法获得那些具有特定临床状况患者的数据。如果这些数据可以获取，这些结果也不可能完全适用于特定的临床状况。另外，除了随机对照试验，还可利用历史对照研究和(或)病例分析。临床医生评估这些数据时必须关注其局限性，比如临床试验是否受到选择偏倚的影响，人群构成是否与患者的临床状况相符合。医生自己的专业经验也是必不可少的，而且必须加以考虑。收集信息，做出判断并给予合适的治疗是主治医生的责任。

肿瘤学中有缺陷的决策过程示例

两个重要的示例说明了在肿瘤治疗决策过程中存在的缺陷，它们是高剂量化疗治疗晚期乳腺癌后过快过早地接受自体干细胞移植解救治疗，以及绝经后妇女激素替代治疗价值的假设。

高剂量化疗联合自体骨髓移植 (HDC-ABMT)

1990 年,William Peters 报道了一项 2 期临床研究的初步分析,这项研究中有 10 个或者 10 个以上阳性淋巴结的乳腺癌患者接受高剂量化疗后行自体干细胞移植解救治疗,其 3 年生存率为 40%,此结果优于行常规化疗的历史对照组患者[14]。

依据这项研究,HDC-ABMT 迅速被广泛接受,成为高风险人群最适合的选择。但是,对这项研究以及其他初步的 2 期临床研究也引起了人们的关注。人们关注的是,这些接受 HDC-ABMT 的患者已经对此前的化疗方案有了较好的反应,并且知道其较无反应者有较好的预后。1992 年的一篇回顾性报道提出了有关严重并发症和副作用的问题,并指出这种治疗效果通常只持续几个月[15]。当时可获得的那些文献存在的问题是选择性偏倚、随访时间短、样本量小、HDC-ABMT 前期情况有偏倚以及倾向于阳性结果的发表偏倚。但是 HDC-ABMT 这种技术仍值得关注,而且一致认为要开展 HDC-ABMT RCT 是必不可少的,但通常要求一致同意之后方可进行,也就是说,HDC-ABMT 是临床肿瘤学的一个重要且有价值的进步。

第一篇随机对照试验的报道发表于 1995 年,来自南非的一个研究人员,文章短小但有事实依据[16]。1996 年,美国国家综合癌症网络对可获得的证据进行考量并得出结论,HDC-ABMT 不得视为高危乳腺癌患者的一线治疗方法,需要做进一步的研究。在他们的报道中,HDC-ABMT 仍是"有争议的……在临床试验范围之外"[17]。

随后的一些研究要么模棱两可要么明确否定,但有一项例外。1997 年,William Peters 的一篇文章报道,在转移性患者中 HDC-ABMT 与仅做临床观察相比可有生存获益,但是它没有用标准治疗方案作为历史对照组[18]。其他三项临床研究得出了明确的阴性结果[19-21]。第四项研究得出了显著阳性结论,发现其作者不道德地伪造了试验结果,这是严重的学术不端行为,之后,其研究结果已被否认。遗憾的是,该作者就是 1995 年发表的最初随机试验的作者,人们曾对他的研究给予了极大的热情[22]。HDC-ABMT 是否有效这一问题终于在 2000 年被裁定,在争论了大约 10 年后,研究结论由 Edward Stadtmauer 和他的同事[23]发表在《新英格兰医学杂志》上。

评估 HDC-ABMT 医学文献演变的历史具有启发意义,依据病例对照试验最初被认为是有效的治疗方式,后来依据前瞻性对照随机试验被证明是无效的。显然,开展高剂量全身化疗伴发骨髓损害的治疗以及随后进行的干细胞移植解救这类具有潜在高风险的治疗,必须要有确凿的、令人信服的证据证明其疗效优于标准治疗。然而,许多富有思想、聪明、善良的肿瘤学家,在未得到这些数据之前就接受了这种治疗技术。1989 年,一项对肿瘤专家的调查显示,79% 的人认为 HDC-ABMT 应该常规应用于高危患者[24]。在临床肿瘤医生中,对乳腺癌的治疗共识是,一个合乎逻辑的治疗方法必须以对其生物学行为认识、专家的整体临床经验以及在 HDC-ABMT 之前其他一些不断改进的积极治疗策略为基础。因此,如果确实需要随机试验,我们在接受它为主流的治疗方案时应该关注同时进行的一些随机试验的信息和获益[25]。基本上医生在获得数据之前存在"接受偏倚",这会影响他们的判断。

然而,在医学和科学范畴之外,还有其他社会因素会影响评价过程。医生、保险公司和政府机构均受到来自政治和法律的压力。乳腺癌的治疗得到了众多倡导团体的支持。例如,乳腺癌组织的全国联盟(NABCO),该团体有超过 400 个支持者和宣传组织,乳腺癌的治疗得到公众和媒体的广泛关注。许多地方和政府媒体"揭露"保险行业努力否认 HDC-ABMT 属于保险项目的行为，还有众多诉讼保险公司拒绝承保。除了医生的支持，还有许多社会力量支持尚不成熟的 HDC-ABMT 成为标准治疗方法并被包括在保险公司的保险范围内。1990—1999 年间，估计有 42 680 例患者接受了移植治疗，预计花费 34 亿美元。其中 90% 接受治疗的患者在治疗条例外[26]。

与此前的治疗方案相比，HDC-ABMT 标志着治疗剂量的显著提高，其本身包含了一些肿瘤学中最具侵入性的治疗方案。除了个体研究中的各种局限和不足，以及全面合理评估一项治疗技术所花费的时间，HDC-ABMT 评估过程还有一些其他缺陷。部分肿瘤学家对偏倚的接受以及社会压力会破坏科学研究的基本进程。临床医生的判断对患者能否接受适当的治疗是非常重要的，这种情况有时可能会被颠覆，导致成千上万的患者接受了强度更高的治疗，但并没有获得较标准治疗更好的疗效。

激素替代疗法的长期效果

有关绝经后妇女激素替代疗法的潜在风险和可能获益的巨大争议已有多年。激素替代疗法起初用于预防绝经期症状，一些早期病例对照研究提出，激素替代可能有其他获益，例如降低缺血性心脏疾病的发病率。有文献认为，这种获益可高达 50%[27]。同样，来自护士健康研究的数据也显示，对近 120 000 名护士的 20 年随访前瞻性观察研究数据显示有获益[28]。另外，依据病例对照研究的数据，认为激素替代疗法可以阻止或延迟阿尔茨海默病的发生[29]。在预防骨质疏松症[30]和结肠癌[31]方面可能也有获益。根据这些研究结果以及其他大量的有一定局限性的个体研究，达成如下共识，即大量的证据支持绝经后妇女使用激素替代疗法，因此这种疗法被广泛采用了。

2002 年，发表了来自妇女健康协会倡导的一项非常大的前瞻性随机试验数据结果。它包括 1.6 万名女性随访 5 年的数据资料。随访结果显示，正在接受激素替代疗法治疗的患者的心血管疾病、乳腺癌和脑卒中的风险显著增加。依据该数据得出的结论是，激素替代的风险明显超过其获益[32]。成千上万的患者被告知立即终止激素替代治疗。随后获得了大量研究数据，包括一些大型、前瞻性、随机临床试验。由于这些试验数据的发表，证实了绝经后妇女应用激素替代疗法会使乳腺癌、冠状动脉心脏疾病、卒中和肺栓塞[33-36]的风险增加，而获益甚少，如果有的话，也仅仅是预防阿尔茨海默病[37]。它对结直肠癌[38,39]和骨质疏松症的预防作用，以及对子宫内膜癌的作用仍存在争议[40]。

绝经后妇女的激素替代疗法最初是依据已知的生理学概念被接受的，因此早期促进了病例对照研究。大量患者成了这种治疗的潜在候选者，然而雌激素在体内广泛代谢，个体间差异很大且各不相同。随着越来越多研究的完成，以及一些大型前瞻性随机试验的进行，先前未能获得确认的或被低估的风险变得越加明显。2004 年发表的一篇荟萃分析对之前的 30 篇前瞻性研究进行了分析，其中包括 26 708 例绝经后患者，平均随访了 4.5 年，结果显示，采取激素替代疗法的患者尽管存在风险，但死亡风险未增加[41]。

绝经后妇女是否应该接受激素替代疗法？尽管已获得多项"1 级证据"临床试验，包括荟萃分析、前瞻性、双盲、安慰剂对照的随机试验，以及大样本前瞻性观察研究，但医生做出治疗决策时面对的仍然是一些不完整的信息。对每个患者都必须进行独立评估，而且每个人的风险-收益也各不相同。从医学文献中获得的数据仅仅为医生提供了一个工作框架。治疗的最终决定不仅取决于大量证据的本身，最重要的是，医生要对可用信息综合来考虑、要对患者临床状况全面熟悉，还有专业经验，在此基础上做出判断。

比较有效性研究的概念

尽管"比较有效性"常被称作为协助医生决策过程的一种新方式,但其概念并不新鲜[42]。依据美国医学研究所的论述,比较有效性研究(CER)的目的是"帮助消费者、临床医生、购买者和决策者做出明智的决定,个体和群体的医疗保健水平都将得到提高"[43]。从根本上说,CER是更明确地界定替代疗法在常见临床实践中的相对价值的一个尝试。CER在以下三个重要方面不同于科学研究:

1. 它可以在一次分析中比较任意数量的备选方案。

2. 它通常关注"现实世界"的结果,而不是科研成果。

3. 它为大量利益相关者提供信息,他们对研究结果可以有不同的解释,取决于他们的个人观点。

此外,CER往往将重点放在简单的终点,更加注重患者的满意度和生活质量,更重要的是通常会包括对成本效益的评估。

因此,比较有效性可能提供一种机制,这种机制不仅协助医生做出治疗决策,也影响政府监管部门、第三方支付者、政策制定者以及选择医疗保健的患者做出相应的决定。可以对许多类型的治疗方法和结果进行比较,无论程序、设备、药品、医院、计划,甚至整个卫生保健系统[44]。

然而,CER本身具有内在的不确定性。主要的不确定性是能显示出各种备选方案之间的差异或等效所需数据的数量不清楚。对比较有效性信息的解释会有所不同,这取决于评估者的关注点和评估动机,不同利益相关者的解释各不相同。例如,美国食品药品管理局(FDA)在审批新设备用于临床使用的CER标准可能与第三方支付者使用的确定支付范围的标准完全不同(确定标准可能在不同支付者之间有所不同,甚至同一支付者的每个计划也是不一样的)。此外,可能还会有第三个标准,如医生用来确定是否要将一种新设备用于特定患者,患者自身也有自己的标准用于与之前的设备进行对比确定新设备的相对优点。因此,CER会一直存在一丝对抗,直至所有利益相关者同意的一个"标准化的"标准出现,或者以立法的形式出现。

在放射肿瘤学中使用CER的一个典型的例子就是医疗保健研究和质量管理署(AHRQ)有关前列腺癌的比较有效性研究的报告。通过对前列腺癌治疗的现有文献的全面回顾,没有进行同行评议,甚至没有对证据"质量"进行评价,作者得出结论是,"由于证据主体的局限性,没有一种疗法可以被认为是局限性前列腺癌最有效的治疗方法"[45]。

放射肿瘤学家医疗决策过程的总结

不幸的是,对于政策制定者和治疗费用的支付者,没有两个临床情况是完全一样的。医生每天都提出自己的意见,尽自己最大的努力帮助他们的患者。随机对照试验、历史对照研究、病例分析、比较有效性研究和决策分析工具所得出的信息是可用的,对医生有很大的帮助。评估患者的临床情况,使用所有相关来源的信息,推荐适合的治疗方案,是医生的责任。理想情况下,给予患者的治疗建议应该是不受任何外界影响的,包括医生本身的偏见。所有来源的信息都可以被视为潜在相关,从更广阔的视角来说,证据"等级制"的概念是不合适的。从根本上说,患者需要的是医生吸收所有可利用的信息,不考虑其相对价值,使所选择的治疗方案适合于患者的临床状况。我们将这个过程称为判断,对于患者来说,医生履行其义务和责任是道德诚信的表现。用一句话来说明,那就是:"决定不是证据做出的,而是人做出的。"

(周菊英 何侠 译)

参考文献

1. Mullan F. Wrestling with variation: An interview with Jack Wennberg. *Health Aff.* 2004. doi 10.1377/hlthaff.var.73

2. Peréz C, Brady LW, Becker A. *The Principles and Practice of Radiation Oncology*, 4th ed. Philadelphia, PA: Lippincott, Williams & Wilkins; 2004: 2452.

3. Rawlins, M. The Harveian Oration of 2008, Royal College of Physicians of London, Delivered October 16, 2008.

4. Fisher B, Anderson S, Bryant J, et al. Twenty-year follow-up of a randomized trial comparing total mastectomy, lumpectomy, and lumpectomy plus irradiation for the treatment of invasive breast cancer. *New Engl J Med.* 2002;347(16): 1232–1241.

5. Andrews DW, Scott CB, Sperduto PW, et al. Whole brain radiation with or without stereotactic radiation boost for patients with one to three brain metastases: Phase three results of the RTOG 9508 randomised trial. *Lancet.* 2004;363(9422):1665–1671.

6. Glasziou P, Chalmers I, Rawlins M, McCulloch P. When are randomized trials unnecessary? Picking signals from noise. *BMJ.* 2007;334:349–351.

7. Rothwell PM. External validity of randomized controlled trials: To whom do the benefits apply? *Lancet.* 2005;365:82–93.

8. Tunis S, Stryer DB, Clancy CM. Practical clinical trials: Increasing the value of clinical research for decision making in clinical and health policy. *JAMA.* 2003;290:1624–1632.

9. Rochon P, Gurwitz JH, Sykora K, et al. Reader's guide to critical appraisal of cohort studies: 1. Role and design. *BMJ.* 2005;330:895–897.

10. Garside R, Round A, Dalziel K, et al. The effectiveness and cost-effectiveness of imatinib in chronic myeloid leukemia. *Health Technol Assess.* 2005;9:25.

11. Byar D, Schoenfeld DA, Green SB, et al. Design considerations for AIDS trials. *New Engl J Med.* 1990;323:1343–1348.

12. Wynder EL, Graham EA. Tobacco smoking as a possible etiologic factor in bronchogenic carcinoma. *JAMA.* 1950;143:329–336.

13. Peto R, Darby S, Deo H, et al. Smoking, smoking cessation, and lung cancer in the UK since 1950: Combination of national statistics with two case-control studies. *BMJ.* 2000;321(7257):323–329.

14. Peters WP, et al. Adjuvant chemotherapy involving high-dose combination cyclophosphamide, Cis-platin, and carmustine and autologous bone marrow support for stage II/III breast cancer involving ten or more lymph nodes (CALGB 8782): A preliminary report. *Proceedings of the American Society of Clinical Oncology.* 1990;9:22.

15. Eddy DM. High-dose chemotherapy with autologous bone marrow transplantation for the treatment of metastatic breast cancer. *J Clin Oncol.* 1992;13(4):657–670.

16. Bezwoda WR, Seymour L, Dansey RD. High-dose chemotherapy with hematopoietic rescue as primary treatment for metastatic breast cancer: A randomized trial. *J Clin Oncol.* 1995;13(10):2483–2489.

17. National Comprehensive Cancer Network. NCCN breast cancer guidelines. *Oncology.* 1996;10(11S):47–75.

18. Peters WP, Jones RB, Vredenburgh J, et al. A large prospective randomized trial of high-dose combination alkylating agents (CPB) with autologous cellular support (ABMS) as consolidation for patients with metastatic breast cancer achieving complete remission after intensive doxorubicin-based induction therapy (AFM). *Proceedings of the American Society of Clinical Oncology.* 1996;15:149.

19. Rodenhuis S, Richel DJ, van der Wall E, et al. Randomized trial of high-dose chemotherapy and haemopoietic support on operable breast cancer with extensive axillary lymph node involvement. *Lancet.* 1998;352:515–521.

20. Hortobagyi GN, Buzdar AU, Champlin R, et al. Lack of efficacy of adjuvant high-dose tandem combination chemotherapy (CT) for high-risk primary breast cancer (HRPBC): A randomized trial. *Proceedings of the American Society of Clinical Oncology.* 1998;17:123a.

21. Peters WP et al. A prospective, randomized comparison of two doses of combination alkylating agents (AA) as consolidation after CAF in high-risk primary breast cancer involving ten or more axillary lymph nodes: Preliminary results of CALGB 980Z/SWOG 9114/ NCIC MA-13. *Proceedings of the American Society of Clinical Oncology.* 1990;18:2.

22. Bezwoda WR. Randomized, controlled trial of high-dose chemotherapy (HD-CNVp) versus standard dose (CAF) chemotherapy for high-risk, surgically treated, primary breast cancer. *Proceedings of the American Society of Clinical Oncology.* 1999;18:2a (abstract 4).

23. Stadtmauer EA, O'Neill A, Goldstein LJ, et al. Conventional high-dose chemotherapy compared with high-dose chemotherapy plus autologous hematopoietic stem-cell transplantation for metastatic breast cancer. *New Engl J Med.* 2000;342(15):1069–1076.

24. Belanger D, Moore M, Tannock I. How American oncologists treat breast cancer: An assessment of the influence of clinical trials. *J Clin Oncol.* 1991;9(1):7–16.

25. Rajagopal S, Goodman PJ, Tannock IF. Adjuvant chemotherapy for breast cancer: Discordance between physician's perception of benefit and the results of clinical trials. *J Clin Oncol.* 1994;12(6):1296–1304.

26. Mello M, Brennan T. The controversy over high-dose chemotherapy with autologous bone marrow transplant for breast cancer. *Health Aff.* 2010;20(5):101–117.

27. Grady D, Rubin SM, Petitti DB, et al. Hormone therapy to prevent disease and prolong life in postmenopausal women. *Ann Intern Med.* 1992;117:1016–1037.

28. Grodstein F, Manson J, Colditz GA, et al. A prospective, observational study of postmenopausal hormone therapy and primary prevention of cardiovascular disease. *Ann Intern Med.* 2000;133:933–941.

29. Paganini-Hill A, Henderson V. Estrogen deficiency and risk of Alzheimer's disease in women. *Am J Epidemiol.* 1994;140(3):256–261.

30. Michaëlsson K, Baron JA, Farahmand BY, et al. Hormone replacement therapy and risk of hip fracture: Population based case control study. *BMJ.* 1998;316:1858–1863.

31. Roussouw JE, Anderson GL, Prentice RL, et al. Risks and benefits of estrogen plus progestin in healthy postmenopausal women: Principal results from the women's health initiative randomized, controlled trial. *JAMA.* 2002;288(3):321–333.

32. Writing Group for the Women's Heath Initiative Investigators. Risks and benefits of estrogen plus progestin in healthy postmenopausal women: Principal results from the Women's Health Initiative randomized controlled trial. *JAMA.* 2002;288:321–333.

33. Vickers MR, Collins N. Progress on the WISDOM trial – Women's international study of long duration estrogen after menopause. *Climacteric.* 2002;5(Suppl 1):133–134.

34. Simon JA, Hsia J, Cauley JA, et al. Postmenopausal hormone therapy and the risk of stroke: The heart and estrogen-progestin replacement study (HERS). *Circulation.* 2001;103:638-642.

35. Høibraaten E, Qvigstad E, Arnesen, et al. Increased risk of recurrent venous thromboembolism during hormone replacement therapy: Results of the randomized, double-blind, placebo-controlled estrogen in venous thromboembolism trial (EVTET). *Thromb Haemost.* 2000;84:961–967.

36. Hully S, Grady D, Bush T, et al. Randomized trial of estrogen plus progestin for secondary prevention of coronary heart disease in postmenopausal Women. *JAMA.* 1998;280:605–613.

37. Zandi P, Carlson M, Plassman B, et al. Hormone replacement therapy and incidence of Alzheimer's disease in older women: The Cache County study. *JAMA.* 2002;288(17):2123–2129.

38. Wells G, Tugwell P, Shea B, et al. Meta-analysis of the efficacy of hormone replacement therapy in treating and preventing osteoporosis in postmenopausal women. *Endocr Rev.* 2002;23:529–539.

39. Grodstein F, Newcomb P, Stampfer M. Postmenopausal hormone therapy and the risk of colorectal cancer: A review and meta-analysis. *Am J Med.* 1999;106:574–582.

40. Karageorgi S, Hankinson S, Kraft P, De Vivo, I. Reproductive factors and postmenopausal hormone use in relation to endometrial cancer risk in the Nurses' Health Study Cohort 1976-2004. *Int J Cancer.* 2010;126(1): 208–216.

41. Salpeter S, Walsh J, Greyber E, et al. Mortality associated with hormone replacement therapy in younger and older women. *J Gen Intern Med.* 2004;19(7):791–804.

42. Jacobson G. *Comparative Clinical Effectiveness and Cost-Effectiveness Research: Background, History, and Overview.* Washington, DC: Congressional Research Service; October 17, 2007.

43. Institute of Medicine. *Initial National Priorities for Comparative Effectiveness Research.* Washington DC: National Academies Press; 2009, p. 41.

44. Garrison L Jr, Neumann P, Radensky P, Walcoff S. A flexible approach to evidentiary standards for comparative effectiveness research. *Health Aff.* 2010;29(10):1812–1817.

45. Wilt TJ, Shamliyan T, Taylor B, et al. *Comparative Effectiveness of Therapies for Clinically Localized Prostate Cancer.* Comparative Effectiveness Review Number 13. Rockville, MD: Agency for Healthcare Research and Quality; February 2008, p. 19.

第 **2** 章

■ 乳腺肿瘤 ■

Eleanor E. R. Harris

ⅡB 期乳腺癌根治术后放射治疗

临床问题

关于女性早期乳腺癌根治术后是否行放疗主要取决于腋窝淋巴结的情况。在大多数情况下,淋巴结转移是乳腺癌根治术后放射治疗的主要或者甚至是唯一的适应证。虽然多个随机临床试验和大样本荟萃分析均表明根治术后放疗可以提高局部控制率和总生存率,然而,对于腋窝淋巴结清扫术后发现 1 或 2 个淋巴结阳性患者是否行放疗仍然存在争议。只有 1~2 个阳性淋巴结患者是否行术后放疗是外科医生和放射肿瘤学家之间争论的一个共同话题。

临床病例

一名 42 岁绝经前妇女在每年的健康体检时检查乳房未扪及异常,行 X 线检查时,发现左侧乳房内上象限一钙化灶。超声检查发现边缘不光整低回声团块,直径为 2.9cm。MRI 发现左侧乳房相应区域异常高信号,其他乳腺组织未发现异常信号。病灶穿刺活检示:中度恶性浸润性小叶癌,ER+,PR+,HER2−。腋窝超声检查没有发现可疑的淋巴结,胸腹部 CT 和骨扫描未发现转移灶。该患者接受了乳腺癌扩大根治术和前哨淋巴结清扫术。术后病理示:原发灶直径 3.2cm,2 级浸润性小叶癌,切缘阴性(大于 2mm),淋巴管受侵;2 个前哨淋巴结中 1 个为阳性,直径 6mm。随后的腋窝淋巴结清扫术发现 9 个 4mm 大小的淋巴结,病理示:11

个淋巴结中 2 个阳性,最终病理分期为 T2N1aM0。那么全身治疗与乳房根治术后放射治疗,哪种治疗方法是该患者最佳的术后治疗方案?

治疗决策

- 该患者是否必须行乳腺癌根治术?或者是否可以行保乳术 (breast conservation therapy, BCT)?
- 该患者能否行根治术后放疗(postmastectomy radiation therapy,PMRT)?如果行术后放疗,其适应证是什么?术后放疗的利弊是什么?
- 该患者能否行乳房即刻重建(一期重建)?埋置组织扩张器在放疗中的意义是什么?

主要观点

Eleanor E. R. Harris

Ⅰ~Ⅱ 期乳腺癌的外科治疗策略

早期乳腺癌治疗组 (Early Breast Cancer Trialists' Group,EBCTG) 总结的荟萃分析显示,早期乳腺癌根治术和保乳术具有相同的长期获益[1]。这些研究表明,随访 20 年或以上,根治术和保乳术患者的生存期无差别。因此,临床 Ⅰ、Ⅱ 期乳腺癌患者几乎都可以行保乳治疗。保乳术的绝对禁忌证很少,包括技术无法做到可接受的美容效果,乳房弥漫性或多中心病灶,或无法达切缘阴性,以及无法接受放射治疗的患者。乳腺放射治疗的相对禁忌包括以前胸部接受过放射治疗,例如,霍奇金淋巴瘤,以及一些罕见的高辐射敏感性的自身免疫性疾病,如硬皮病(类风湿关节炎和狼疮通常不再认为是放疗禁忌)。其他被认为是保乳术禁忌但目前缺乏相关的医疗证据包括,年轻患者、BRCa1-2 突变、阳性家族史、或更具侵袭性的肿瘤亚型[2]。

最近几年,乳腺保乳术的比例在持续增加。目前,有关早期乳腺癌患者更加愿意接受根治术治疗的原因尚不清楚。尽管乳腺癌根治术[3]和对侧乳腺预防性切除术病例[4]在增加,但是缺乏相关的前瞻性研究。与此同时,多种方案的保乳术后全乳腺放疗(全乳房和瘤床照射 6 周,每次照射 1.8~2Gy)近年来得到了发展和研究,包括多种超分割放疗方案和局部乳腺追加剂量放疗技术。如何使患者获得最佳的外科手术治疗和放射治疗是一个非常复杂的问题,需要一个综合的、多学科的治疗方法。理想情况下,所有参与治疗的医生在任何治疗开始时都应与患者进行沟通,向患者提供一个完整的治疗方案,包括手术类型,全身治疗和放射治疗,从而达到最好的治疗效果和最大限度地减少治疗毒性。

选择根治术还是保乳术主要取决于患者的意愿。医务人员应该尽量向患者提供所有治疗方案的全部信息,而不是根据自己的偏好和意向来影响患者的选择,除非对某一种治疗方法有明确的适应证。前瞻性研究表明,选择根治术和保乳术取决于医生的认知偏好或意愿,以及患者关心的是乳房缺失还是肿瘤复发,而是否愿意接受放疗并不是一个明显的影响因素[5,6]。在这些调查中,尽管患者可能没有意识到这两种治疗方法的局部复发率差异很小,而总生存率基本没有差别,但对癌症或复发的恐惧影响了患者对根治术和保乳术的选择。

总之,如果肿块切除术可以达到预期的美容效果,那么该患者就非常适合保乳术。不论乳腺癌根治术还是保乳术都可以达到患者所期望的长期生存。乳房根治术的优点是可以避免放疗。保乳术的优势在于能够保留乳房、保持身体曲线和整体的满意度。

Ⅱ期乳腺癌患者根治术后的放疗

Ⅱ期乳腺癌患者根治术后是否行放疗颇具争议。早期研究和荟萃分析显示,根治术后放疗可以持续降低局部复发率,但是不能提高生存获益,同时增加了无癌死亡率,尤其是心血管疾病死亡率[7]。与目前的放疗技术相比,以往研究采用的放疗技术中,相当大体积的肺和心脏受到了大剂量的照射。近期研究表明,在根治术后采用更精确的照射技术可以使患者生存获益。1997 年和 1999 年,发表了 3 项关于淋巴结阳性患者行根治术和全身辅助治疗后是否行术后放疗的随机试验,均显示术后放疗可改善局部控制率和总生存获益。丹麦乳腺癌协作组织(DBCG)进行了两项平行研究,即 82b 和 82c 号。其中,82b 号研究包括 1708 例绝经前女性,接受根治术和 CMF 方案化疗[8],82c 号研究包括 1375 例绝经后女性,接受根治术和他莫昔芬治疗[9]。英国哥伦比亚的随机研究包括 318 例女性,接受了根治术和 CMF 方案化疗[10]。这些研究均表明,根治术后放疗不仅提高了局部控制率,而且显著改善了生存获益。这些研究包括了任何数量淋巴结阳性的女性患者。对丹麦 DBCG 试验的争议在于其手术技术欠佳,腋窝清扫不充分,切除的腋窝淋巴结数量太少,以及非放疗组和晚期化疗组的复发率较预期更高。在一项引人注目的分析中,丹麦组结果显示,根治术后放疗改变了复发模式,局部复发率越低,远处转移率就越低,提示未控制局部微小病灶会导致远处转移率增加[11]。早期乳腺癌临床试验协作组(E-BCTCG)对 78 个试验组的早期乳腺癌随机研究进行了荟萃分析,结果表明根治术后放疗对患者是有益处的。该小组最新的报道显示,淋巴结阴性的女性患者行根治术后放疗的局部复发率从 6% 降至 2%,但是乳腺癌的 15 年死亡率未降低[1]。在淋巴结阳性的女性患者中,行根治术后放疗的局部复发率从 23% 降至 6%,15 年生存率降低了 5.4%(60% 比 55%)。

虽然在上述研究中包括有 T1~2N1 期女性乳腺癌患者,其中还包括 1~3 个腋窝淋巴结阳性患者,但对该类型是否行根治术后放疗仍存在争议。EBCTCG 分析了接受根治术和以阿霉素为基础的化疗的女性乳腺癌患者阳性淋巴结数目对预后的影响,并发现 1~3 个腋窝淋巴结阳性的患者行根治术后放疗可以使局部复发率确实减少了 12%(接受术后放疗的为 4%,未接受放疗的为 16%)。丹麦小组分析了 82b 和 82c 试验中阳性淋巴结数量的影响,这项分析仅限于切除了 8 个或以上淋巴结的 1152 例患者[12]。对于 1~3 个淋巴结阳性的患者行根治术后放疗的 15 年后局部复发率从 27% 降至 4%。15 年的总生存率显著改善(行术后放疗的为 57%,未接受放疗的为 48%)。英国哥伦比亚小组报道了不同数量淋巴结阳性患者组的 20 年预后情况,虽然在这个小样本研究中,各亚组之间的比较不具有明显的统计学意义,但是,1~3 个淋巴结阳性患者行根治术后放疗可以提高其无病生存率、肿瘤特异生存率、局部控制率和总生存率[10]。在 Buchholz 等的一篇关于根治术后放疗的综述中报道中,接受各种全身治疗方案而没有行术后放疗的 1~3 个淋巴结阳性的 II 期乳腺癌患者,其 10 年局部复发率为 6%~16%[13]。据 Buchholz 等报道,在对 1~3 个淋巴结阳性的 T1~2 期乳腺癌患者的分析中,保乳术后放疗患者与同期根治术后未行放疗的患者相比,放疗与生存获益独立相关[14]。国际乳腺研究组对超过 5300 例根治术后接受不同辅助治疗患者的复发风险进行了研究,该研究未使用放疗[15]。平均随访时间为 12~15 年,作者累计报道 1~3 个淋巴结阳性的乳腺癌患者的局部治疗失败率为 19%~34%,局部复发的危险因素有肿瘤大小(T1 或者 T2)、有无淋

巴管浸润以及肿瘤分级。上述研究结果提醒我们,必须重视根治术后放疗在大多数 II 期乳腺癌、1~3 个淋巴结阳性的患者治疗中的作用,并考虑其复发风险因素和并发症。

一些研究试图确认 1~3 个淋巴结阳性的根治术后患者局部复发的危险因素,以便决定患者是否行术后放疗。在 1~3 个淋巴结阳性患者中行根治术联合阿霉素为基础的化疗而没有行术后放疗,MD 安德森癌症中心通过研究确认了几个可以使局部复发率增加超过 25% 的危险因素,包括包膜外扩散、肿瘤大于 4cm、切缘阳性、淋巴管间隙受侵以及皮肤或肌肉受侵[16]。Truong 等用两项基础研究的数据分析了淋巴结阳性率(阳性淋巴结数量/切除淋巴结数量)对局部复发风险的影响[17]。研究发现,淋巴结阳性率 ≥20%,10 年局部复发率为 23%~29%,因此强烈建议这类患者行术后放疗。一项最近的相关研究在伦敦的盖斯和圣托马斯医院进行,研究的对象为 1065 例 1~3 个阳性淋巴结患者,分析了锁骨上或锁骨下淋巴结转移的相关危险因素[18]。研究发现,局部复发相关因素包括肿瘤组织学高级别和阳性淋巴结的数量,高级别肿瘤和 3 个阳性淋巴结的患者的局部复发率为 30%。影响局部复发的独立危险因素包括阳性淋巴结数量和比率、转移淋巴结大小、肿瘤组织学分级以及未行激素治疗。此外他们还指出,患者年龄小于 50 岁和未绝经与胸壁复发显著相关。上述研究没有对根治术和保乳术患者分别进行研究。一项类似的研究指出,锁骨上淋巴结转移与脉管受侵、腋窝淋巴结阳性数量、受侵淋巴结范围和包膜受侵有关,其中具有两个或以上上述危险因素的患者,其锁骨上淋巴结转移发生率显著增加,这项研究的对象包括行根治术(未行术后放疗)和保乳术(未行淋巴结照射)的 1~3 个淋巴结阳性的早期乳腺癌患者[19]。

在分子亚型分析时代,人们开始对不同乳腺癌亚型的局部复发率进行研究[20]。大多数研

究为了有足够的随访时间来观察局部复发风险而采用回顾性研究，但其不能反映目前治疗标准，尤其是全身治疗情况。Voduc 等报道了 Her2+乳腺癌患者保乳术后局部复发的一个高风险因素，但是这项研究所得的数据是曲妥珠单抗出现前的数据[21]。他们还发现，所有非管腔 A 亚型，尤其是三阴性乳腺癌，是根治术后局部和区域复发的高风险因素。Wang 等报道了 835 例淋巴结阳性行根治术患者的局部复发率，其中有 21%的 Ⅱ 期患者接受了术后放疗[22]。他们发现，三阴性和 Her2+的患者的 5 年局部复发率较高（ER+/Her2-为 6%，三阴性为 12%，Her2+为 12%~15%）。在一项包括 582 例行根治术、化疗和术后放疗的 Ⅱ~Ⅲ 期乳腺癌患者的研究中发现，ER-和 ER+的 5 年局部复发率分别为 8.6%和 4.4%，Her2-和 Her2+的分别为 7.5%和 1.7%，其中 86%的 Her2+患者接受了曲妥珠单抗治疗[23]。在这项研究中，相对于非三阴性乳腺癌患者的局部复发率为 4%，不考虑是否行术后放疗，三阴性乳腺癌患者的局部复发率为 12%，建议调整这一亚组研究中只有区分不同的治疗对局部复发的影响，才能得到更准确的数据。其中只有 23%的患者是 Ⅱ B 期，而且没有对他们的分子亚型和预后进行相关分析。DBCG 在 82c 和 82b 随机研究中分析了 1000 例患者的激素受体和 Her2 表达情况对局部复发的影响[24]。该研究的平均随访时间为 17 年，他们认为分子亚型影响局部复发。其中激素受体阳性、Her2-的行根治术后放疗的患者总生存率和局部控制率比受体阴性、Her2+的患者均有所改善，虽然行根治术后放疗患者的局部控制率在所有分子亚型中均较高。在这项研究中，绝经前患者的化疗方案为 CMF，绝经后患者仅行辅助性治疗，即仅服用一年他莫昔芬，没有用曲妥珠单抗的病例。上述研究结果认为，全身治疗不影响高危分子亚型患者的预后，因为术后放疗由于不能控制微小转移灶而不能提高生存

率。因此，对于 1~3 个淋巴结阳性的早期乳腺癌患者，需要更多的数据来分析不同分子亚型对局部复发率的影响[25]。

美国临床肿瘤协会（ASCO）在 2001 年出版了乳腺癌根治术后放疗指南，发现在当时对 T1~2 期且有 1~3 个阳性淋巴结患者行根治术后常规行放疗提供的证据不足。随后在加拿大成立了乳腺癌保健和治疗临床实践指南指导委员会，他们在 2004 年出版了根治术后放疗指南，指出术后放疗对 1~3 个阳性淋巴结患者的作用"尚不明确"[26]。美国放射学会应用标准指南小组从 2008 年起建议 1~3 个阳性淋巴结的 T1N1 期患者应行根治术后放疗。美国国家综合癌症网（NCCN）临床实践指南指出，1~3 个阳性淋巴结患者乳房根治术后强烈建议行术后放疗（NCCN2.2011 版）。

综上所述，该患者应该行根治术后放疗。与其相关的局部复发的危险因素包括年纪轻、未绝经、两个阳性淋巴结、淋巴结阳性率接近 20%、脉管受侵犯以及 T2 期。Ⅰ 类证据显示，该患者行根治术后放疗会有生存获益。

术后重建和根治术后放疗的顺序

如果一个早期乳腺癌患者选择了根治术，一般需要考虑行即刻重建或者延迟重建。需要整形外科医生会诊来决定采用自体组织重建或者移植物重建，以及最佳重建时机、并发症和行术后放疗的可能性。即刻重建的优势是减少患者的手术次数和心理障碍[27]。即刻重建的并发症的发生率较延迟重建高，然而，后者的手术次数增加[28,29]。前瞻性研究显示，乳腺癌根治术后不管是否行即刻重建，患者都经历了形体变化引起的负面情绪的影响，包括乳房切除和重建造成的情感、躯体和关系上的变化[30,31]。一项研究表明，与延迟重建相比，行乳房即刻重建的妇女生活质量更差，心理社会功能更低（更加抑郁、情绪低落且难以接受自身患癌）[32]。经历过即刻和延迟重建手术的妇

女,重建后形体均得到了改善[33]。相对于根治术(不管是否行重建手术)而言,保乳术可以使患者达到最高的满意率[34-36]。与即刻重建相比,延迟重建的最大优势为可以得到患者完整的病理分期,以决定是否行术后放疗并尽可能减少并发症。

术后放疗的靶区包括全胸壁、手术瘢痕、腋窝锁骨上下淋巴结,包含或不包含内乳淋巴结(IMN),这些区域是未行术后放疗患者复发的区域。一般情况下,未行手术的腋窝比行淋巴结切除术的腋窝轮廓好。然而,在一些情况下,如肿瘤大、包膜外侵犯、不完整的腋窝清扫(切除淋巴结少于6个)或者只行前哨淋巴结活检,靶区应该包括整个腋窝。即使要行术后乳房重建,胸壁也应接受大剂量放疗,因为皮肤和手术瘢痕是根治术后常见的复发部位,因此应该包括在治疗靶区内。同时,还必须使心脏和肺的照射剂量最小,以避免辐射相关的并发症和死亡率的长期风险,尤其对于有心血管疾病的患者。与延迟重建相比,即刻重建可大幅影响放疗技术的选择,并与术后放疗并发症增加相关,尤其是组织扩张器和假体重建[37-40]。有许多放疗技术可以满足靶区照射,包括电子束、切线交角照射、正向和反向调强放疗(IMRT),即刻重建影响剂量体积限制的优化,就如同全程采用电子线照射一样,潜在地增加了心脏和肺的照射体积。用于重建的假体材料和端口含有高原子序数的物质,影响了射线的剂量分布,并提高了假体和自身组织衔接面的辐射剂量[41,42]。因为上述原因,如果计划行根治术后放疗最好行延迟重建。MD安德森癌症中心报道了一种替代疗法,即所谓的延迟–即刻重建[43]。完成这项技术分两步,第一步是行保留皮肤的根治术,同时埋置组织扩张器;第二步是得到最终的病理结果后确认患者不需要行术后放疗时行即刻重建,若需要行术后放疗则选择延迟重建。组织扩张器在放疗前可被部分或者全部地压缩以得到理想的剂量分布,放疗结束后

可在永久重建时再次膨胀塑形。

总之,目前还缺乏随机或者前瞻性临床试验数据来指导行根治术后放疗的最佳重建时间,以及重建是否影响术后放疗的疗效。因为患者选择的差异、对预后评估缺乏统一的标准以及术后并发症和患者满意度之间相关性差,这就使得从现有的回顾性研究中难以得出结论。这可以从已发表的研究报道的患者可接受的美容满意度范围很大(7%~88%)得到验证[44]。重建术后并发症的总发生率也受患者本身的一些伴发疾病的影响,如糖尿病、肥胖和吸烟。一些技术可以减少根治术后放疗和乳腺重建的并发症发生风险,包括肌肉下植入移植物、应用硅胶假体和假体加部分自体组织联合移植。除非特别要求,经过一致性优化的严谨的放疗技术以及尽可能降低胸壁的追加剂量,将有助于降低放疗毒性反应。

治疗小组的各成员、手术医生、整形外科医生和放射肿瘤医生要与患者本人沟通,并达成共识,最终决定治疗方案,制订个体化的治疗方案应考虑相关的医疗和临床病理因素以及患者意愿。临床Ⅰ期患者通常行即刻重建。临床Ⅰ期和Ⅱ期患者可以行术前腋窝超声和淋巴结活检,以估计是否行术后放疗。临床Ⅱ期患者经常处于有争议的境地,因为术后放疗的决定取决于术后病理结果。在这组患者中,需要行术后放疗的潜在因素包括:年龄小或者未绝经,T2或者T3期肿瘤,组织学高分级,多发病灶、三阴性(ER-/PR-/Her2-)或者Her2+肿瘤,淋巴管侵犯,切缘阳性,多个阳性淋巴结,包膜外侵犯和应用新辅助化疗[22,23,45,46]。临床Ⅲ期患者应行术后放疗,因此通常不进行即刻重建。

综上所述,该患者为临床ⅡA期,临床淋巴结阴性,但病理分期为ⅡB期。根据术前危险因素预测,建议行根治术后放疗,其危险因素包括年轻、未绝经和T2期肿瘤大小。选择即刻重建更合适,尽管延迟重建也可以采用。术

前最好经放疗科医生会诊来讨论术后放疗的相关危险因素,如果要行术后放疗,应该告知患者即刻重建和延迟重建术的优缺点,让患者对自己的治疗方案做出正确的选择。手术中如果发现前哨淋巴结阳性,应该与患者进行沟通,取消即刻重建术计划,因为需要行术后放疗的可能性增加。对于需要行术后放疗的患者,为了使放疗计划最优化和降低长期并发并防止美容疗效衰减,建议行延迟重建术。

学术评论

Catherine C. Park

近年来,根治术后放疗在Ⅱ期乳腺癌患者中的应用逐年递增,根据丹麦临床试验和牛津大学总结显示,术后放疗不仅使局部获益,而且也可使生存获益。对于局部复发高风险的患者,即 4 个或以上腋窝淋巴结转移,或者 T3 期同时有任意淋巴结转移的患者,需常规行术后放疗[47]。然而,T1~2 期同时有 1~3 个淋巴结阳性的患者是一个备受争议的群体,因为没有足够的证据建议行根治术后放疗。研究显示,除了肿瘤大小和阳性淋巴结个数外,患者自身和肿瘤的特征也可以使风险升高,需要行根治术后放疗。大多数情况下,如果存在高风险特征,如淋巴管受侵、年龄小、组织学分级为Ⅲ级、包膜外侵犯和切缘阳性,需要考虑行根治术后放疗。淋巴管受侵的程度可能对这类患者是否行术后放疗有帮助,但是仍缺乏相关的证据。一项研究表明,有两个或多个高危因素可以使局部复发的风险增加[48]。肿瘤生物亚型的重要性仍不清楚,目前仍然缺乏相关的数据来预测需要行根治术后放疗的亚型,如三阴性乳腺癌。

行根治术后放疗的患者应该仔细权衡潜在获益与发病率之间的关系。尽管行根治术后放疗选择延迟重建更佳,但是很多患者选择行即刻重建,并且有可能的话通常选用埋置组织扩张器。体型消瘦的患者行即刻重建术时很少行自体组织重建,多采用组织扩张器,具体选择哪一种需要根治术后的病理结果来决定。此外,整形医生和患者充分沟通对于达到理想的预期非常关键。埋置组织扩张器患者在放疗时,需要避开心脏,缩小肺的照射体积并保护对侧乳房。如果需要照射内乳淋巴结,重建会使照射更加困难。在一些情况下,如果无法布野,建议在完成放疗计划前移除或者放空组织扩张器。脱细胞组织补片用来提高组织扩张器下极的覆盖范围,帮助乳房皱襞更加自然地形成。行根治术后放疗是否改善疗效仍在观察中。

该病例是一个年轻的乳腺癌患者,11 个腋窝淋巴结中有 2 个为阳性,同时有淋巴管侵犯。如上所述,与患者详细地讨论乳房根治术后放疗的利弊,这一点非常重要。未行根治术后放疗的局部复发的风险为 10%~15%。我们建议患者行乳房根治术后放疗,预期可以降低约 2/3 的局部复发率。乳房根治术后放疗可能会有生存获益,尤其对于没有伴发疾病的年轻患者,以及行精确放疗的患者。

社区医生评论

Gray B. Swor

这个特殊患者所带来的问题正是我们每天在临床工作中面临的问题。关于该患者的外科治疗,事实上她是乳腺癌保乳术的适应人群。这里没有提到患者的乳房大小,如果外科医生认为该患者行乳房肿瘤切除术后没有足够多的乳腺组织来达到预期的美容效果,在患者要求下可以行乳房肿瘤切除术后化疗。在随机临床试验中,新辅助治疗组有 38%~64% 的患者行保乳术[49]。该患者选择了根治术后乳房重建,并在手术时放置了组织扩张器。对于不需要行术后放疗的患者,可以行永久性乳房即刻重建达到预期的美容效果[50]。如果不能确定是否放疗，在行根治术时放置组织扩张器比较合适，即使需要放疗也不影响放疗计划的实施。在放疗前收缩组织扩张器可以优化治疗计划。组织扩张器埋置于胸壁皮肤内，可以进行延迟或即刻重建，或在辅助治疗后应用自体组织进行永久植入或重建。根治术后放疗的毒性反应包括假体包膜挛缩、位置不正和假体(扩张器)破裂，当然在大多数情况下，具有美容效果的乳房重建术完成后不会发生上述情况。

有1~3个腋窝淋巴结阳性的乳腺癌患者是否要行根治术后放疗，已争论了几十年。现已确认，根治术后放疗可以使局部控制获益。近期，大型随机临床试验经过长期随访发现，小于4个腋窝淋巴结转移的患者行根治术后放疗可以使总生存获益。事实上，1~3个淋巴结阳性和大于4个淋巴结阳性的患者行根治术后放疗的生存获益非常相似。然而，在很多研究中，放疗的质量和淋巴结切除的情况也受到指责。其他影响1~3个淋巴结阳性患者根治术后放疗疗效的因素包括：年龄小、未绝经、雌激素受体阴性、有淋巴脉管侵犯、腋窝淋巴结数目、原发肿瘤大小(大于3cm)、肿瘤位于内侧和转移淋巴结阳性率(大于20%)。

对于该患者，虽然淋巴结转移率较低，但是应该首先考虑行根治术后放疗。这是一个绝经前患者，原发肿瘤中等大小，肿瘤位于内上象限。因此，有转移到锁骨上和乳腺内部区域的可能性。依据相关资料，我建议该患者行根治术后放疗，可以提高局部控制率和生存率。放疗靶区应该包括左侧胸壁、Ⅲ组腋窝淋巴结、锁骨上淋巴结和内乳(因为原发肿瘤在内侧象限)。如果患者没有做充分的腋窝淋巴结清扫，那么放疗靶区应也包括Ⅰ和Ⅱ组淋巴结。我推荐胸壁和淋巴结区的放疗剂量为50~50.4Gy，共25~28次，胸壁可以适当地追加剂量。对于该特殊的患者，没有明确的证据支持手术瘢痕

放疗可以提高局部控制率且不影响重建疗效，我仍不建议放疗靶区包括手术瘢痕。

编者注

Eleanor E. R. Harris

尽管该患者是乳腺癌保乳术的适应人群，但是她和大多数患者一样,选择了根治术。近年来，越来越多的早期乳腺癌患者选择根治术，其原因仍不清楚，人们或许被错误的概念误导：根治术比保乳术有更好的生存疗效、不愿接受放疗、整形外科医生可以随时行即刻重建，以及保留皮肤的根治术的推广。相比完成根治术后放疗再行延迟重建术，即刻重建后行根治术后放疗的并发症并没有显著增多，但是影响美容的并发症的风险增加。更重要的是，在许多患者中重建的乳腺或假体改变了正常的乳腺解剖，从而降低放疗计划质量，增加了心脏和肺的照射体积，基本上不可能做到对胸壁可疑区域追加剂量(如阳性边界)。

该患者是一个常见病例,临床淋巴结阴性而选择了行根治术和即刻重建，最终术后病理发现有阳性淋巴结。这对于外科医生来说难以决定的是考虑到患者可能行术后放疗，是否应降低即刻重建的概率。而其对于肿瘤放疗科医生来说也是一个难题，放疗前是否应该移除假体或者放空组织扩张器？由于重建后放疗并发症的风险增大，是否可以不行放疗？

外科医生和放疗科医生术前应该与患者讨论保留乳房的替代治疗方案、根治术后放疗的适应证、重建术和根治术后放疗次序及术后放疗的应用。患者对放疗的恐惧也应当考虑。外科医生和放疗科医生应该清楚地告知患者相关的大宗病例的随机临床研究数据和荟萃分析结果，早期Ⅰ期和Ⅱ期乳腺癌患者行保乳术和根治术的长期生存率是一样的。患者行肿瘤切除术+放疗较根治术+即刻重建+根治术后放疗的并发症少，且效果更好。同时，应告知患

者所选择的治疗方案的并发症。未绝经且有局部复发的多风险因素的女性若不行放疗，会潜在影响其生存期。整个治疗过程中应该考虑患者的美容效果和生活质量，除非是患者自己的选择。

假如患者非常清楚依据最终的病理结果应该行放疗，那么依据临床淋巴结阴性来选择即刻重建对于患者来说是不合理的。不幸的是，患者发现自己属于"情况最糟糕的一类患者"，需要行腋窝清扫术和术后放疗。我强烈建议行根治术后放疗，靶区包括应用组织补偿膜的胸壁、没有清扫的腋窝和锁骨上淋巴结(我个人认为有两个腋窝阳性淋巴结的Ⅱ期左侧乳腺癌患者放疗时应不包括内乳淋巴结，因为它会增加心脏的剂量)，在该病例中，我强烈建议排空组织扩张器，保持胸壁轮廓平坦(如果放置了永久性假体，应该考虑移除)，因为这样可以得到更好的剂量分布。如果患者不想处理假体，应当考虑其他治疗方法，目前认为在将心脏剂量降到最小的同时，逆向计划的调强放疗可以得到更加理想的靶区轮廓。心脏剂量的限值应该严格遵循治疗指南，尤其对于有良好预后的年轻患者。该患者做了乳腺癌根治术和内乳淋巴结活检术，如果该患者依据 ACOSOG Z011 临床试验标准，就可以避免行腋窝淋巴结清扫术，但是，其不适用于根治术后患者[51]。患者希望通过尽量少的手术次数能达到与常规治疗相同的治疗效果和较低的治疗相关毒性。

参考文献

1. Clarke M, Collins R, Darby S, et al. Effects of radiotherapy and of differences in the extent of surgery for early breast cancer on local recurrence and 15-year survival: An overview of the randomised trials. *Lancet.* 2005;366(9503): 2087–2106.

2. Pierce LJ, Levin AM, Rebbeck TR, et al. Ten-year multi-institutional results of breast-conserving surgery and radiotherapy in BRCA1/ 2-associated stage I/II breast cancer. *J Clin Oncol.* 2006;24(16):2437–2443.

3. McGuire KP, Santillan AA, Kaur P, et al. Are mastectomies on the rise? A 13-year trend analysis of the selection of mastectomy versus breast conservation therapy in 5865 patients. *Ann Surg Oncol.* 2009;16(10):2682–2690.

4. Tuttle TM, Habermann EB, Grund EH, et al. Increasing use of contralateral prophylactic mastectomy for breast cancer patients: A trend toward more aggressive surgical treatment. *J Clin Oncol.* 2007;25(33):5203–5209.

5. Temple WJ, Russell ML, Parsons LL, et al. Conservation surgery for breast cancer as the preferred choice: A prospective analysis. *J Clin Oncol.* 2006;24(21):3367–3373.

6. Molenaar S, Oort F, Sprangers M, et al. Predictors of patients' choices for breast-conserving therapy or mastectomy: A prospective study. *Br J Cancer.* 2004;90(11):2123–2130.

7. Cuzick J, Stewart H, Peto R, et al. Overview of randomized trials of postoperative adjuvant radiotherapy in breast cancer. *Cancer Treat Rep.* 1987;71(1):15–29.

8. Overgaard M, Hansen PS, Overgaard J, et al. Postoperative radiotherapy in high-risk premenopausal women with breast cancer who receive adjuvant chemotherapy. Danish Breast Cancer Cooperative Group 82b Trial. *N Engl J Med.* 1997;337(14):949–955.

9. Overgaard M, Jensen MB, Overgaard J, et al. Postoperative radiotherapy in high-risk postmenopausal breast-cancer patients given adjuvant tamoxifen: Danish Breast Cancer Cooperative Group DBCG 82c randomised trial. *Lancet.* 1999;353(9165):1641–1648.

10. Ragaz J, Olivotto IA, Spinelli JJ, et al. Locoregional radiation therapy in patients with high-risk breast cancer receiving adjuvant chemotherapy: 20-year results of the British Columbia randomized trial. *J Natl Cancer Inst.* 2005;97(2): 116–126.

11. Nielsen HM, Overgaard M, Grau C, et al. Study of failure pattern among high-risk breast cancer patients with or without postmastectomy radiotherapy in addition to adjuvant systemic therapy: Long-term results from the Danish Breast Cancer Cooperative Group DBCG 82 b and c randomized studies. *J Clin Oncol.* 2006;24(15):2268–2275.

12. Overgaard M, Nielsen HM, Overgaard J. Is the benefit of postmastectomy irradiation limited to patients with four or more positive nodes, as recommended in international consensus reports? A subgroup analysis of the DBCG 82 b&c

randomized trials. *Radiother Oncol.* 2007;82(3): 247–253.

13. Buchholz TA, Strom EA, Perkins GH, McNeese MD. Controversies regarding the use of radiation after mastectomy in breast cancer. *Oncologist.* 2002;7(6):539–546.

14. Buchholz TA, Woodward WA, Duan Z, et al. Radiation use and long-term survival in breast cancer patients with T1, T2 primary tumors and one to three positive axillary lymph nodes. *Int J Radiat Oncol Biol Phys.* 2008;71(4):1022–1027.

15. Wallgren A, Bonetti M, Gelber RD, et al. Risk factors for locoregional recurrence among breast cancer patients: Results from International Breast Cancer Study Group Trials I through VII. *J Clin Oncol.* 2003;21(7):1205–1213.

16. Katz A, Strom EA, Buchholz TA, et al. Locoregional recurrence patterns after mastectomy and doxorubicin-based chemotherapy: Implications for postoperative irradiation. *J Clin Oncol.* 2000;18(15):2817–2827.

17. Truong PT, Woodward WA, Thames HD, et al., The ratio of positive to excised nodes identifies high-risk subsets and reduces inter-institutional differences in locoregional recurrence risk estimates in breast cancer patients with 1-3 positive nodes: An analysis of prospective data from British Columbia and the M.D. Anderson Cancer Center. *Int J Radiat Oncol Biol Phys.* 2007;68(1):59–65.

18. Yates L, Kirby A, Crichton S, et al. Risk factors for regional nodal relapse in breast cancer patients with one to three positive axillary nodes. *Int J Radiat Oncol Biol Phys.* 2012;82(5):2093–2103.

19. Yu JI, Park W, Huh SJ, et al. Determining which patients require irradiation of the supraclavicular nodal area after surgery for N1 breast cancer. *Int J Radiat Oncol Biol Phys.* 2010;78(4):1135–1141.

20. Sørlie T, Perou CM, Tibshirani R, et al. Gene expression patterns of breast carcinomas distinguish tumor subclasses with clinical implications. *Proc Natl Acad Sci USA.* 2001;98(14):10869–10872.

21. Voduc KD, Cheang MC, Tyldesley S, et al. Breast cancer subtypes and the risk of local and regional relapse. *J Clin Oncol.* 2010;28(10): 1684–1691.

22. Wang SL, Li YX, Song YW, et al. Triple-negative or HER2-positive status predicts higher rates of locoregional recurrence in node-positive breast cancer patients after mastectomy. *Int J Radiat Oncol Biol Phys.* 2011;80(4):1095–1101.

23. Panoff JE, Hurley J, Takita C, et al. Risk of locoregional recurrence by receptor status in breast cancer patients receiving modern systemic therapy and post-mastectomy radiation. *Breast Cancer Res Treat.* 2011;128(3):899–906.

24. Kyndi M, Overgaard M, Nielsen HM, et al. High local recurrence risk is not associated with large survival reduction after postmastectomy radiotherapy in high-risk breast cancer: A subgroup analysis of DBCG 82 b&c. *Radiother Oncol.* 2009;90(1):74–79.

25. Recht A, Edge SB, Solin LJ, et al. Postmastectomy radiotherapy: Clinical practice guidelines of the American Society of Clinical Oncology. *J Clin Oncol.* 2001;19(5):1539–1569.

26. Truong PT, Olivotto IA, Whelan TJ, et al. Clinical practice guidelines for the care and treatment of breast cancer: 16. Locoregional post-mastectomy radiotherapy. *CMAJ.* 2004;170(8):1263–1273.

27. Fernández-Delgado J, López-Pedraza MJ, Blasco JA, et al. Satisfaction with and psychological impact of immediate and deferred breast reconstruction. *Ann Oncol.* 2008;19(8):1430–1434.

28. Hvilsom GB, Friis S, Frederiksen K, et al. The clinical course of immediate breast implant reconstruction after breast cancer. *Acta Oncol.* 2011;50(7):1045–1052.

29. Sullivan SR, Fletcher DR, Isom CD, Isik FF. True incidence of all complications following immediate and delayed breast reconstruction. *Plast Reconstr Surg.* 2008;122(1):19–28.

30. Piot-Ziegler C, Sassi ML, Raffoul W, Delaloye JF. Mastectomy, body deconstruction, and impact on identity: A qualitative study. *Br J Health Psychol.* 2009;15(Pt 3):479–510.

31. Harcourt DM, Rumsey NJ, Ambler NR, et al. The psychological effect of mastectomy with or without breast reconstruction: A prospective, multicenter study. *Plast Reconstr Surg.* 2003;111(3): 1060–1068.

32. Roth RS, Lowery JC, Davis J, Wilkins EG. Quality of life and affective distress in women seeking immediate versus delayed breast reconstruction after mastectomy for breast cancer. *Plast Reconstr Surg.* 2005;116(4):993–1002; discussion 1003–1005.

33. Atisha D, Alderman AK, Lowery JC, et al. Prospective analysis of long-term psychosocial outcomes in breast reconstruction: Two-year postoperative results from the Michigan Breast Reconstruction Outcomes Study. *Ann Surg.* 2008;247(6):1019–1028.

34. Al-Ghazal SK, Fallowfield L, Blamey RW. Comparison of psychological aspects and patient satisfaction following breast conserving surgery, simple mastectomy and breast reconstruction. *Eur J Cancer.* 2000;36(15):1938–1943.

35. Figueiredo MI, Cullen J, Hwang YT, et al. Breast cancer treatment in older women: Does getting what you want improve your long-term

body image and mental health? *J Clin Oncol.* 2004;22(19):4002–4009.

36. Janni W, Rjosk D, Dimpfl TH, et al. Quality of life influenced by primary surgical treatment for stage I-III breast cancer-long-term follow-up of a matched-pair analysis. *Ann Surg Oncol.* 2001;8(6):542–548.

37. Javaid M, Song F, Leinster S, et al. Radiation effects on the cosmetic outcomes of immediate and delayed autologous breast reconstruction: An argument about timing. *J Plast Reconstr Aesthet Surg.* 2006;59(1):16–26.

38. Kronowitz SJ, Robb GL. Radiation therapy and breast reconstruction: A critical review of the literature. *Plast Reconstr Surg.* 2009;124(2): 395–408.

39. Chawla AK, Kachnic LA, Taghian AG, et al. Radiotherapy and breast reconstruction: Complications and cosmesis with TRAM versus tissue expander/implant. *Int J Radiat Oncol Biol Phys.* 2002;54(2):520–526.

40. Pinsolle V, Reau V, Pelissier P, et al. Soft-tissue reconstruction of the distal lower leg and foot: Are free flaps the only choice? Review of 215 cases. *J Plast Reconstr Aesthet Surg.* 2006;59(9):912–917; discussion 918.

41. Chu FC, Kaufmann TP, Dawson GA, et al. Radiation therapy of cancer in prosthetically augmented or reconstructed breasts. *Radiology.* 1992;185(2):429–433.

42. Klein EE, Kuske RR. Changes in photon dose distributions due to breast prostheses. *Int J Radiat Oncol Biol Phys.* 1993;25(3):541–549.

43. Kronowitz SJ, Hunt KK, Kuerer HM, et al. Delayed-immediate breast reconstruction. *Plast Reconstr Surg.* 2004;113(6):1617–1628.

44. Senkus-Konefka E, Wełnicka-Jaśkiewicz M, Jaśkiewicz J, Jassem J. Radiotherapy for breast cancer in patients undergoing breast recon-struction or augmentation. *Cancer Treat Rev.* 2004;30(8):671–682.

45. Yang PS, Chen CM, Liu MC, et al. Radiother-apy can decrease locoregional recurrence and increase survival in mastectomy patients with T1 to T2 breast cancer and one to three positive nodes with negative estrogen receptor and posi-tive lymphovascular invasion status. *Int J Radiat Oncol Biol Phys.* 2010;77(2):516–522.

46. McGuire SE, Gonzalez-Angulo AM, Huang EH, et al. Postmastectomy radiation improves the outcome of patients with locally advanced breast cancer who achieve a pathologic complete response to neoadjuvant chemotherapy. *Int J Radiat Oncol Biol Phys.* 2007;68(4):1004–1009.

47. Recht A, Gray R, Davidson NE, Fowble BL. Locoregional failure 10 years after mastectomy and adjuvant chemotherapy with or without tamoxifen without irradiation: Experience of the Eastern Cooperative Oncology Group. *J Clin Oncol.* 1999 Jun;17(6):1689–1700.

48. Truong PT, Olivotto IA, Kader HA, et al. Selecting breast cancer patients with T1-T2 tumors and one to three positive axillary nodes at high postmastectomy locoregional recurrence risk for adjuvant radiotherapy. *Int J Radiat Oncol Biol Phys.* 2005;61(5):1337–1347.

49. Moreno-Aspitia A. Neoadjuvant therapy in early stage breast cancer. *Crit Rev Oncol Hemat.* 2012;82:187–199.

50. Salgarello M, Barone-Adesi L, Terribile D, Masetti R. Update on one-stage immediate breast reconstruction with definitive prosthesis after sparing mastectomies. *Breast.* 2011;20:7–14.

51. Giuliano AE, Hunt KK, Ballman KV, et al. Axil-lary dissection vs no axillary dissection in women with invasive breast cancer and sentinel node metastases: A randomized clinical trial. *JAMA,* 2011;305(6):569–575.

Ⅱ～ⅢA 期乳腺癌新辅助化疗后
放疗的适应证

临床问题

新辅助化疗(neoadjuvant chemotherapy, NAC)主要用于使局部晚期乳腺癌降期进而达到手术治疗的目的,目前正越来越多地被用于Ⅱ期和Ⅲ期的乳腺癌患者。早期乳腺癌患者应用新辅助化疗的目的是,在治疗早期控制微转移病灶(不过尚没有任何证据表明新辅助化疗可以使患者得到生存获益),了解肿瘤对治疗的反应情况,以及提高原发肿瘤较大和(或)乳房较小患者行保乳术的概率。新辅助化疗经常在手术前使用,可以达到肿瘤分期降期的目的。新辅助化疗后行局部肿块切除,局部淋巴结是否行放疗尚有争议,而且,根治术后胸壁和(或)局部淋巴结区域是否行放疗也未能达成共识。传统的辅助放疗的适应证,如阳性淋巴结数目和肿瘤的大小,降期后可能并不明确,术前临床分期和病理分期,也应纳入考量。

临床病例

38 岁女性,产后 10 个月发现右乳外上象限有一肿块,持续 2 个多月无明显变化,但并未消除。在产后 12 个月停止母乳喂养,咨询她的产科/妇科医生。医生触诊发现一个活动性肿块,但无皮肤改变,腋窝无肿大淋巴结。乳房钼靶 X 线检查和超声显示乳房内 4.5cm 实性肿物,毛刺征,BiRad 分级为 5 级。粗针穿刺活检提示高级别侵袭性导管癌 (invasive ductal carcinoma,IDC),ER-/ PR-/ Her2-,与高级别的原位导管癌(ductal carcinoma in situ ,DCIS)相关。腋窝超声发现直径 1.2cm 淋巴结,细针穿刺活检为转移性腺癌。乳腺 MRI 显示 4.7cm 增强肿块,无卫星灶,腋窝可见肿大淋巴结。患者左侧乳房无异常,无乳腺癌家族史,无其他疾病史。基因检测待定。

建议患者接受 NAC-T 剂量密集型新辅助化疗,用药方案为阿霉素+环磷酰胺+紫杉醇。新辅助化疗前于原发肿物内放置标志物,完成新辅助化疗后,临床触及的肿块消失,腋窝肿大淋巴结消失,MRI 检查显示完全缓解。

治疗决策

● 患者有保乳意愿,是否适合保乳手术?
● 如果进行乳房肿瘤切除术和腋窝淋巴结清扫,病理完全缓解,放疗时如何确定靶区和照射剂量?
● 患者是否应行前哨淋巴结活检或腋窝清扫?
● 如果患者行根治术,术后病理完全缓解,腋窝淋巴结阴性 (0/12),根治术后需要放疗吗?如果需要,照射野和照射剂量如何选择?
● 如果患者行根治术,乳腺癌残留病灶距离切缘阴性的边缘有 2cm,腋窝淋巴结阴性(0/12),术后需要放疗吗?
● 如果患者行根治术和前哨淋巴结活检 (sentinel lymph node biopsy,SLNB),SLN 转移(1/2)(直径 7mm),行腋窝淋巴结清扫术后淋巴结(2/12)转移;如果患者需要行根治术后放疗,照射野和照射量如何选择？

主要观点

Catherine C. Park

可手术切除乳腺癌新辅助化疗后行保乳术

一些随机临床试验比较了新辅助化疗和辅助化疗后行保乳术后患者的局部区域复发率[1-4]。美国乳腺癌和肠癌辅助治疗研究组(NSABP)B-18临床试验随机将女性乳腺癌患者分为新辅助化疗组和辅助化疗组，比较了同侧乳房肿瘤复发率，结果无明显差异(506例新辅助化疗组与450例辅助化疗组患者的复发率分别为 10% 和 13%，P=0.21)。重要的是，局部复发率和远处转移率均无统计学差异(分别为 P=0.08 和 P=0.22)[5]。MD 安德森癌症中心对新辅助化疗后保乳患者的局部区域控制率做了进一步研究，其中，Ⅲ期乳腺癌患者比例小于 38%。结果显示，随访 6.7 年后的局部复发率很低，为 2.7%。值得注意的是，在该研究中，外科医生没有考虑到切除的原发肿瘤体积，其中 3 例复发患者切除了小到中等体积的乳房[3]。

需要说明的是，在 NSABP-18 研究中，有部分患者最初计划行全乳切除术，但手术时转为保乳术，这些患者的局部区域复发率高于辅助化疗组(15.7%比 9.9%，P<0.04)[5]。此外，一篇荟萃分析总结了 1983—1999 年 3946 例患者共 11 项临床试验。结果显示，与辅助化疗组相比，新辅助化疗组的局部复发率显著增高 (RR=1.22，95% CI=1.04~1.43)，尤其在一小部分接受辅助放疗的新辅助化疗患者中更为明显 (RR=1.53，95%CI=1.11~2.10)[6,7]。此外，保乳术后没有达到病理完全缓解(pathologic complete response,pCR)的患者局部复发的风险增加[4,8]。这些数据表明，即使 pCR 且行保乳术，充分切除

残存病灶和放疗也同样重要。

"三阴性"(triple negative subtype,TNS)乳腺癌是指免疫组化检测 ER、PR 和 HER-2 (包括 FISH 检测) 均为阴性的一种乳腺癌亚型。TNS 乳腺癌患者在新辅助化疗后行保乳术，其局部区域复发率相对升高[7,9-11]。有趣的是，TNS乳腺癌患者行新辅助治疗可以达到很好的pCR，虽然目前还不清楚这能否转化为更好的局部区域控制率[12]。目前仍然不清楚，为什么TNS 在辅助化疗后仍有较高的局部区域复发率；可能性因素包括治疗前有潜在的局部区域复发风险(相对于总的复发率增加)、TNS 本身相对凶险或抗辐射。目前，TNS 本身并不是保乳手术和放疗的禁忌证。

成功的乳房肿瘤切除术和阴性腋窝淋巴结清扫术之后，患者应接受覆盖整个乳房、总剂量为 45~50Gy 的光子束外照射，瘤床可追加 10~16Gy 的剂量。如果腋窝淋巴结清扫显示淋巴结全为阴性，那么在大多数情况下，可忽略淋巴结，只行乳房放疗。虽然一些机构认为 NAC 可降低腋窝阳性淋巴结数目[13]，然而其他一些机构不赞成这种观点[14]。如果腋窝淋巴结清扫术不充分(小于 10 个)，有可能是假阴性，应考虑行个性化区域淋巴结照射。此外，还应考虑其他一些因素，如原发肿瘤大小、组织分级、分子亚型、存在血管和淋巴管浸润(lymphovascular invasion,LVI)、估计的阳性淋巴结数目和临床分期所涉及的淋巴结的大小，以及患者的年龄应纳入考量。因此，对于有上述高风险特征的患者，即使获得 pCR 也要治疗区域淋巴结。

总之，如果保乳手术(breast conserving surgery,BCS)在技术上是可行的，那么，患者在行乳房肿瘤切除术后应对全乳进行照射，然后针对瘤床追加剂量。

NAC 后腋窝的治疗

大部分患者(30%~40%)NAC 后往往造成

腋窝淋巴结病理降期[8,12,15]。一些研究已表明NAC后行前哨淋巴结活检的可行性和准确性。在 NSABP B-27 临床试验研究中,428 例患者进行腋窝淋巴结清扫术前行前哨淋巴结活检(sentinel lymph node,SLN),识别和切除SLN 的成功率为 84.8%,明显高于用核素标记联合用或不用美兰染色(P<0.03)[16]。其中假阴性率为 10.7%,与新辅助治疗的一致。其他 7 项单中心研究报道的 SLN 的成功率为84.3%~93.5%,但假阳性率的范围比较大,为0%~33%[16]。有趣的是,获得 pCR 的患者累及腋窝淋巴结的机会很低(15.5%),因此,假阴性率也较低(1.7%)。与此同时,回顾性研究表明,假阴性率虽然很低,但是腋窝清扫是降低假阴性率的明智选择。美国肿瘤外科组(ACOSOG)1071 号Ⅱ期临床试验将会评估淋巴结阳性乳腺癌患者 NAC 后行 SLN 和腋窝淋巴结清扫的假阴性率。

总之,目前的标准治疗是 SLN 阳性患者应行腋窝淋巴结清扫。但一些研究表明,NAC后 SLN 检测和活检成功率比较高,假阴性率很低,很可能替代腋窝淋巴结清扫。ACOSOG1071 号研究有望解释这个问题。

新辅助化疗后达到/没有达到完全病理缓解患者行根治术后放疗的作用

NAC 后是否行根治术后放疗(postmastectomy radiation therapy,PMRT)目前尚无定论。然而,大量单中心研究和 NSABP 临床试验研究提供了一些指导,推荐行 PMRT 遵循的依据为初始分期以及 NAC 时肿瘤反应的程度。

达到 pCR 的患者,如本例患者,是否行PMRT,可依据患者目前的分期。本例患者最初分期为ⅡB 期。根据 MD 安德森系列研究,ⅢA或更高分期患者达到 pCR,可以从 NAC 后的PMRT 获益(行 PMRT 和不行 PMRT 的 LRR 分别为 33%和 3%,P<0.006)[15]。随后对 16 例ⅡB期患者进行分析,达到 pCR 的 LRR 为 0%。然而,ⅡB 期未达到 pCR 的患者,也可以从 PMRT中获益(分别为 26%和 11%,P<0.0001)。St.Cloud France 的资料显示,Ⅱ期或者Ⅲ期患者达到 ypN0 后 LRR 很低(小于 3%~9%),不能从PMRT 中获益[17]。因此,单中心的系列研究表明,根治术后,根据目前分期,达到 pCR,患者发生 LRR 的风险很低。但这些研究的局限性为样本量少、治疗方法不一致和随访时间不同。

此外,其他因素也可以影响是否行 PM-RT。一项研究报道了年龄小于 35 岁的ⅡB期或更高期别的患者,尤其是有病灶残留的患者的 LRR(应用 PMRT 和不用 PMRT 两组 LRR分别为 0%和 44%,P<0.004)[18]。尽管这些研究结果具有重要意义,但是否可以应用于该患者还不清楚。

是否有残存病灶与新辅助治疗的结果密切相关。MD 安德森系列研究表明,分期高于ⅡB 期或残存病灶大于 2cm 的患者可以从PMRT 中显著获益(P<0.001)[15]。另外,淋巴结数量为 4 个或以上的患者也可以从 PMRT 中获益。如果患者有不利的病理因素,如 LVI 或包膜外侵犯(extra-capsular extension,ECE),将有较高的 LRR[19]。如果患者曾行充分的淋巴结清扫术且淋巴结为阴性,那么行 PMRT 的意义就不大。在这种情况下,可以不照射腋窝淋巴结,胸壁切线照射剂量为 50Gy,照射 25~28 次。个别患者应照射锁骨上区。

如果 SLN 阳性,应行腋窝淋巴结清扫,但在这种情况下是否行 PMRT 仍有争议。NSABP研究显示,临床分期最初表现为 T2N1 期的ypN1 期患者,不行 PMRT 发生 LRR 的风险大约为 17%(尚未发表);据 MD 安德森系列研究报道,ypN1 期患者(1~3 个淋巴结阳性),不行PMRT 的 LRR 为 5%。虽然小样本分析结果差异较大,但目前还缺乏这方面的研究数据,这些结果表明 NAC 后 T2~T3 和 ypN1 期的患者确实有局部复发的风险。

总之，根据目前有限的资料，ⅡB 期患者 NAC 后达到 pCR 的，发生 LRR 的风险较低，不提倡应用 PMRT。但是，对于年龄较小，或有增加局部复发风险的肿瘤相关因素的ⅡB 期患者，即使 NAC 后达到 pCR 的，也推荐使用 PMRT。如果应用 PMRT，整个胸壁剂量为 45~50Gy。pCR 后腋窝区域淋巴结放疗不能使患者显著获益。锁骨上区应根据其他肿瘤相关因素决定是否需要放疗。对于疾病晚期或 NAC 后乳房和（或）腋窝有残留病灶患者，行 PMRT 可以使患者获益，因为 PMRT 可以降低 LRR 风险。年轻和三阴性患者根治术后 LRR 有潜在风险。本例患者年轻，为 T2 期腋窝淋巴结阳性的三阴乳腺癌，无论全身化疗情况如何，她应该可以从 PMRT 中获益。

学术评论

Julia S. Wong

正如前文所述，可手术切除的乳腺癌 NAC 潜在的目的包括：①从根治术向 BCT 转化；②评估对全身治疗的反应；③避免延误全身治疗发生远处转移的高风险。对于该患者而言，行 NAC 可以避免整个乳房切除并且给 BCT 提供保障。BCT 的选择取决于肿瘤和乳房的比例以及肿瘤位置。禁忌证包括多中心病灶和广泛可疑钙化。NSABP B-18 号研究显示，尽管无统计学差异，但是 NAC 后局部复发率较常规辅助全身治疗稍高，应考虑行辅助全身治疗。NAC 后若考虑行 BCT，应慎重对待切缘阴性问题，尤其是年轻患者和三阴性乳腺癌患者有更高的局部复发率。首次组织活检时需要放置银夹对病灶做标记，有助于指导外科医生，因为一些患者经 NAC 后在影像学上可以达到完全缓解。

NAC 后临床上腋窝淋巴结阴性患者的理想治疗方法有待改进。我们知道，NAC 后 SLN 可行且准确，但是结果并不总能很好地反映最初的分期和指导随后的局部治疗。理想的情况下，初步诊断时腋窝淋巴结显像必不可少，包括 CT、MRI 或超声显像，发现可疑淋巴结时需要同时行细针穿刺活检来确诊。对于最初诊断时有腋窝淋巴结转移的患者，在没有更充分的数据支持 NAC 后可单纯行 SNB 之前，是 NAC 后腋窝清扫（不是单纯行 SNB）的适合人群。

NAC 后腋窝淋巴结细针穿刺阳性，应行腋窝淋巴结清扫，给予全乳 44~50Gy 的放疗，随后对瘤床进行加量。如果诊断时有许多可疑淋巴结，对未切除的淋巴结（如Ⅲ组或锁骨上区）应考虑行放疗，但放疗是否必需尚不清楚。

对于 NAC 后是否行 PMRT 目前尚无明确的指南，是否行 PMRT 主要取决于病理诊断结果。如何根据 NAC 后的病理结果决定是否行 PMRT 及确定治疗区域，目前尚无定论。对于该患者，我们应该考虑其原始的临床分期，鉴于本例患者为 T2 期肿瘤，至少一个淋巴结受累的年轻患者，所以考虑行 PMRT。胸壁应给予 50Gy 的剂量，对手术瘢痕加或不加剂量。虽然患者主要从胸壁治疗中获益，但是也应考虑锁骨上淋巴结区。腋窝淋巴结阴性充分清扫后不需要放疗，因为患者不能从中获益，而且会增加上肢淋巴水肿的风险。

如果 NAC 后行腋窝清扫发现有病灶残留，放疗照射野范围取决于原始分期、受累淋巴结数目、清扫的程度和淋巴结大小。虽然阳性淋巴结的准确数目并不能用于预测锁骨上区复发的风险，但是强烈建议行锁骨上区照射。

如何将 PMRT 和乳房重建完美结合是目前争论的焦点。关于什么是最佳的治疗手段目前存在很多争议，也没有足够的资料提供明确的指南。因此，不同的机构采取不同的治疗策略，无对错之分。PMRT 患者建议延迟重建，即所有辅助治疗结束后再进行乳房重建。这使我们放疗计划更优化,避免肺、心脏损伤,保证自体组织皮瓣存活,因为胸壁放疗后单用假体重建是不可行的。对于一些不确定是否必须行PMRT、不愿意延迟重建或延迟重建不可行的患者,我们可以考虑根治术时放置组织扩张器。这时候我们需要与患者详细沟通,告知患者放置组织扩张器的利弊、组织扩张器对放疗计划的影响和重建的潜在并发症,放疗本身可能增加重建的潜在并发症。

社区医生评论

Gray B. Swor

NAC有很多优点,例如,可以使高危患者行早期全身干预治疗、评估化疗敏感性和增加保乳率(20%~30%)。幸运的是,本例患者NAC后临床和影像学检查都显示了很好的疗效,因此,她可以选择BCS,包括肿块切除和腋窝分期,腋窝清扫或前哨淋巴结穿刺活检。因为诊断时发现该患者腋窝有阳性淋巴结,因此,新辅助治疗后腋窝淋巴结分期不可避免。如果SLN阳性,需要行腋窝清扫,但是进一步的腋窝手术并不能改变她的治疗决策。目前,无足够的资料支持NAC后不进行腋窝清扫。美国肿瘤外科组Z0011号临床试验[20]试图比较SLN阳性患者单纯行前哨淋巴结活检和腋窝清扫的差异,因为该研究排除了接受NAC的患者,因此,很难得出NAC后取消腋窝清扫的安全性结论。而且,如果该患者行根治术,也需要行腋窝分期手术。

如果计划行根治术,同时患者要求行乳房重建,那么她可以选择即刻-延迟重建术,就是在行根治术时放置组织扩张器,在辅助治疗结束后(通常为1年)行自体组织延迟重建。如果行即刻-延迟重建,为了使放疗计划优化和便于执行,需要在放疗前排空组织扩张器,完成辅助放疗后再注入所需要的水量。以后可以植入永久性的硅胶假体代替组织扩张器(8~12

个月恢复期)。

如果该患者经历肿块切除或乳房切除,发现乳房或腋窝残留病灶,需要随后的全身治疗。因为ER阴性,该患者不能进行内分泌治疗,由于HER-2阴性,不能选用赫赛汀行生物靶向治疗。

是否行辅助放疗依据治疗前的临床分期。本例患者患有T2期较大病变(粗略估计为4.7~5cm),至少一个阳性淋巴结,同时有几个复发危险因素,如绝经前、受体阴性、高分级病灶,所以建议行放疗。如果她选用保乳手术,放疗靶区为全乳房和区域淋巴结,其中区域淋巴结包括Ⅲ组腋窝和锁骨上区,剂量为50Gy/28次。如果未行腋窝清扫,应照射Ⅰ组和Ⅱ组腋窝淋巴结。如果行腋窝清扫,可以避免照射腋窝。保乳手术后患者,建议对瘤床追加剂量10.8Gy/6次。如果行根治术,胸壁需要放疗,包括Ⅲ组腋窝淋巴结,如果行ALND,则要包括锁骨上区淋巴结。如果仅行SLN活检,Ⅰ、Ⅱ组腋窝淋巴结也需要照射。根治术后,应当重视整个腋窝淋巴结的病理情况,包括肿大的淋巴结、ECE、腋窝淋巴结清扫不足(少于6个淋巴结)或只行前哨淋巴结检查。胸壁或淋巴结区建议照射剂量为50.5Gy/28次,胸壁手术瘢痕建议追加剂量10~10.8Gy/5~6次。

编者注

Eleanor E. R. Harris

已有多个主要随机临床试验比较了保乳术和根治术的辅助化疗。只有几个小型的临床随机试验研究了NAC,且大多数的结果来自MD安德森癌症中心。但这些研究并没有提及放疗,通常切除术后是否行放疗由医生决定,或者在NSABP B18和B27号临床试验中禁止放疗。术后放疗适应证,尤其是根治术后,取决于化疗前病理分期。因为NAC后乳房肿瘤和腋窝淋巴结可能降期,所以究竟在哪些情况下需要放疗仍无明确答案。NAC 可提高手术切除的乳腺癌患者的保乳率，增强了该领域学者的兴趣和研究。随机研究显示，化疗时间和手术时机的选择对生存期无影响，且不管选择何种外科治疗，pCR 都是一个好的预后因素。

　　本例患者为 T2N1 期年轻女性，对 NAC 有良好的临床获益，可以选择保乳。事实上，这种方法更容易被患者接受。由于该患者临床表现阳性，且病理学证实其腋窝淋巴结阳性，可能需要行腋窝清扫。不管选择何种术式，乳房或胸壁和区域淋巴结均需要放疗，因为患者目前存在几个危险因素，包括化疗前腋窝淋巴结阳性、肿瘤较大、三阴的分子分型。

　　我推荐肿瘤切除术后照射乳房和区域淋巴结，常规剂量为 46~50Gy，每次 2Gy，假设剂量分布均匀（如果增量超过 7%，每次剂量应考虑为 1.8Gy），瘤床可追加 10~16Gy，整个瘤床总剂量为 60~66Gy。根据现有资料，我倾向于对本例年轻的三阴性乳腺癌患者应用总剂量为 66Gy。pCR 后理想的追加剂量尚无定论。尽管一些人忽视全乳照射后的追加剂量，考虑到患者的高风险组织学分级，我建议应该对瘤床追加剂量。

　　如果本例患者行根治术，尽管达到 pCR，我仍建议行术后胸壁放疗，根据患者化疗前的分期还需要行区域淋巴结放疗。尽管这种选择可能有争议，但本例为绝经前年轻女性，ⅡB 期三阴性乳腺癌，如果保乳术后忽视放疗，根治术后有较高的 LRR[21]。因为应用 NAC 后的治疗趋势尚无定论，pCR 对后续治疗的影响尚不能全面预测。因此，鉴于淋巴结阳性患者可以从 PMRT 中得到生存获益，建议行 PMRT。

参考文献

1. Cance WG, Carey LA, Calvo BF, et al. Long-term outcome of neoadjuvant therapy for locally advanced breast carcinoma: Effective clinical downstaging allows breast preservation and predicts outstanding local control and survival. *Ann Surg.* 2002;236(3):295–302. Discussion 302–303.

2. Fisher B, Brown A, Mamounas E, et al. Effect of preoperative chemotherapy on local-regional disease in women with operable breast cancer: Findings from National Surgical Adjuvant Breast and Bowel Project B-18. *J Clin Oncol.* 1997;15(7):2483–2493.

3. Peintinger F, Symmans WF, Gonzalez-Angulo AM, et al. The safety of breast-conserving surgery in patients who achieve a complete pathologic response after neoadjuvant chemotherapy. *Cancer.* 2006;107(6):1248–1254.

4. Chen AM, Meric-Bernstam F, Hunt KK, et al. Breast conservation after neoadjuvant chemotherapy: The MD Anderson Cancer Center experience. *J Clin Oncol.* 2004;22(12):2303–2312.

5. Boehmler JH 4th, Butler CE, Ensor J, Kronowitz SJ. Outcomes of various techniques of abdominal fascia closure after TRAM flap breast reconstruction. *Plast Reconstr Surg.* 2009;123(3):773–781.

6. Jackson WB, Goldson AL, Staud C. Postoperative irradiation following immediate breast reconstruction using a temporary tissue expander. *J Natl Med Assoc.* 1994;86(7):538–542.

7. Nguyen PL, Taghian AG, Katz MS, et al. Breast cancer subtype approximated by estrogen receptor, progesterone receptor, and HER-2 is associated with local and distant recurrence after breast-conserving therapy. *J Clin Oncol.* 2008;26(14):2373–2378.

8. Wolmark N, Wang J, Mamounas E, et al. Preoperative chemotherapy in patients with operable breast cancer: Nine-year results from National Surgical Adjuvant Breast and Bowel Project B-18. *J Natl Cancer Inst Monogr.* 2001;(30):96–102.

9. Voduc KD, Cheang MC, Tyldesley S, et al. Breast cancer subtypes and the risk of local and regional relapse. *J Clin Oncol.* 2010;28(10):1684–1691.

10. Millar EK, Graham PH, O'Toole Sa, et al. Prediction of local recurrence, distant metastases, and death after breast-conserving therapy in early-stage invasive breast cancer using a five-biomarker panel. *J Clin Oncol.* 2009;27(28):4701–4708.

11. Straver ME, Rutgers EJ, Rodenhuis S, et al. The relevance of breast cancer subtypes in the outcome of neoadjuvant chemotherapy. *Ann Surg Oncol.* 2010;17(9):2411–2418.

12. Rastogi P, Anderson SJ, Bear HD, et al. Preoperative chemotherapy: Updates of National Surgical Adjuvant Breast and Bowel Project Protocols B-18 and B-27. *J Clin Oncol.* 2008;26(5):778–785.

13. Neuman H, Carey LA, Ollila DW, et al. Axillary lymph node count is lower after neoadjuvant

chemotherapy. *Am J Surg*. 2006;191(6):827–829.

14. Boughey JC, Peintinger F, Meric-Bernstam F, et al. Impact of preoperative versus postoperative chemotherapy on the extent and number of surgical procedures in patients treated in randomized clinical trials for breast cancer. *Ann Surg*. 2006;244(3):464–470.

15. Huang EH, Tucker SL, Strom EA, et al. Postmastectomy radiation improves local-regional control and survival for selected patients with locally advanced breast cancer treated with neoadjuvant chemotherapy and mastectomy. *J Clin Oncol*. 2004;22(23):4691–4699.

16. Mamounas EP, Brown A, Anderson S, et al. Sentinel node biopsy after neoadjuvant chemotherapy in breast cancer: Results from National Surgical Adjuvant Breast and Bowel Project Protocol B-27. *J Clin Oncol*. 2005;23(12):2694–2702.

17. Le Scodan R, Selz J, Stevens D, et al. Radiotherapy for stage II and stage III breast cancer patients with negative lymph nodes after preoperative chemotherapy and mastectomy. *Intl J Radiat Oncol Biol Phys*. 2012;82(1):e1–e7.

18. Garg AK, Oh JL, Oswald MJ, et al. Effect of postmastectomy radiotherapy in patients <35 years old with stage II-III breast cancer treated with doxorubicin-based neoadjuvant chemotherapy and mastectomy. *Intl J Radiat Oncol Biol Phys*. 2007;69(5):1478–1483.

19. Huang EH, Tucker SL, Strom EA, et al. Predictors of locoregional recurrence in patients with locally advanced breast cancer treated with neoadjuvant chemotherapy, mastectomy, and radiotherapy. *Intl J Radiat Oncol Biol Phys*. 2005;62(2):351–357.

20. Giuliano AE, Hunt KK, Ballman KV, et al. Axillary dissection vs no axillary dissection in women with invasive breast cancer and sentinel node metastases: A randomized clinical trial. *JAMA*, 2011;305(6):569–575.

21. Abdulkarim BS, Cuartero J, Hanson J, et al. Increased risk of locoregional recurrence for women with T1-2N0 triple-negative cancer treated with modified radical mastectomy without adjuvant radiation therapy compared with breast conserving therapy. *J Clin Oncol*. 2011;29(21):2852–2858.

老年早期乳腺癌患者的治疗

临床问题

老年患者早期乳腺癌的理想治疗模式尚有争议。多数临床试验不包括 70 岁以上患者,因此,老年乳腺癌患者是否能从全身治疗和放射治疗中获益尚无定论。近期,随机临床试验研究了 70 岁以上的 T1N0 期 ER 阳性患者用/不用胸部放疗的差异,得出的结论是:放疗可以使局部复发率明显降低,但生存期无明显差异。流行病学研究显示,治疗不足的老年乳腺癌患者多数死于高危因素。老年乳腺癌患者虽然多数有并发症,但由于心理年龄和并发症的不同,她们也有可能接受标准治疗。

临床病例

72 岁老年患者,伴骨质疏松、高血脂、高血压,钼靶检查发现右乳内上象限有一处 8mm 高密度影,超声显示为低回声光团。查体可扪及 10mm 实性肿块,无腋窝腺病。穿刺活检显示 Ⅱ 级浸润性导管癌(invasive ductal carcinoma,IDC),免疫组化示 ER+(85%),PR+(15%),Her-2(2+),荧光原位杂交(fluorescent in situ hybridization,FISH)评分 1.5。对患者进行了肿块切除和前哨淋巴结活检。病理显示 9mm Ⅱ 级浸润性导管癌,伴淋巴管受浸润,肿瘤距离切缘最近距离为 1mm,两个前哨淋巴结中一个有一处 0.8mm 微转移病灶。Oncotype Dx 复发评分为 19 分。

治疗决策

- 患者需要进行腋窝清扫吗?需要扩大切除瘤床吗?
- 肿块切除术后需要放疗吗? 如果需要,如何选择剂量分割和照射区域?
- 需要全身治疗吗?如果需要,如何选择?

主要观点

Julia S. Wong

老年早期乳腺癌患者的保乳问题

保乳治疗时腋窝和切缘的治疗

对临床淋巴结阴性的具有侵袭性病灶的患者和需要腋窝手术评估的患者来说,前哨淋巴结活检是一种标准的治疗方法。直到最近,无论转移病灶是微转移,还是大肿块,只要前哨淋巴结活检为阳性的病灶均建议行完整的腋窝淋巴结清扫。一项荟萃分析研究了 8059 例患者,96%的患者成功行 SLN 检测,其中 42%的患者发现淋巴结受累;在前哨淋巴结阳性的患者中,53%的患者行腋窝清扫时发现了更多的阳性淋巴结[1]。关于患者要求行完整的腋窝淋巴结清扫一直以来是一个争议的话题。纪念斯隆-凯特琳诺模图用来评估 SLN 阳性的乳腺癌患者非前哨淋巴结转移的潜在危险,其中包括肿瘤的大体病理体积、肿瘤类型、细胞核分级、淋巴血管受累情况、肿瘤多灶性、雌激素受体状态、前哨淋巴结转移的检查方法、前哨淋巴结阳性数目和前哨淋巴结阴性数目[2]。一项回顾性研究组的接收操作特征（receiver operating characteristic，ROC）为0.76，前瞻性组为0.77。其他研究组用诺模图依据不同变异度，也得出了不同的可靠性结果[3,4]。

如果仅有SLN微转移，其对预后的影响，以及其如何影响治疗决策目前仍不清楚，尤其是因为发现SLN微转移的方法有多种。近年来，对于有SLN微转移（或更大）病灶的患者，推荐行腋窝清扫。ACOSOG Z0011前瞻性随机临床试验研究了T1~T2 N0、1~2个SLN阳性的患者，经过肿块切除和乳腺切线放疗，比较腋窝清扫和未行腋窝清扫的差异[5,6]。由于该研究患者获益缓慢且复发率低于预期，导致该研究提早中止，856例患者平均随访时间为6.3年。总局部复发率为3.4%，其中SLN活检组的只有1.8%，而腋窝清扫组的局部复发率为3.6%。腋窝清扫组中27%的患者在行完全清扫术时发现有其他阳性淋巴结。需要指出的是，本研究尚未提到放疗剂量和照射野边缘。有趣的是，扩大的切线野照射包括了腋窝Ⅰ~Ⅱ组淋巴结[7,8]，这有助于局部区域控制。

保乳手术的判断标准包括切缘阴性（如果从解剖学角度看，切缘仅局限于乳腺组织，不包括后面深部和表面/皮肤切缘）。在一些情况下，局部阳性切缘也可以接受，尤其是进行全身治疗时，因为局部复发率低（一项回顾性研究显示8年的局部复发率为7%）[9]。恰当的切缘定义因疾病程度、切除范围、患者年龄和距离肿瘤的距离而变化。美观要求也影响是否选择扩大切除。因此，肿瘤距离切缘很近（小于1~2mm）时应该根据患者的具体情况重新对保乳手术进行评估。值得一提的是，现在的一系列研究表明，保乳手术结合放疗可以达到很好的局部控制效果，这可能是先进的影像技术、对切缘的关注和全身治疗的应用造成的影响。一项包括793例保乳治疗患者的回顾性研究显示，中位随访70个月，5年累计局部复发率仅为

1.8%，同时进行分组研究分析受体状态，发现所有组的局部复发率都低于10%[10]。在这些患者中多数为切缘阴性并接受全身辅助治疗。

总之，ACOSOG临床试验提示局部复发率低，选择满足条件的患者不行腋窝清扫是合理的。本项临床试验排除了高风险患者，有高风险的患者需要行腋窝清扫。考虑该患者的年龄较大，肿瘤较小且ER阳性，这三个因素不属于高风险因素，故该患者可不行再次切除术。如果肿瘤距离切缘近，可以放弃扩大切除，尤其当患者准备接受放疗和（或）内分泌治疗时。如果大部分切缘距肿瘤较近，尤其有广泛导管内癌存在，推荐扩大切除。放疗科医生和外科医生应与病理科医生一起确认肿瘤和切缘的距离。

老年患者保乳手术后放疗的作用

肿块切除术后放疗可以降低2/3患者的局部复发率。选择不适合的患者行保乳手术不能使患者从放疗中获益。由于RT绝对获益只适合于少数局部复发风险很低的患者，所以一直让人们感兴趣的是老年患者是否可以忽视放疗？癌症和白血病研究小组B（CALGB）C9341号临床试验分析了636例70岁及以上的老年乳腺癌患者，临床分期为Ⅰ期，ER阳性，接受肿瘤切除术和他莫昔芬内分泌治疗后随机分成RT组和无RT组[11,12]。不需对患者的腋窝进行外科评估。切缘阴性被定义为无肿瘤残留，结果发现两组间无统计学差异。平均随访时间为10.5年，同侧乳腺无RT组复发率为8%，RT组复发率为2%。43%的患者死亡，其中只有7%的患者是死于乳腺癌。内分泌治疗的依从性是可变的，一些患者最终放弃治疗。长期生存的患者认为，降低局部复发是一个有意义的研究终点，即使不影响乳腺癌的特异性生存。需要指出的是，在决定患者是否行放疗时，应考虑到一些严重的放疗并发症[13]。放疗技术在近10~20年有所提高，尤其是减少了心脏和肺脏剂量，促进了同质化，减少了急性和长期放疗并发症。

在几项早期乳腺癌系列研究中,应用了超分割放疗,定义为每天每次剂量大于2Gy、降低总照射次数。来自加拿大的一项超分割放疗研究,采用的放疗模式为全乳照射42.5Gy/16次,没有追加剂量,10年随访与常规分割放疗相比,获得同样的局部控制和美容效果,为那些不考虑行放疗的患者提供了一个选择[14,15]。在这项研究中,患者为T1或T2期肿瘤,Ⅰ/Ⅱ组腋窝清扫阴性,切缘阴性(无浸润或导管内癌),乳房最大宽度为25cm以下。英国的START临床试验比较了分次剂量为0~5Gy,25次分割与几个超分割治疗方案(超分割39Gy/13次、41.6Gy/13次和42.9Gy/13次),结论是不管局部控制或晚期正常组织损伤都没有统计学差异[16,17]。

欧洲癌症研究和治疗组织(EORTC)一项随机研究分析了全乳腺放疗后瘤床追加剂量的影响[18,19]。超过5000例患者被随机分组,整个乳腺照射50Gy,比较有或无追加剂量16Gy的影响。尽管对瘤床追加剂量可以使局部控制获益,但就年龄而言,绝对获益是很少的。年龄超过60岁的患者局部瘤床不追加剂量,10年局部复发率为7.3%,而追加剂量的局部复发率为3.8%。亚组分析结果显示,10年局部复发率与切缘状态无关。多元分析显示,局部复发率高与组织高分级(使用追加剂量可减少复发)和年龄低有关(50岁以下)。

总之,根据CALGB临床试验,如果患者同意内分泌治疗,老年患者放弃放疗是合理的。这个试验不需要进行腋窝淋巴结手术分期,2/3患者未行腋窝清扫或SLN检测,因此,一些入组患者可能有腋窝淋巴结微转移。阳性的腋窝淋巴结有增加局部复发的风险,因此,考虑行乳腺放疗。如果不能行内分泌治疗,且肿瘤距离切缘近,应行全乳放疗,同时照射范围应包括低水平的腋窝淋巴结。放疗标准模式为45~50Gy,4~5周,用或不用追加剂量都可以。如果可以做到剂量分布均匀,那么全乳超分割放疗是一个很好的选择,具体为剂量42.56Gy,3周

内完成,无需追加剂量。

局部乳腺加速放疗的应用

局部乳腺加速放疗(accelerated partial breast irradiation,APBI)目前很受欢迎,也就是说,只治疗复发风险最高的区域,如肿块的残腔,因为其是复发的最常见部位,采取短期治疗(通常2次/天,一共4~5天),而非标准的多星期的外照射放疗。可以应用不同的技术,如腔隙治疗(文献记载随访时间最长,耗费人力最多)、球导管(如近距离放疗较腔隙放疗容易操作)、术中放疗(需要特殊的设备)或使用标准直线加速器进行的三维适形放疗(通常采用非共面照射)。根据每个中心的具体情况,上述治疗方法均可以选择。三维适形放疗技术的随访时间最短,数据有待于进一步完善。William Beaumont医院4年随访共94例三维适形放疗患者,局部复发率为1.1%,三级放疗毒性反应为4%(1例短暂乳房疼痛,3例纤维化),89%患者有良好或优秀的美容效果[20]。

关于APBI治疗的患者选择仍有争议,正在进行的(美国)国家乳腺和肠癌外科辅助治疗计划(NSABP)39号随机临床研究比较了APBI和全乳放疗,将会对这些争议有所帮助。AS-TRO也公布了一项公认的指南以决定哪一类患者可以用APBI安全治疗[21]。定义为三类:适用、慎用和不适用。不适用是指前哨淋巴结微转移,淋巴血管浸润(LVI),切缘不足2mm。后两个特征被认为慎用。欧洲近距离放疗组织和欧洲放射肿瘤学会(GEC-ESTRO)也公布了APBI适用指南[22],三种分类定义为低、中、高风险。该患者有2个中危特征(切缘小于2mm,pN_1淋巴结)和1个高危特征(LVI)。

总之,APBI正被广泛应用于早期乳腺癌。标准使用有待于进一步长期随访资料的结果,尤其是对老年患者,因为她们更关注治疗的时间长度和毒性反应。直至可以得到更成熟的可利用随机资料,发布APBI应用指南,如AS-

TRO 公认的指南。该患者不符合 ASTRO 标准的适应证,因此不建议行 APBI。

Ⅰ~Ⅱ期老年乳腺癌患者的全身辅助治疗

激素敏感的乳腺癌患者可以选择内分泌治疗,但她们从化疗中获益相对较低,尤其考虑到化疗和内分泌治疗的不同毒性,以及老年患者所关注的多种并发症的问题,内分泌治疗是主要的全身治疗方法。基因检测(Oncotype DX 和 MammaPrint)允许临床医生针对不同患者在内分泌治疗时联合化疗使患者获益。Oncotype DX 检测包括 21 基因检测,在石蜡包埋的组织上进行,并进行复发评分(低、中、高),其与 10 年复发风险相关,对于 ER 阳性、淋巴结阴性患者可以使用他莫昔芬 5 年。这种检测可以预测预后[23,24]。复发评分低的患者很难从化疗中获益,评分高者从化疗中获益较多。这种检测不仅用于腋窝淋巴结阴性患者,还有数据支持其用于腋窝淋巴结阳性的患者[25]。MammaPrint 检测使用 70 基因检测,可以独立预测疾病疗效和生存期[26],但需要用新鲜的冷冻组织而使其临床应用受到限制。

70 岁及以上的老年患者服用他莫昔芬可以降低大约 50% 的复发率[27]。芳香化酶抑制剂(aromatase inhibitors,AI)可以作为一种替代或者序贯联合用药。若干项试验,包括 ATAC、BIG1-98、IES 和 MA-17,用于评估他莫昔芬和 AI[28-33]。目前还没有公认的最佳的内分泌治疗方案,但是许多方案不管是在他莫昔芬治疗后还是单独行内分泌治疗时,倾向于选择 AI。他莫昔芬和 AI 用于乳腺癌内分泌治疗时,应考虑到它们的药物毒性。

总之,该患者是 ER 强阳性的Ⅰ期乳腺癌患者,只行内分泌治疗,不行化疗是适合的。如果考虑化疗,应根据 Oncotype DX 检测以明确应用他莫昔芬的 10 年远期转移的风险。根据风险分类,临床医生可以获得内分泌治疗加用化疗的风险和获益。本例患者有骨关节炎,考虑其严重的关节症状和其他并发症,肿瘤医生认为他莫昔芬治疗更适合。这个年龄段患者的依从性将是个挑战。

学术评论

Eleanor E. R. Harris

对于老年的定义是有争议的,不仅指基于时间顺序的年龄。一些临床试验根据需要把老年分为互不相关的适用标准,而且经常使用特殊的年龄分段,虽然有些武断,但在实践中常被采用。心理年龄、并发症、一般状况、患者的意愿和预期寿命是非常重要的决策参数。然而,这些因素在临床试验中很少能作为一个入选标准。许多早期乳腺癌的随机试验有一定的年龄限制,特别是对于全身治疗问题,从而导致老年群体的研究相对贫乏。似乎还存在着临床医生的偏见,特别是考虑到并发症时,认为老年患者不能像年轻患者那样耐受标准治疗[33,34]。其实健康的老年患者也能接受标准治疗,身体状态良好的患者也能耐受标准乳腺放疗[13,34]。然而据报道,普通人群坚持 5 年内分泌治疗的完成率较低(相对于随机试验)。其中,1/4 的患者行内分泌治疗不到 1 年,4 年时,只有 50% 的患者在坚持治疗[35]。有关研究表明,乳腺癌老年患者如果不治疗,有较高的死亡率[36]。

乳腺癌老年患者如何选择合适的治疗是重要且复杂的问题。尽管 Hughes 报道了给予 70 岁以上老年患者他莫昔芬治疗以外的放疗,无生存获益,也就是没有表现出差异[12]。这项研究最具说服力的数据是局部区域复发的时间。局部复发的终点是放疗后 8 年获得令人满意的显著获益,放疗局部复发率从 9% 降到 2%($P=0.015$)。这种结论依赖于完整的 5 年内分泌治疗,局部控制的获益对患者和医生都具有临床意义。

有部分并发症、身体状况好的老年性乳腺癌患者,其治疗与低风险的保乳手术患者相同。

但也应该考虑到并不是所有老年患者都有低风险疾病。避免因年龄因素放弃标准治疗,从而影响局部区域复发和生存期。如果患者能够耐受标准放疗和全身治疗,应该考虑给予标准治疗。

社区医生评论

Gray B. Swor

本病例为 72 岁女性患者,pT1bN1(mic)M0,中分化浸润性导管癌,ER 阳性,PR 阳性,FISH 检测 HER-2 阴性。手术治疗主要问题是切缘近和腋窝淋巴结分期。病理显示她有 1mm 的手术切缘距离,技术上为阴性切缘。对于切缘阴性目前没有达成一致的定义,但多数试验的定义是指手术切缘无肿瘤残留。成功的 BCT 是切缘阴性且获得满意的美容效果。我认为这例患者不需要再一次切除,如果担心切缘近,切缘可以额外追加放疗剂量。

关于腋窝淋巴结分期的问题,虽然 SLN 小病灶的治疗仍存在争议,但是 SLN 阳性患者行 ALND 已经是标准疗法。根据 ACOSOG Z0011 3 期临床试验,T1 和 T2 乳腺癌行前哨淋巴结切除的患者与 SLN 阳性行完整 AL-ND 患者的总生存期或无病生存期无明显差异,两组腋窝复发率也相似。因此我认为,如果她经历乳腺和 Ⅰ、Ⅱ 组腋窝放疗,可以不用行 ALND。不行 ALND 可以降低腋窝手术的潜在危险,如术后血肿形成、手臂和胸部的淋巴水肿、感觉异常和腋下麻木。

该患者的治疗是有争议的。即使她患有中分化肿瘤,而且 ER 强阳性,她也有 SLN 阳性,基因检测为低/中度风险,复发评分为 19,全身复发风险为 12%。我认为应该考虑化疗,可以用环磷酰胺、氨甲蝶呤和 5-FU(CMF)方案,尽量减少毒性反应。应用辅助化疗的预期生存获益估计为 5%~7%。推荐使用 5 年的 AI 抗雌激素治疗,但如果有禁忌证,如严重的骨质疏松,这种情况推荐使用他莫昔芬。

老年乳腺癌患者推荐使用肿块切除+放疗的治疗模式,目前仍有争议。一些学者得出结论,ER 阳性患者接受抗雌激素治疗,不应用放疗,因为无生存期获益,局部控制改善也很少。本例患者肿块切除后建议放疗。因为其有几个中危风险因素,包括 SLN 阳性、中级别肿瘤、外科切缘近、淋巴血管浸润。放射治疗包括全乳照射+Ⅰ、Ⅱ 组腋窝淋巴结照射。如果行 AL-ND,不用照射腋窝区域。如果患者切缘足够,患 N0 期低级别肿瘤,且应用抗雌激素治疗,可以不用放疗,不过一些大型研究表明,70 岁以上老年患者应用放疗可以降低局部复发。

该患者询问了关于使用部分乳腺加速放疗的问题。这需基于 ASTRO 发布的 APBI 指南谨慎选择。由于该患者的淋巴结阳性,其不适合部分乳腺加速放疗,即使患者 SLN 阴性,也要慎重选择,因为其手术切缘小于 2mm,且有局部淋巴血管浸润。

尽管患者 72 岁,但她身体状况良好。患者是否耐受放疗是制订治疗方案的考虑因素,但没有证据显示老年患者会出现更多的并发症。回顾 2010 年的资料,本例患者的预期寿命大约是 87 岁,因此应避免治疗不足。

编者注

Eleanor E. R. Harris

虽然放疗可得到局部区域控制获益,但 CALGB 9343 临床试验结果被认为不具临床意义。这成为年龄大于 70 岁的 T1N0,ER 阳性乳腺癌患者局部肿块切除术后进行观察的依据。这项研究有临床上的不足,如样本量少和缺乏内分泌治疗的耐受度和顺从性数据等。其他几项研究发现了一些 AI 顺从性问题,尤其是治疗前老年患者已经存在肌肉和骨骼并发症。如果存在死亡的高风险因素,提示老年患者若不行放疗会导致治疗不足。该类患者可以选择超分割放疗,或者满足 APBI ASTRO 适应证的标准,使放疗方便易行,并降低毒性。近期的报道显示, 在 2004 年 C9343 临床试验结果公布后,临床治疗方案变化很小。考虑到患者的一般状态、并发症和患者自己的选择一致推荐个体化的乳房放疗。我个人认为,尽管 C9343 试验中的患者满足入组标准,其结果仍需要讨论,但多数仍支持合理的放疗。

1994—1999 年的 C9343 临床试验定义切缘阴性为无肿瘤残留,认为如果患者腋窝淋巴结阴性,不需要腋窝清扫;超过 1/3 患者未行腋窝淋巴结清扫,这项研究早于前哨淋巴结活检的时期。因此,那个时期患者行腋窝淋巴结清扫术还不能发现微转移。因此,入组的部分患者不能被查到有淋巴结微转移,如有微转移仍被认为是 N0,随机不行放疗是合理的。随后的 ACOSOG Z001 号临床试验表明, 有 1 或 2 个阳性淋巴结的患者行肿块切除+乳腺放疗,不能从全腋窝清扫中获益。

鉴于这些考虑,有并发症的早期 70 岁以上老年患者,我不推荐全腋窝清扫。该患者切缘近,但是满足了 C9343 和 NSABP 研究阴性切缘定义。一系列研究结果显示,残存病灶再次切除风险低。我个人认为,应该由病理科医生来确定病灶中心和切缘的距离,但是不推荐再次切除。我建议肿块切除术后放疗。该患者适合行全乳腺超分割放疗(如 42.56Gy/16 次),或选择 APBI。我更倾向于前者,但鉴于患者病灶为 N1mic,如果患者强烈要求和(或)有条件行 APBI,行 APBI 患者会感觉舒适。我将和患者商量, 她属于 ASTRO 指南中不适合 APBI 的分型,但该患者病理学上为 N1mic,可以行 APBI,尽管 ASTRO 指南并不是只建立在淋巴结微转移的分类上的。如果患者愿意,也可以行全乳常规分割放疗, 不过加拿大和 START 临床试验表明患者并不能从更长期的治疗中获益。不管采用哪种分割方式,我不选择瘤床追加剂量,鉴于 EORTC 追加剂量试验结果显示,对 60 岁以上患者,额外追加剂量几乎无获益,但会增加纤维化。建议患者选用 5 年的 AI 治疗,如果无法耐受 AI,可以考虑 5 年他莫昔芬替代。

(王利利 周菊英 译)

参考文献

1. Kim T, Giuliano RE, Lyman GH. Lymphatic mapping and sentinel node biopsy in early-stage breast carcinoma: A metaanalysis. *Cancer.* 2006 Jan 1;106(1):4–16.
2. Van Zee K, Manasseh DM, Bevilacqua JL, et al. A nomogram for predicting the likelihood of additional nodal metastases in breast cancer patients with a positive sentinel node biopsy. *Ann Surg Oncol.* 2003 Dec;10(10):1140–1151.
3. Cserni G. Comparison of different validation studies on the use of the Memorial Sloan-Kettering Cancer Center nomogram predicting nonsentinel node involvement in sentinel node-positive breast cancer patients. *Am J Surg.* 2007;194:699–700.
4. Klar M, Jochmann A, Foeldi M, et al. The MSKCC nomogram for prediction the likelihood of non-sentinel node involvement in a German breast cancer population. *Breast Cancer Res Treat.* 2008 Dec;112(3):523–531.
5. Giuliano AE, McCall L, Beitsch P, et al. Locoregional recurrence after sentinel lymph node dissection with or without axillary dissection in patients with sentinel lymph node metastases. The American College of Surgeons Oncology Group Z0011 randomized trial. *Ann Surg.* 2010;252:426–433.
6. Giuliano AE, Hunt KK, Ballman KV, et al. Axillary dissection vs. no axillary dissection in women with invasive breast cancer and sentinel node metastasis. *JAMA.* 2011;305(6):569–575.
7. Schlembach PJ, Buchholz TA, Ross MI, et al. Relationship of sentinel and axillary level I-II lymph nodes to tangential fields used in breast irradiation. *Int J Radiat Oncol Biol Phys.* 2001;51:671–678.
8. Aristei C, Chionne F, Marsella AR, et al. Evaluation of level I and II axillary nodes included in the standard breast tangential fields and calculation of the administered dose: Results of a prospective study. *Int J Radiat Oncol Biol Phys.* 2001;51:69–73.
9. Park CC, Mitsumori M, Nixon A, et al. Outcome at 8 years after breast-conserving surgery

and radiation therapy for invasive breast cancer: Influence of margin status and systemic therapy on local recurrence. *J Clin Oncol.* 2000;18:1668–1675.

10. Peintinger F, Symmans WF, Gonzalez-Angulo AM, et al. The safety of breast-conserving surgery in patients who achieve a complete pathologic response after neoadjuvant chemotherapy. *Cancer.* 2006;107(6):1248–1254.

11. Hughes KS, Schnaper LA, Berry D, et al. Lumpectomy plus tamoxifen with or without irradiation in women 70 years of age or older with early breast cancer. *N Engl J Med.* 2004 Sep 2;351(10):971–977.

12. Hughes KS, Schnaper LA, Cirrincione C, et al. Lumpectomy plus tamoxifen with or without irradiation in women age 70 or older with early breast cancer. *J Clin Oncol.* 2010;28:15s (Abstr 507).

13. Harris EE, Hwang WT, Urtishak SL, et al. The impact of comorbidities on outcomes for elderly women treated with breast-conservation treatment for early-stage breast cancer. *Int J Radiat Oncol Biol Phys.* 2008 Apr 1;70(5):1453–1459.

14. Whelan T, MacKenzie R, Julian J, et al. Randomized trial of breast irradiation schedules after lumpectomy for women with lymph node-negative breast cancer. *J Natl Cancer Inst.* 2002 Aug 7;94(15):1143–1150.

15. Whelan TJ, Pignol JP, Levine MN, et al. Long-term results of hypofractionated radiation therapy for breast cancer. *N Engl J Med.* 2010 Feb 11;362(6):513–520.

16. Owen JR, Ashton J, Bliss JM, et al. Effect of radiotherapy fraction size on tumor control in patients with early-stage breast cancer after local tumor excision: Long-term results of a randomized trial. *Lancet Oncol.* 2006;7:467–471.

17. START Trialist's Group. The UK Standardisation of Breast Radiotherapy (START) Trial A of radiotherapy hypofractionation for treatment of early breast cancer: A randomized trial. *Lancet Oncol.* 2008;9:331–341.

18. Bartelink H, Horiot JC, Poortmans PM, et al. Impact of a higher radiation dose on local control and survival in breast-conserving therapy of early breast cancer: 10-year results of the randomized boost versus no boost EORTC 22881-10882 trial. *J Clin Oncol.* 2007 Aug 1;25(22):3259–3265.

19. Jones HA, Antonini N, Hart AA, et al. Impact of pathological characteristics on local relapse after breast-conserving therapy: A subgroup analysis of the EORTC boost versus no boost trial. *J Clin Oncol.* 2009 Oct 20;27(30):4939–4947.

20. Chen PY, Wallace M, Mitchell C, et al. Four-year efficacy, cosmesis, and toxicity using three-dimensional conformal external beam radiation therapy to deliver accelerated partial breast irradiation. *Intl J Radiat Oncol Biol Phys.* 2010 Mar 15;76(4):991–997.

21. Smith BD, Arthur DW, Buchholz TA, et al. Accelerated partial breast irradiation consensus statement from the American Society for Radiation Oncology (ASTRO). *Intl J Radiat Oncol Biol Phys.* 2009 Jul 15;74(4):987–1001.

22. Polgár C, Van Limbergen E, Pötter R, et al. Patient selection for accelerated partial-breast irradiation (APBI) after breast-conserving surgery: Recommendations of the Groupe Européen de Curiethérapie-European Society for Therapeutic Radiology and Oncology (GEC-ESTRO) breast cancer working group based on clinical evidence (2009). *Radiother Oncol.* 2010 Mar;94(3):264–273.

23. Paik S, Shak S, Tang G, et al. A multigene assay to predict recurrence in tamoxifen-treated, node-negative breast cancer. *N Engl J Med.* 2004 Dec 30;351(27):2817–2826.

24. Paik S, Tang G, Shak S, et al. Gene expression and benefit of chemotherapy in women with node-negative, estrogen receptor-positive breast cancer. *J Clin Oncol.* 2006 Aug 10;24(23):3726–3734.

25. Albain K, Barlow W, Shak S, et al. Prognostic and predictive value of the 21-gene recurrence score assay in postmenopausal, node-positive, ER-positive breast cancer (S8814, INT0100). *Breast Cancer Res Treat* 2007;106(Suppl 1): #10.

26. van de Vijver MJ, He YD, van't Veer LJ, et al. A gene expression signature as a predictor of survival in breast cancer. *N Engl J Med.* 2002 Dec 19;347(25):1999–2009.

27. Early Breast Cancer Trialists' Collaborative Group. Effects of chemotherapy and hormonal therapy for early breast cancer on recurrence and 15-year survival: An overview of the randomised trials. *Lancet.* 2005;365(9472):1687–1717.

28. Arimidex, Tamoxifen, Alone or in Combination (ATAC) Trialists' Group, Forbes JF, Cuzick J, et al. Effect of anastrozole and tamoxifen as adjuvant treatment for early-stage breast cancer: 100 month analysis of the ATAC trial. *Lancet Oncol.* 2008;9(1):45–53.

29. Coates AS, Keshaviah A, Thürlimann B, et al. Five years of letrozole compared with tamoxifen as initial adjuvant therapy for postmenopausal women with endocrine-responsive early breast cancer: Update of study BIG 1-98. *J Clin Oncol.* 2007;25(5):486–492.

30. Coombes RC, Hall E, Gibson LJ, et al. A ran-

domized trial of exemestane after two to three years of tamoxifen therapy in postmenopausal women with primary breast cancer. *N Engl J Med.* 2004;350(11):1081–1092.

31. Coombes RC, Kilburn LS, Snowdon CF, et al. Survival and safety of exemestane versus tamoxifen after 2-3 years' tamoxifen treatment (Intergroup Exemestane Study): A randomised controlled trial. *Lancet.* 2007;369(9561):559–570.

32. Goss PE, Ingle JN, Martino S, et al. Randomized trial of letrozole following tamoxifen as extended adjuvant therapy in receptor-positive breast cancer: Updated findings from NCIC CTG MA.17. *J Natl Cancer Inst.* 2005;97(17):1262–1271.

33. Ingle JN, Tu D, Pater JL, et al. Duration of letrozole treatment and outcomes in the placebo-controlled NCIC CTG MA.17 extended adjuvant therapy trial. *Breast Cancer Res Treat.* 2006;99(3):295–300.

34. Smith BD, Gross CP, Smith GL, et al. Effectiveness of radiation therapy for older women with early breast cancer. *J Natl Cancer Inst.* 2006;98(10): 681–690.

35. Lin NU, Winer EP. Advances in adjuvant endocrine therapy for postmenopausal women. *J Clin Oncol.* 2008;26(5):798–805.

36. Dragun AE, Huang B, Tucker TC, Spanos WJ. Disparities in the application of adjuvant radiotherapy after breast-conserving surgery for early stage breast cancer: Impact on overall survival. *Cancer.* 2011;117(12):2590–2598.

第 **3** 章

■ 胃肠道肿瘤 ■

Joseph M. Herman

■ 病例 1 ■

胰腺癌

临床问题

胰腺癌术后的患者存在局部复发和全身转移的风险。很明显，辅助化疗比单纯手术治疗获益更多，但关于辅助放射治疗（RT）的作用和时机，一直存在争议。按照 RTOG 9704 研究[1,2]，在美国和欧洲的某些地区，如果患者接受镜下残留切除术（R1）或肉眼残留切除术（R2），他们要么术后尽早开始放化疗（CRT）或者 1 或 2 个周期化疗后的 CRT。当切缘为阴性，患者在接受 2~6 个周期的化疗之后行 CRT。在欧洲，CRT 要么延迟到 2~6 个周期的化疗后，要么不做。

临床病例

一位 75 岁的白人男性，有前列腺癌病史，既往曾行前列腺癌根治术，目前有无痛性黄疸、尿色深、陶土色大便、上腹部疼痛，在过去 3 个月内体重下降 15 磅（1 磅 ≈ 0.45kg）。他在急诊室检查发现，直接胆红素为 10 mg/dL，并且肝功能试验升高。腹部超声显示胆管扩张，静脉输灌注/口服对比剂胸腹部 CT 扫描发现胰头上一处 3.0cm 病变，但没有静脉或动脉受累的证据（图 3.1.1A，B），CA 19-9 检查为 121U/mL。为了进行比较，应参见因为动脉被肿瘤包绕而无法切除的胰腺癌的影像（图 3.1.2A，B）。经过多学科评价之后，建议该患者

接受手术切除治疗。他接受了胰十二指肠切除术，最终病理发现一处 3.5cm 的胰头癌，1/22 淋巴结阳性，肠系膜上动脉（SMA）显微镜下切缘阳性（R1），并有神经周和血管周受累（图 3.1.3 和图 3.1.4）。术后 5 周复查，CT 扫描显示无复发的证据，复查 CA 19-9 为 39U/mL。患者手术切口愈合良好，KPS 评分为 90。

治疗决策

- 什么是胰腺癌常见的预后因素？ 淋巴结阳性率及术后 CA 19-9 水平的意义是什么？
- 患者是否应该接受吉西他滨或 5-氟尿嘧啶（5-FU）为基础的辅助 CRT？
- 在辅助治疗中什么剂量的化疗和放疗方案是最优的？
- 是否有任何新的化疗和（或）靶向治疗的方案？
- 如果病理报告证实为 R0 切除，辅助放疗是否仍是必要的？
- 如果决定使用辅助 CRT，它和化疗的时间关系该如何确定？
- 什么是放疗的剂量限制结构以及调强放疗（IMRT）在其中的作用是什么？
- 是否有任何既定的生物标志物来预测哪些患者可以从化疗而不是 CRT 的辅助治疗中获益？
- 哪些患者应该接受新辅助化疗而不是直接手术？

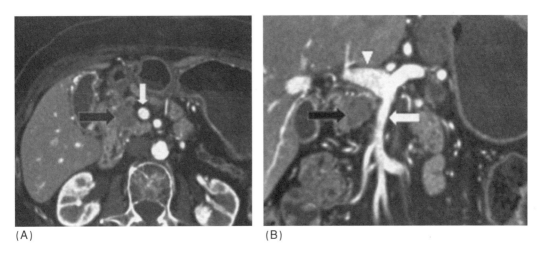

图 3.1.1 胰腺 CT 扫描显示一处依据 NCCN 指南可切除的肿瘤。

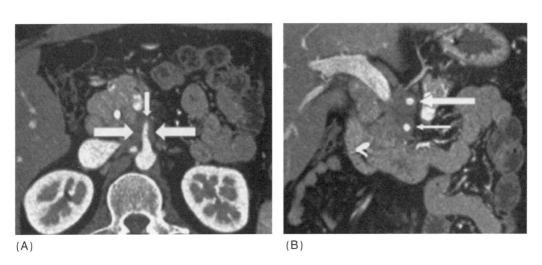

图 3.1.2 胰腺 CT 扫描显示一处依据 NCCN 指南不可切除的肿瘤。

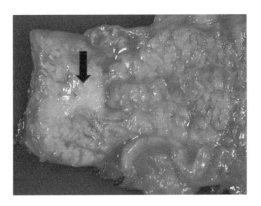

图 3.1.3 大体照片显示胰腺肿瘤阻塞胰管。(Compliments of Ralph Hruban.)

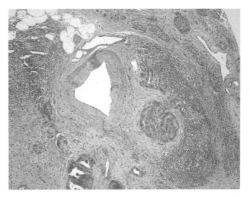

图 3.1.4 胰腺腺癌的组织切片可见不规则恶性腺体伴神经周浸润的典型外观。(Compliments of Ralph Hruban.)

主要观点

Joseph M. Herman

什么是胰腺癌常见的预后因素？它们如何影响治疗决策？

已发表的辅助判断胰腺癌预后的主要因素包括切缘状态（R0 比 R1/R2）、肿瘤分期（T3/T4）、病理分级（1 或 2 比 3）、CA 19-9 水平（高于 90U/mL）、淋巴结状态（阳性与阴性）、阳性淋巴结数目、切除淋巴结数目、阳性淋巴结与切除淋巴结数目的百分比、神经/血管周围浸润，以及胰腺癌家族史[3-5]。这些研究建议，患者有任何高危预后因素，都应该接受辅助治疗。如果术后肿瘤被评估为局限的（明确的 R1/R2 病变），应该提前行 CRT。术后较高的 CA 19-9 水平（高于 90U/mL）与肿瘤预后差相关，并提示有肿瘤残留[6]。如果患者 R0 切除后 CA 19-9 升高，则瘤床外可能有转移病灶。因此，这些患者最好先接受化疗然后行 CRT。列线图正在研发中，以便有助于确定哪些患者有局部或全身复发风险[7,8]。

患者是否应该接受吉西他滨或 5-FU 为基础的辅助化疗和放疗？什么剂量的化疗是最优的？是否有任何新的化疗和（或）靶向治疗方法？

以 5-FU 为基础的 CRT 的临床获益最早见于胃肠道肿瘤研究组（GITSG）进行的小样本随机研究[9]，随后获得了欧洲癌症治疗研究组织（EORTC）临床研究和回顾性分析的数据支持[10-14]。然而，化疗与 CRT 的比较性获益受到了欧洲胰腺癌研究组织（ESPAC）的 1 项 Ⅰ 期临床研究的挑战，他们得出的结论是 CRT 带来了更差的生存预期[15]。但是，这项研究因缺乏标准化流程而受到批评。例如，患者除了

按研究流程随机分配到主治医生确定的方案之外，还允许存在既往的"背景"治疗。该研究的 2×2 的结构设计，其目的是为了在单一研究框架内同时分析两个独立的影响因素，这是不适合解释这个研究结果的，因为首次治疗可能影响到二次治疗。此外，在这项研究中有较多的患者依从性较差，只有 70% 的患者随机接受规定处方剂量的 CRT 治疗（50% 的不依从性是由于患者决定不接受既定方案的治疗），只有 50% 的患者随机接受全程化疗（33% 的不依从性原因是患者决定不接受既定的治疗）。与以前的研究一样，研究仍然采用分割治疗的方案；然而，该研究缺乏放疗的质量保证，因为照射野范围没有得到多中心评估确认。最后，这项研究是没有任何意义的，CRT 组患者在放疗期间仅仅接受了 2 个周期 5-FU 化疗，在化疗之后行 CRT 组接受了超过 6 个周期的 5-FU 化疗。尽管存在这些不足之处，ESPAC-1 研究突出了 5-FU 辅助化疗的重要获益。

欧洲的 CONKO-1 研究和 ESPAC-3 研究都报道了对比单纯观察的保守治疗，5-FU 或吉西他滨改善了总生存率和无病生存率[16,17]。尽管显示吉西他滨在以 5-FU 为基础的 CRT 使用前后都有早期获益，进一步的随访发现 RTOG 9704 的研究结果不再有显著的差异[1,2]。到目前为止，肿瘤完全切除患者的最佳辅助治疗的标准方案尚未确定。同样，对他们来说，如果不适合做放疗，最佳化疗方案仍然是值得商榷的。6 个月的 5-FU 方案化疗已被相关研究证明其疗效等同于吉西他滨；然而，这些研究使用的是 5-FU 静脉团注，这种方案在美国很少使用。他们认为标准方案是 5-FU 持续静脉泵入联合放疗，尽管这需要静脉泵和输液港。放疗同时口服卡培他滨和静脉注射 5-FU 已显示出一定的可比性，但都没有确定用作 6 个月辅助治疗的标准方案。因此，如果不适合做放疗，多数患者接受吉西他滨单药 6 个月的治疗。化疗与放疗的最佳剂量尚不明确。全剂量的吉西他

滨联合降低剂量的放疗(36Gy)[18,19]或全剂量适形放疗(50~54Gy)[20,21]已被证明是可耐受的,并且具有类似的生存获益。每周两次低剂量[22]或低毒剂量的吉西他滨(300~600mg/m²)也是可以接受的选择[23]。例如,患者在ESPAC-3研究中接受的是5-FU加甲酰四氢叶酸方案的化疗(亚叶酸,20mg/m²,静脉推注,然后用5-FU 425mg/m²静脉推注1~5天,每28天为一周期)[17]。在辅助治疗中值得注意的靶向治疗,包括使用厄洛替尼加[24]或不加[25]放疗。这个组合的疗效目前正在进行RTOG/多中心评估。同时其他药物也正在考虑中,这些研究规模较小,而且有效数据有限。

如果决定要使用辅助放疗,相对于化疗它的时间该如何确定?

尽管我们尽最大努力改善系统治疗并优化整合各种胰腺癌的辅助治疗方案,但70%以上胰腺癌患者发展至全身转移是治疗失败的主要模式。国际上的趋势是推迟放疗直到化疗的"足够"疗程之后,以防范肿瘤的全身扩散。因此,只有那些接受了4~6个月全身治疗并且无病生存的患者才有机会接受CRT。在一项由Desai等完成的研究中,患者接受4个周期的吉西他滨与顺铂或卡培他滨的联合化疗,之后是卡培他滨联合适形放疗的治疗方案。令人印象深刻的是,43例接受治疗患者的中位生存期为45.9个月[21]。另一项由Van Laethem等完成的研究评估了吉西他滨单药辅助化疗与单纯胰腺癌根治性切除术后辅助以吉西他滨为基础的同期放化疗的疗效(E-ORTC-40013-22012/FFCD-9203/GERCOR 2期临床研究)[23]。加入CRT相对吉西他滨单药化疗改善了局部控制,但生存无改善。单纯化疗随后CRT的方法在进行一项国际多中心的3期临床研究,患者接受吉西他滨和厄洛替尼联合化疗后行卡培他滨为基础的CRT。虽然以这种方式整合放疗也许对于R0切除的患者是足够的,但问题在于,单纯全身治疗是否能最佳预防局部复发,尤其对于R1切除的患者。

目前也探讨了作为辅助治疗转移性胰腺癌的其他组合化疗方案。例如,Abraxane是紫杉醇的纳米清蛋白结合形式(纳米清蛋白-紫杉醇)。一项临床1/2期研究最近报道联合应用Abraxane与吉西他滨治疗转移性胰腺癌。Von Hoff等报道了可喜的研究结果,中位总生存期(OS)为12个月,客观反应率为48%,无进展生存期(PFS)为7.9个月[26]。MPACT 3期临床研究对比了吉西他滨和Abraxane联用和吉西他滨单药,得到的结果是,由于Abraxane的加入获得了2个月的生存获益。Conroy等完成的随机3期研究同样得到了很好的结果,他们比较了FOLFIRINOX(5-FU、亚叶酸钙、伊立替康和奥沙利铂)与吉西他滨单药在转移性胰腺癌治疗中的作用。FORFIRINOX改善了中位总生存期(11.1个月比6.8个月,HR 0.57,P<0.001)、客观缓解率(31.6%比9.4%,P<0.001)和无进展生存期(6.4个月比3.3个月;HR 0.47,P<0.001)。重要的是,FOLFIRINOX方案相关毒性并不显著。3~4级中性粒细胞减少(45.7%比21%,P<0.001)和发热性中性粒细胞减少(5.4%比1.2%,P=0.03),在联合治疗组更频繁,需要应用粒细胞集落刺激因子(G-CSF)之比为42.5%比5.3%(P<0.001)。尽管有这些不良反应,患者生活质量的报告仍显示FOLFIRINOX组较吉西他滨单药有所改善。FOLFIRINOX仍然是具有显著剂量限制性毒性的积极的治疗方案。因此,联合FOLFIRINOX与标准放疗或新的药物是具有挑战性的。替代方案,如免疫治疗,由于其有利于减轻毒性反应可能会更容易与FOLFIRINOX和(或)放疗联合[27]。试图减轻毒性反应和增加FOLFIRONOX单方案的作用,研究人员正在探索分次立体定向放射治疗(SBRT),与标准的放化疗相对比。

如果病理报告证实为 R0 切除,是否仍需要辅助放疗?

最有可能从辅助放疗中受益的是接受 R0 切除,并完成足够辅助化疗的患者。不幸的是,R1 切除患者的比例仍然很高,即便是在最近的报道中也是如此(19%~45%)[1,10]。R1 切除后加或者不加辅助治疗的患者对比 R0 切除的患者,中位生存期要短(8~18 个月比 20~25 个月)。因此当务之急是,外科医生和多学科团队依靠提高 CT / MRI 成像和功能成像(PET/CT)技术正确地选择哪些患者应该接受新辅助治疗,而非前期手术[28]。

大部分手术后的胰腺癌患者死于肝脏转移(70%)。然而,局部和区域复发也可能是致命原因。高达 40%的 R0 切除患者仍会发生局部复发。除了瘤床以外,区域淋巴结的复发也使患者置于危险的境地,它可以使腹膜呈现结核样的结节,并导致恶性腹水。放疗的作用被认为主要是防止后腹膜区域(还有就是肠系膜上动脉区域)的复发。可是,我们假设局部淋巴结区域照射也可以改善整体的治疗效果的话,这个结论也很难得到证实[29]。但是我们可以推断,对于可切除的或者临界可切除的肿瘤进行新辅助治疗,术前同期 CRT 可以改善切缘和淋巴结阴性的切除[30]。因此,即使是 R0 切除,仍然应该考虑放疗,特别是当患者有其他高风险因素时。

辅助放疗的剂量限制结构是什么以及 IMRT 有什么作用?

选择性淋巴结照射(ENI)是常用的辅助治疗方案,但对于不能切除、行新辅助治疗或临界可切除的病例来说是存在争议的[31]。适形放疗、IMRT,以及呼吸暂停/门控技术可以通过降低危及器官(OAR)的剂量从而改善计划靶区(PTV)的适形度[32,33]。OAR 包括肾脏、肝脏、小肠和脊髓。如果对临床靶区(CTV)和 PTV 做小

范围外扩,对呼吸运动和摆位误差应进行评估,或参照 AAPM 工作组指南第 76 条(例如,主动呼吸控制,4D-CT 扫描)[34]。一般情况下,如果适形放疗不能满足正常组织的剂量限制,就应该使用 IMRT,照射总剂量要大于 54 Gy 和(或)全剂量吉西他滨化疗同步放疗。否则,三维适形放疗应该被认为是标准治疗方案。

是否有任何确定的成像模式或生物标志物来预测哪些患者可从化疗与 CRT 中获益?

现在以及将来不断发展的放疗策略有可能对 R0 切除以及真正有效的全身治疗带来巨大的影响,从而使患者获益。我们需要经常整合新的功能成像技术(例如,PET),它可以被用来更好地对患者进行分期,辅助制订治疗计划,并评估治疗反应[35-37]。为了更多地了解这种疾病的自然病程,当务之急是我们要研究新型血液、尿液和粪便的生物标志物和术前活检技术(DPC4),以更好地进行个体化治疗,而不是仅仅依靠目前常规的分期方法(CA 19-9)[38-40]。

哪些患者应接收新辅助治疗,而不是首先手术?

明确分期最好依据现代的薄层对比增强 CT 和(或)MRI 成像以及超声内镜(EUS)。患者通常分为 5 种临床情况:①新辅助/可切除;②临界可切除;③局部晚期/不可切除;④辅助/可切除;⑤姑息性治疗[41,42]。一些研究已证实,对边界清楚可切除的病灶先行新辅助治疗的降期可能性很大,而后达到 R0 切除[43,44]。尽管某些情况下,肿瘤有临界切除的可能性,但医生应该要考虑利用新辅助治疗,以达到更好的效果。虽然这样的讨论可能是具有挑战性的,并需要适时的思考,以多学科论坛的模式组织这种讨论,但很有可能会改善胰腺癌患者的预后[45]。

尽管目前没有标准化的新辅助治疗,不过我们采用类似方案作为局部晚期不可手术切

除的胰腺癌的治疗规范[43,46,47]。可选择的方案包括总剂量 45~54Gy,1.8~2.5Gy 每次或者总剂量 36Gy,2.4Gy 每次的分割方式[18]。理想的情况下,外科手术切除应该在 CRT 之后的 6~8 周完成。手术也可以在 CRT 之后 8 周以后进行;然而辐射诱发的纤维化可能会潜在增加手术难度,并延长手术时间[48]。

最终建议

如果可能的话,应尽一切努力将患者纳入相关临床研究。在某种特定的情况下(考虑到可能为 R1 切除),我会参照 RTOG 9704 建议术前给予 5-FU(卡培他滨)为基础的 CRT。对于瘤床给予总剂量 45~46Gy,1.8~2.0Gy 的分割剂量,吻合口以及邻近淋巴引流区给予 5~9Gy 的剂量追加,这对于瘤床是必需的,吻合口是否加量视情况而定[10]。最终的剂量由照射野内的小肠数量来确定。我会采用 IMRT 治疗,以限制 OAR 的剂量。CRT 结束后的 4~6 周,患者将接受额外 4 个月的静脉滴注吉西他滨[1000mg/(cm²·w)][11]。虽然不进行或延迟放疗可

能会降低转移的风险,但它也可能会增加局部复发的风险,这可能会导致各种症状(疼痛和梗阻),甚至导致死亡[49]。瘤床或肠系膜上动脉区域是外科手术之后最常见的复发区域,使用体部立体定向放射治疗(SBRT)进行区域预防可能较为理想[50]。分次 SBRT 使用较小的照射野(图 3.1.5),可以在 5 天内完成,以便:①减低毒性反应;②允许采用更积极的化疗,如 FOLFIRINOX;③相比 CRT 可提高生活质量。然而,目前仍需要更多的前瞻性研究,以确定 SBRT 是否为胰腺癌有效的治疗方案[51]。

学术评论

William F. Regine

关于胰腺癌辅助治疗方案的讨论引起了治疗虚无主义哲学与希望改善治疗效果的对立。我们希望能够改善治疗效果,但历来真正能够接受手术切除的患者少之又少(占所有胰腺癌患者的 10%~15%)。我关注于这一患者群体中,能够接受手术切除且有机会改善预后的

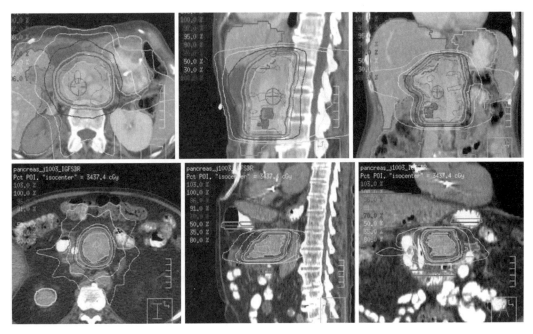

图 3.1.5 辅助 IMRT 治疗方案(1.8~50.4Gy)对比分次 SBRT 计划(6.6Gy×5)。(见彩图)

患者。虽然全身治疗的进展一直不大，而且手术和放射技术/方法已在过去 10 年中得到了显著发展，但这些患者 5 年生存率仍限于 15%~20%。能够进行 R0 手术切除的患者通常有更高的存活率(高达 35%)。不幸的是，先前未经治疗的患者在初次就诊实现 R0 切除的可能性低于 5%~10%。

这代表了胰腺头部的潜在可切除(因此可能治愈的)腺癌患者的典型情况。所有这些患者都由我们胃肠肿瘤学团队，包括外科、肿瘤内科、放射肿瘤科、放射科和消化科医生来治疗和管理。前面提到的此类患者，将被要求接受"胰腺 CT 扫描序列"，它要求薄层、高对比度、高分辨率 CT 扫描，特别是要求能够准确评估原发病灶的可切除性，以及与周围脏器和大血管之间的关系。一旦这种成像证实患者是"明确的"可切除的[即无周围侵犯或任何主要血管受累，如肠系膜上动脉/静脉(SMA/ SMV)或肝动脉(HA)]，患者目前接受的手术为 Whipple 术式(如果肿瘤没有侵犯十二指肠，通常保留幽门)。如果可能的话，我们手术前模拟患者在治疗计划定位的位置进行扫描，以便融合术后扫描明确界定术前瘤床。如果术后影像学证实没有证据表明肿瘤在间质内进展，并且术后 CA 19-9 低于 180U/mL，达到了 R1 切除的标准，我们通常首先建议患者参加 RTOG 0848 的 3 期临床研究。如果患者拒绝参加上述临床研究，临床研究之外的疗法参照 RTOG 9704 研究制订，先给予一个周期的吉西他滨化疗，然后给予 5-FU 为基础的 CRT，然后再额外给予 3 个周期的吉西他滨化疗[2]。

对于局部进展期胰腺癌患者，术后辅助治疗中早期使用放射治疗是 R1 切除术后患者的标准治疗原则。通常，已经证明 R1 切除的患者的中位生存期和总生存期与局部晚期不能切除的胰腺癌非常相近。因此，我们在 R1 切除术后的辅助治疗中早期加入放疗的基本原理，部分基于肿瘤处于局部晚期状态，综合

CRT 的中位生存期和总生存期比单纯化疗要明显改善[52]。此外，如果肿瘤比较局限(残余胰腺/吻合口或清扫的血管周围腹膜后区)，在外科医生的帮助下，该区域累积剂量可提高至 57~59.4Gy，单次 1.8Gy。小肠、胃以及其他周围器官的受照剂量要加以限制，剂量的限制条件要满足国际组织/RTOG 0848 号报告中所规定的条件。所有接受 IMRT 治疗的患者，其治疗经验是基于目前发表的研究机构的经验数据[33]，如果可能的话，采集术前患者图像数据和术后图像进行融合，以便更好地对瘤床进行定位。CRT 完成后，患者在 3~4 周内将接受定期的复查，然后参照 RTOG 9704 继续完成另外 3 个周期的吉西他滨静脉化疗。如果没有其他的临床研究作为候选 (针对进展期的患者)，即使出现肿瘤进展，患者也将接受这种治疗。所有治疗结束后，要对患者继续进行 CT 成像密切随访，每 3~4 个月 1 次，至少 2 年。

即便是情况类似的患者，我们的治疗方案也不是一成不变的，主要是依据最初的术后切缘情况以及 CA 19-9 水平。如果患者接受了 R0 切除，或 CA 19-9 水平持续升高(高于 180U/mL)，以吉西他滨为主的全身治疗是重点。治疗主要包括 5 个周期的吉西他滨方案的化疗 (参照国际组织/RTOG 0848 临床研究)，以及再分期影像和 CA 19-9 评估。如前所述，如果没有进展的迹象，患者将接受 6 个周期的吉西他滨化疗，然后进行 5-FU 为基础的 CRT。

如前所述，现行的术后辅助治疗理念/方法，治疗方案的重点是要承认手术、化疗、放疗是"互相补充"，而不是"相互矛盾"。期待在以后出现的多种肿瘤治疗领域中，本书的读者可以参与其中。我们的关注点是以患者的成像/病情检查为基础发展我们的治疗方式，以达到"最佳综合治疗"。对我们来说，采用新辅助 CRT 的门槛已经降低了，在所有"临界"可切除的肿瘤(通常定义为肿瘤毗邻邻近的肠

系膜上动脉/肝动脉或者累及一小部分肠系膜上静脉的）中使用已经是非常普遍的了，此外，对于 CA 19-9 水平显著升高的患者（目前定义为高于 500U/mL）也是如此。新辅助治疗方案的原理已经在相关文献中得到了很好的阐述[18,43,53]。很显然，随着治疗理念的不断进展，以及病理检查资料的完善，会使"真正的" R1 切除率增加至 85%[54,55]；同时，增加了外科医生在新辅助治疗之后手术操作的舒适度，提高了切除率，这会增加他们对于早期可切除的肿瘤更多地采用新辅助治疗的方案的信心。与此同时，伴随这些进展，我们研究小组正从"互补整合"的同期放化疗方案转向更小靶区（仅包括大体肿瘤区）、短程放疗（≤3 周）合并全剂量的全身治疗的方向发展。我们觉得这种治疗方案组合的演变，加上完善的了解疾病的自然史，以及改进的生物分子标志物和肿瘤分期，为极大改善胰腺癌患者预后带来了希望。

社区医生评论

Ori Shokek

这位 75 岁老人，术后 KPS 评分 90 分，R1 切除胰头肿瘤（3cm），一个阳性淋巴结，对于这种情况，我会强烈建议放疗+5-FU（CRT）作为辅助治疗的一部分，方案参照 RTOG 9704（序贯吉西他滨作为全身治疗）。对于 R1 切除，我们也要考虑早期给予 CRT 作为辅助治疗的一部分，而非在多周期的吉西他滨化疗之后给予。如果我面对的是一个 R0 切除的患者，我仍然会考虑使用放疗，但这也许是有争议的，可能有人倾向于首先给予更多周期的吉西他滨化疗。我特意使用模糊的术语（如"稍早些"），并且化疗周期的最佳数目是未知的，在一般情况下由切缘状态决定。

考虑到这种情况，我认为治疗方案的参考资料主要依据 4 项重要的研究。对可切除胰头癌采用术后辅助化疗的依据是 CONKO-01 和 ESPAC 临床研究[16,56,57]。关于局部放疗的问题更加复杂。采用辅助同期放化疗对比不采用辅助治疗的生存优势研究结论来自既往的 GITSG 和 EORTC 临床研究。但 ESPAC-1 试验是一项多臂的临床研究，研究表明 CRT 对比单纯放疗没有任何好处（此外，甚至可能是损害）。这是目前争论的焦点。然而，ESPAC-1 研究是有问题的，它的缺陷在于使用分段治疗方案，低总剂量放疗，并且近一半的患者存在"背景"治疗（2001 年在《柳叶刀》上首次报道），这在第二次报道中并没有提到。此外，尽管大部分患者（82%）是 R0 切除的，这个临床研究的数据仍显示，近 2/3 的患者局部复发（35%）或局部复发伴有远处转移（27%）。所以，局部复发是胰腺癌治疗中的主要问题，其得到了 ES-PAC-1 研究的支持。缺乏有利于局部放疗的建议是令人吃惊的，ESPAC-1 存在上述缺陷的原因，可能是因为 CRT 阶段缺乏有效的系统治疗。先进的放射治疗方案（现代的放疗技术和处方剂量），紧随几个周期的全剂量吉西他滨化疗，可能起到了好的作用，其已经得到了 Abrams 等的近期研究支持[58]。目前 RTOG 0848 临床研究的目的是明确证实或否定这个假设。

对于高淋巴结阳性率的患者来说，很难决定应早期开始局部放疗（CRT）还是全身治疗，因为较高的淋巴结阳性率意味着两种可能：有可能有术后残留，或者全身播散的机会较高。术前与术后 CA 19-9 水平的变化使医生很难确定应立即局部治疗还是全身治疗；若术后 CA 19-9 水平持续升高，可以解释为手术残留结节或者亚临床的远处播散。很难确定 R1 切除术后的局部残留会导致 CA 19-9 水平的持续升高。鉴于对一些可用的治疗失败数据的讨论结果，我一般认为有必要提高局部控制率，因此，通常建议将放疗常规作为辅助治疗的一部分，除非有其他特殊情况。

编者注

Joseph M. Herman

鉴于围绕胰腺癌治疗的诸多争议，最好在胰腺 CT 扫描之后对患者进行多学科讨论，或者考虑参加临床研究。除临床研究之外，最低的治疗标准是 6 个月的 5-FU 或吉西他滨辅助化疗。在某些特定病例（T1N0 切缘阴性）中也可观察到，即使是非常早期的患者，也可能有局部和远处的复发。有证据表明，CRT 在辅助治疗中的作用是增加了局部区域控制和总体生存率，并且将继续在这种疾病中发挥重要作用。放疗技术的进展，如 IMRT 和 SBRT 能以较低的毒性反应提高局部控制率，以降低毒性反应的发病率。然而，需要在早期识别有局部复发高风险的患者。面对胰腺癌患者的高远处转移率，通过改善局部控制，从而对整体生存率产生影响，这仍然是很难的。很显然，还需要更好的全身治疗，如 FOLFIRINOX 方案和 Abraxane。对分子生物标志物和新型靶向疗法的认识，能够为癌症治疗提供优化的个体化治疗。这最终会促进这一难治疾病治疗疗效的改善。

参考文献

1. Regine WF, Winter KA, Abrams RA, et al. Fluorouracil vs gemcitabine chemotherapy before and after fluorouracil-based chemoradiation following resection of pancreatic adenocarcinoma: A randomized controlled trial. *JAMA*. 2008 Mar 5;299(9):1019–1026.

2. Regine WF, Winter KA, Abrams R, et al. Fluorouracil-based chemoradiation with either gemcitabine or fluorouracil chemotherapy after resection of pancreatic adenocarcinoma: 5-year analysis of the U.S. Intergroup/RTOG 9704 Phase III Trial. *Ann Surg Oncol*. 2011;18(5):1319–1326.

3. Showalter TN, Winter KA, Berger AC, et al. The influence of total nodes examined, number of positive nodes, and lymph node ratio on survival after surgical resection and adjuvant chemoradiation for pancreatic cancer: A secondary analysis of RTOG 9704. *Int J Radiat Oncol Biol Phys*. 2011 Dec 1;81(5):1328–1335.

4. Klein AP, Brune KA, Petersen GM, et al. Prospective risk of pancreatic cancer in familial pancreatic cancer kindreds. *Cancer Res*. 2004;64(7):2634–2638.

5. Wang L, Brune KA, Visvanathan K, et al. Elevated cancer mortality in the relatives of patients with pancreatic cancer. *Cancer Epidemiol Biomarkers Prev*. 2009;18(11):2829–2834.

6. Berger AC, Garcia M Jr, Hoffman JP, et al. Postresection CA 19-9 predicts overall survival in patients with pancreatic cancer treated with adjuvant chemoradiation: A prospective validation by RTOG 9704. *J Clin Oncol*. 2008;26(36):5918–5922.

7. Brennan MF. Adjuvant therapy following resection for pancreatic adenocarcinoma. *Surg Oncol Clin N Am*. 2004;13(4):555–566, vii.

8. Hsu CC, Wolfgang CL, Laheru DA, et al. Early mortality risk score: Identification of poor outcomes following upfront surgery for resectable pancreatic cancer. *J Gastrointest Surg*. 2012 Apr;16(4):753–761. doi: 10.1007/s11605-011-1811-4. Epub 2012 Feb 7.

9. Further evidence of effective adjuvant combined radiation and chemotherapy following curative resection of pancreatic cancer. Gastrointestinal Tumor Study Group. *Cancer*. 1987;59(12):2006–2010.

10. Herman JM, Swartz MJ, Hsu CC, et al. Analysis of fluorouracil-based adjuvant chemotherapy and radiation after pancreaticoduodenectomy for ductal adenocarcinoma of the pancreas: Results of a large, prospectively collected database at the Johns Hopkins Hospital. *J Clin Oncol*. 2008;26(21):3503–3510.

11. Corsini MM, Miller RC, Haddock MG, et al. Adjuvant radiotherapy and chemotherapy for pancreatic carcinoma: The Mayo Clinic experience (1975-2005). *J Clin Oncol*. 2008;26(21):3511–3516.

12. Klinkenbijl JH, Jeekel J, Sahmoud T, et al. Adjuvant radiotherapy and 5-fluorouracil after curative resection of cancer of the pancreas and periampullary region: Phase III trial of the EORTC gastrointestinal tract cancer cooperative group. *Ann Surg*. 1999;230(6):776–782; discussion 782–784.

13. Hsu CC, Herman JM, Corsini MM, et al. Adjuvant chemoradiation for pancreatic adenocarcinoma: The Johns Hopkins Hospital-Mayo Clinic collaborative study. *Ann Surg Oncol*. 2010;17(4):981–990.

14. Hattangadi JA, Hong TS, Yeap BY, Mamon HJ. Results and patterns of failure in patients treated with adjuvant combined chemoradiation therapy for resected pancreatic adenocarcinoma. *Cancer*. 2009 Aug 15;115(16):3640–3650.

15. Neoptolemos JP, Stocken DD, Friess H, et al. A randomized trial of chemoradiotherapy and chemotherapy after resection of pancreatic cancer. *N Eng J Med.* 2004 Mar 18;350(12):1200–1210.

16. Oettle H, Neuhaus P. Adjuvant therapy in pancreatic cancer: A critical appraisal. *Drugs.* 2007;67(16):2293–2310.

17. Neoptolemos J, Büchler M, Stocken DD, et al. ESPAC-3(v2): A multicenter, international, open-label, randomized, controlled phase III trial of adjuvant 5-fluorouracil/folinic acid (5-FU/FA) versus gemcitabine (GEM) in patients with resected pancreatic ductal adenocarcinoma. *J Clin Oncol.* 2009;27(18s):abstr LBA4505).

18. Talamonti MS, Small W Jr, Mulcahy MF, et al. A multi-institutional phase II trial of preoperative full-dose gemcitabine and concurrent radiation for patients with potentially resectable pancreatic carcinoma. *Ann Surg Oncol.* 2006;13(2):150–158.

19. Allen AM, Zalupski MM, Robertson JM, et al. Adjuvant therapy in pancreatic cancer: Phase I trial of radiation dose escalation with concurrent full-dose gemcitabine. *Int J Radiat Oncol Biol Phys.* 2004;59(5):1461–1467.

20. Desai SP, Ben-Josef E, Normolle DP, et al. Phase I study of oxaliplatin, full-dose gemcitabine, and concurrent radiation therapy in pancreatic cancer. *J Clin Oncol.* 2007;25(29):4587–4592.

21. Desai S, Ben-Josef E, Griffith KA, et al. Gemcitabine-based combination chemotherapy followed by radiation with capecitabine as adjuvant therapy for resected pancreas cancer. *Int J Radiat Oncol Biol Phys.* 2009;75(5):1450–1455.

22. Blackstock AW, Mornex F, Partensky C, et al. Adjuvant gemcitabine and concurrent radiation for patients with resected pancreatic cancer: A phase II study. *Br J Cancer.* 2006;95(3):260–265.

23. Van Laethem JL, Hammel P, Mornex F, et al. Adjuvant gemcitabine alone versus gemcitabine-based chemoradiotherapy after curative resection for pancreatic cancer: A randomized EORTC-40013-22012/FFCD-9203/GERCOR phase II study. *J Clin Oncol.* 2010;28(29):4450–4456.

24. Ma WW, Herman JM, Jimeno A, et al. A tolerability and pharmacokinetic study of adjuvant erlotinib and capecitabine with concurrent radiation in resected pancreatic cancer. *Transl Oncol.* 2010;3(6):373–379.

25. Bao PQ, Ramanathan RK, Krasinkas A, et al. Phase II study of gemcitabine and erlotinib as adjuvant therapy for patients with resected pancreatic cancer. *Ann Surg Oncol.* 2011;18(4):1122–1129.

26. Von Hoff DD, Ramanathan RK, Borad MJ, et al. Gemcitabine plus nab-paclitaxel is an active regimen in patients with advanced pancreatic cancer: A phase I/II trial. *J Clin Oncol.* 2011 Dec 1;29(34):4548–4554.

27. Lutz E, Yeo CJ, Lillemoe KD, et al. A lethally irradiated allogeneic granulocyte-macrophage colony stimulating factor-secreting tumor vaccine for pancreatic adenocarcinoma. A Phase II trial of safety, efficacy, and immune activation. *Ann Surg.* 2011 Feb;253(2):328–335.

28. Abrams RA, Lowy AM, O'Reilly EM, et al. Combined modality treatment of resectable and borderline resectable pancreas cancer: Expert consensus statement. *Ann Surg Oncol.* 2009;16(7):1751–1756.

29. Asiyanbola B, Gleisner A, Herman JM, et al. Determining pattern of recurrence following pancreaticoduodenectomy and adjuvant 5-fluoro-uracil-based chemoradiation therapy: Effect of number of metastatic lymph nodes and lymph node ratio. *J Gastroint Surg.* 2009;13(4):752–759.

30. Katz MH, Fleming JB, Bhosale P, et al. Response of borderline resectable pancreatic cancer to neo-adjuvant therapy is not reflected by radiographic indicators. *Cancer.* 2012 Dec 1;118(23):5749–5756. Epub 2012 May 17.

31. Murphy JD, Adusumilli S, Griffith KA, et al. Full-dose gemcitabine and concurrent radiotherapy for unresectable pancreatic cancer. *Int J Radiat Oncol Biol Phys.* 2007;68(3):801–808.

32. Spalding AC, Jee KW, Vineberg K, et al. Potential for dose-escalation and reduction of risk in pancreatic cancer using IMRT optimization with lexicographic ordering and gEUD-based cost functions. *Med Phys.* 2007;34(2):521–529.

33. Yovino S, Poppe M, Jabbour S, et al. Intensity-modulated radiation therapy significantly improves acute gastrointestinal toxicity in pancreatic and ampullary cancers. *Int J Radiat Oncol Biol Phys.* 2011;79(1):158–162.

34. Keall PJ, Mageras GS, Balter JM, et al. The management of respiratory motion in radiation oncology report of AAPM Task Group 76. *Med Phys.* 2006;33(10):3874–3900.

35. Chang DT, Schellenberg D, Shen J, et al. Stereotactic radiotherapy for unresectable adenocarcinoma of the pancreas. *Cancer.* 2009;115(3):665–672.

36. Ford EC, Herman J, Yorke E, Wahl RL. 18F-FDG PET/CT for image-guided and intensity-modulated radiotherapy. *J Nucl Med.* 2009;50(10):1655–1665.

37. Wahl RL, Herman JM, Ford E. The promise and pitfalls of positron emission tomography and single-photon emission computed tomography molecular imaging-guided radiation therapy. *Semin Radiat Oncol.* 2011;21(2):88–100.

38. Hoimes CJ, Moyer MT, Saif MW. Biomarkers

for early detection and screening in pancreatic cancer. Highlights from the 45th ASCO annual meeting. Orlando, FL, USA. May 29–June 2, 2009. *JOP.* 2009;10(4):352–356.

39. Yachida S, White CM, Naito Y, et al. Clinical significance of the genetic landscape of pancreatic cancer and implications for identification of potential long-term survivors. *Clin Cancer Res.* 2012 Nov 15;18(22):6339–6347. doi: 10.1158/1078-0432.CCR-12-1215. Epub 2012 Sep 18.

40. Blackford A, Serrano OK, Wolfgang CL,et al. SMAD4 gene mutations are associated with poor prognosis in pancreatic cancer. *Clin Cancer Res.* 2009 Jul 15;15(14):4674–4679. Epub 2009 Jul 7.

41. Callery MP, Chang KJ, Fishman EK, et al. Pretreatment assessment of resectable and borderline resectable pancreatic cancer: Expert consensus statement. *Ann Surg Oncol.* 2009;16(7):1727–1733.

42. Tempero MA, Arnoletti JP, Behrman SW, et al. Pancreatic adenocarcinoma, version 2.2012: Featured updates to the NCCN Guidelines. *J Natl Compr Canc Netw.* 2012 Jun 1;10(6):703–713.

43. Evans DB, Varadhachary GR, Crane CH, et al. Preoperative gemcitabine-based chemoradiation for patients with resectable adenocarcinoma of the pancreatic head. *J Clin Oncol.* 2008;26(21):3496–3502.

44. Varadhachary GR, Wolff RA, Crane CH, et al. Preoperative gemcitabine and cisplatin followed by gemcitabine-based chemoradiation for resectable adenocarcinoma of the pancreatic head. *J Clin Oncol.* 2008;26(21):3487–3495.

45. Pawlik TM, Laheru D, Hruban RH, et al. Evaluating the impact of a single-day multidisciplinary clinic on the management of pancreatic cancer. *Ann Surg Oncol.* 2008;15(8):2081–2088.

46. White RR, Hurwitz HI, Morse MA, et al. Neoadjuvant chemoradiation for localized adenocarcinoma of the pancreas. *Ann Surg Oncol.* 2001;8(10):758–765.

47. Le Scodan R, Mornex F, Girard N, et al. Preoperative chemoradiation in potentially resectable pancreatic adenocarcinoma: Feasibility, treatment effect evaluation and prognostic factors, analysis of the SFRO-FFCD 9704 trial and literature review. *Ann Oncol.* 2009;20(8):1387–1396.

48. Gupta PK, Turaga KK, Miller WJ, et al. Determinants of outcomes in pancreatic surgery and use of hospital resources. *J Surg Oncol.* 2011 Nov 1;104(6):634–640.

49. Tepper J, Nardi G, Sutt H. Carcinoma of the pancreas: Review of MGH experience from 1963 to 1973. Analysis of surgical failure and implications for radiation therapy. *Cancer.* 1976 Mar;37(3):1519–1524.

50. Rwigema JC, Heron DE, Parikh SD, et al. Adjuvant stereotactic body radiotherapy for resected pancreatic adenocarcinoma with close or positive margins. *J Gastrointest Cancer.* 2012 Mar;43(1):70–76.

51. Timmerman R, Bastasch M, Saha D, et al. Optimizing dose and fractionation for stereotactic body radiation therapy. Normal tissue and tumor control effects with large dose per fraction. *Front Radiat Ther Oncol.* 2007;40:352–365

52. Loehrer PJ, Powell ME, Cardenes HR, et al. A randomized phase III study of gemcitabine in combination with radiation therapy versus gemcitabine alone in patients with localized, unresectable pancreatic cancer: E4201. *J Clin Oncol.* 2008;26(May 20 suppl):abst. 4506.

53. Small W, Jr, Berlin J, Freedman GM, et al. Full-dose gemcitabine with concurrent radiation therapy in patients with nonmetastatic pancreatic cancer: A multicenter phase II trial. *J Clin Oncol.* 2008;26(6):942–947.

54. Menon KV, Gomez D, Smith AM, et al. Impact of margin status on survival following pancreatoduodenectomy for cancer: The Leeds Pathology Protocol (LEEPP). *HPB.* 2009;11(1):18–24.

55. Esposito I, Kleeff J, Bergmann F, et al. Most pancreatic cancer resections are R1 resections. *Ann Surg Oncol.* 2008;15(6):1651–1660.

56. Evans DB, Hess KR, Pisters PW. ESPAC-1 trial of adjuvant therapy for resectable adenocarcinoma of the pancreas. *Ann Surg.* 2002;236(5):694; author reply 694–696.

57. Neoptolemos JP, Moore MJ, Cox TF, et al. Effect of adjuvant chemotherapy with fluorouracil plus folinic acid or gemcitabine vs observation on survival in patients with resected periampullary adenocarcinoma: The ESPAC-3 periampullary cancer randomized trial. *JAMA.* 2012 Jul 11;308(2):147–156. Erratum in: *JAMA.* 2012 Nov 14;308(18):1861.

58. Abrams RA, Winter KA, Regine WF, et al. Failure to adhere to protocol specified radiation therapy guidelines was associated with decreased survival in RTOG 9704-A phase III trial of adjuvant chemotherapy and chemoradiotherapy for patients with resected adenocarcinoma of the pancreas. *Int J Radiat Oncol Biol Phys.* 201 Feb 1;82(2):809–816.

病例 2

直肠癌

临床问题

对于局限性直肠癌,标准治疗是新辅助放化疗(CRT)结合直肠低位前切除术(LAR)或腹会阴联合切除(APR)。然而,这些治疗方案有较高的并发症和死亡风险,可能无法保证淋巴结阳性率较低的早期 T1~T2 远端病变有较好的疗效。对于远端位于直肠一侧的 T2 病变,仅仅局部切除(LE),加或不加 CRT(辅助/新辅助),可能会导致更高的局部和远处复发率,因此是有争议的。

临床病例

一例 55 岁伴有直肠出血的女性患者。后续的结肠镜检查、MRI 检查(图 3.2.1),以及直肠腔内超声检查(ERUS)(图 3.2.2),发现一个 3cm 的直肠病变,可自由移动,距肛缘约 3cm,依据 ERUS 临床分期为 uT2N0。病理活检为中分化腺癌,无淋巴血管间隙(LVSI)侵犯。癌胚抗原(CEA)是 2.8ng/mL。

治疗决策

- 是否需要 PET/ CT 进行分期?
- 哪些临床特点使得 uT2 直肠癌是局部切除手术的最佳适应证?
- 哪种手术技术是理想的 T2 病灶切除手术?
- 目前有哪些关于 uT2 期直肠癌新辅助与辅助 CRT 对比的临床数据?
- 如果给予新辅助治疗,治疗和手术之间的最

佳间隔时间是多久?
- 在新辅助治疗中选择什么化疗方案与放疗协同?
- 在特定的情况下,我们是否可以在 CRT 之后不再行手术治疗?

主要观点

Devin D. Schellenberg

PET/CT 是否是分期必需的?

在这种临床情况中,患者已经进行了许多临床分期的影像检查,包括增强 CT、ERUS 和盆腔 MRI。对于早期直肠癌,美国国家综合癌症网络(NCCN)指南不推荐 PET/CT 检查,但认为有可能通过并成为美国放射学会(ACR)的指南[1,2]。具体地说,PET / CT 对于早期直肠癌 T 和 N 分期的判断对比 ERUS 或盆腔 MRI 来说并不太准确[3,4]。PET / CT 未充分区分 T2 与 T3 期病变,并且在一般情况下,不能清楚地显示 8~10mm 的淋巴结。PET / CT 检查并没有在两个评估局部切除效果的前瞻性研究中使用[5,6]。

虽然 PET/CT 在对有远处转移的进展期结直肠癌的分期中更加准确(改变了 30%的进展期结直肠癌分期)[7],但目前没有证据表明它在局限性直肠癌中的应用价值,因为在这种情况下远处转移本身就很少见。因此,PET / CT 不应该代替 MRI 或 ERUS。它可以与胸部、腹部和盆腔的增强 CT 联用以明确远处转移分期,但在这种临床情况下的预期收益将是比较低的。

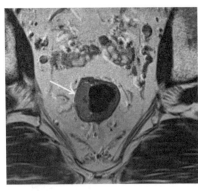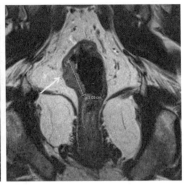

图 3.2.1 矢状位和冠状位高分辨 T2 加权 MRI。肿瘤侵犯黏膜层、黏膜下层，并扩展到固有肌层的深肌层，但没有超出肌层。

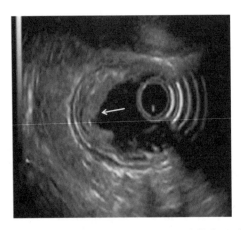

图 3.2.2 EUS 检查所示分期。7.5MHz 成像在显示直肠肿瘤异常侵入固有肌层，增厚的黏膜下层空间提示肿瘤侵犯。肿瘤侵犯到固有肌层但没有超过固有肌层，如图 9 点钟位置所示。

哪些临床特点使得 uT2 期直肠癌患者是局部切除手术的最佳人选？

让患者考虑行局部切除手术，他们的肿瘤必须要小，适合于经肛门手术操作的方式，并且临床上难以发现的淋巴结转移风险要低。局部切除手术的发展主要是针对早期直肠癌，尽管没有充足的证据明确多大的肿瘤适合做局部切除，但大多数研究机构、多中心合作的临床研究以及指南都指出，大小超过 3~4cm 的肿瘤以及病变侵犯肠管一周就不再

适合做局部切除手术[1,2,6]。尽管没有确切的指南数据资料，但大多数研究机构和前瞻性研究的数据显示肿瘤的近端距离肛门一般不超过 3~8cm[5,6,8]。如果肿瘤扩散至距肛门边缘 6~8cm，很难实现可接受 1cm 的切缘，不过新的手术技巧和经肛门内镜微创手术(TEM)未来可能扩大手术区距肛门的距离。

此外，局部切除手术没有评估淋巴结状态，基于肿瘤分化差(3 级)或者淋巴血管间隙侵犯的高危因素，不适合行局部切除手术。几乎所有的研究机构的数据都显示，阳性淋巴结检出率和局部复发率都与肿瘤的淋巴血管间隙侵犯以及较高分级有关[1,9-12]。研究数据表明，淋巴结阳性的高分级肿瘤患者占全部患者的 27%，而低分级的肿瘤患者占 4%[13]。虽然术后病理分期为 pT2 期且高分级和(或)淋巴血管间隙侵犯[10,14]的肿瘤复发率高达 50%，肿瘤黏液样分化和浸润深度的增加与部分病例较差的预后有关，但并不是所有情况都如此[10]。虽然 T1 期与 T2 期相比，局部复发率肯定有所区别，但 T2 期肿瘤的侵犯深度并不是淋巴结转移或肿瘤复发的预后因素[15]。因此，对于末段直肠的 T2 期肿瘤来说，行局部切除手术更应考虑肿瘤的分级和淋巴血管间隙侵犯情况，而不是肿瘤的深度。

重要的是，如果局部切除术后患者的病理

提示切缘阳性或者分期为 T3，身体健康的患者应着手行 APR 或 LAR 手术[1,2,16]。多因素分析显示阳性切缘与局部复发率增长有关，系统性回顾分析已证实其是局部复发的最重要的预后因素[17,18]。Duek 等发现，局部切除手术之后立即行 APR 手术，病理检查能够发现 40% 的肿瘤残留[19]。此外，T3 期直肠肿瘤复发率高达 50%[20,21]，有一些报道 T3 期肿瘤淋巴结转移率高达 70%[22]，Tsai 等报道的 T3 期复发率高达 100%[23]。因此，如果没有明显的并发症，T3 或者阳性切缘的局部切除手术患者应进行更广泛的外科手术切除作为辅助治疗，否则不可能全面降低局部复发的风险。

对于 T2 期局部切除来说，哪种是理想的外科手术技术？

局部切除有三种主要的手术方式：经肛门切除、后位经肛门括约肌切除（York Mason 术式），以及后位直肠切开术（Kraske 术式）。后位经括约肌切除和后位直肠切开的方法都不太常用，涉及后位的操作技术，是在肛提肌上面或者下面切开直肠。经肛门直肠癌切除术（TAE）和经肛门内镜微创外科手术（TEM）是目前最常用的方法，均可以直接或镜下观察直肠病变。其目的是切除病变下至 1cm 距离的直肠周围脂肪。而后缝合肠壁缺损或留下的较大损伤行二期缝合。这里提到的所有手术仅单独切除病灶，不进行淋巴结取样。

总之，TEM 手术已经被证明在 CRT 之后进行是安全的，它正逐渐成为最常用的局部切除技术。TEM 手术相比 TAE 似乎更容易得到阴性切缘，不过多因素回顾性研究未显示其为患者带来显著的预后差异[1,7,24]。

uT2 期病变的新辅助对比辅助 CRT 有哪些临床研究数据？

没有关于 uT2 期肿瘤的随机、前瞻性研究

评估新辅助对比辅助 CRT 的效果。此外，也没有随机前瞻性研究评估单纯局部切除与局部切除结合 CRT 的效果。因此，支持新辅助和辅助治疗的数据都是基于有较高的局部复发率但没有经过辅助治疗的 T2 期肿瘤，以及各研究机构对比采取或不采取辅助治疗的结果。

虽然直接对比两个研究机构的局部复发率的数据是不科学的，但是局部复发率在仅仅行局部手术切除的患者中还是比较高的。9 个研究机构报道的 uT2 期病变局部复发率为 3%~50%，只有 1 项临床研究报道在 10% 以下[14,19,20,21,23,25,26]。然而，在使用新辅助治疗的情况下，4 项临床研究报道局部复发率为 4%~11%，只有 1 项研究报道局部复发率在 10% 以上[5,16,27,28]。辅助治疗的效果最有说服力的证据来自 Duek 等的小样本临床研究，研究数据表明单纯局部切除复发率为 50%，采用辅助放疗的复发率为 0%[19]。局部切除手术的回顾性研究证实局部切除术后的辅助治疗是安全和有效的，尽管它可能与手术切口不愈合的高发生率有关[29]。

尽管 T2 期肿瘤单纯局部切除对比局部切除联合新辅助或辅助治疗有较高的复发率，但不能据此提出采用新辅助与辅助 CRT 的方案为标准方案。uT2 期最常见的治疗方法是联合 5–氟尿嘧啶（5-FU）为基础的化疗及标准常规分割方案 45~54Gy 放疗的新辅助 CRT。

如果使用新辅助治疗，治疗和手术最佳的时间间隔是多久？

类似于局部晚期直肠癌，早期直肠癌的新辅助治疗和手术之间的最佳时间间隔的设定取决于达到肿瘤降期的目的且正常组织从辐射损伤中修复的时间。大多数研究的时间间隔是 4~8 周[30,31]。在前瞻性 ACOSOG 研究中，推荐的时间间隔为 4~6 周[6]。

注意：新辅助治疗之前对肿瘤的位置进行

标记(通常采用文身标记)是非常重要的,目前发表的临床研究报道的新辅助治疗的完全缓解率是33%~61%[6,16,30]。

新辅助治疗过程中应该采用什么化疗方案与放疗联合?

标准的新辅助 CRT 方案应包括持续静脉输注 5-FU 或口服卡培他滨。ACOSOG 临床研究发现,使用卡培他滨 $850mg/m^2$,一日两次,星期一至星期五,奥沙利铂 $50mg/m^2$ 第1、8、22、29 天的方案毒性反应较重,放疗要适当降低剂量[6]。多药化疗联合放疗效果持续在更多进展期直肠癌临床研究以及早期直肠癌 ACOSOG 临床研究中进行评估。但是,如果没有随机研究可证明局部控制的临床获益存在或者生存率的改善,那么标准治疗仍考虑以 5-FU 或卡培他滨为基础的化疗,就像局部进展期直肠癌的治疗一样。

某些特定情况下,在 CRT 之后不再手术是否合理?

有证据显示对新辅助治疗反应不佳的肿瘤有较高的局部复发率。Lezoche 等的研究显示,所有复发的患者,手术分期均为 ypT2,提示这类患者对新辅助治疗的反应有限[5],同时 Meadows 等建议这类对新辅助治疗没有完全临床反应的患者应接受 APR 手术而不是局部切除,因为其有较高的复发率[32]。

相反,具有良好的肿瘤反应或降期的患者,其预后改善已经在多项临床研究和系统回顾中得到证实[32-34]。Smith 等发现,ypT0 期患者淋巴结转移率一般不超过 5%[33],相关机构研究观察了完全反应的患者病理资料,建立了非常严格的新辅助 CRT 后 8 周行内镜观察的标准[31,35]。然而,在临床试验之外,仍建议所有患者行手术治疗。此外,改变手术治疗方案(如降期反应的患者采用 TEM 手术,无反应者采用 APR 手术)目前也处于研究中[34]。

最终建议

评估 uT2N0 期患者的治疗,首先应确保分期尽可能准确。有时意味着我们要转而依靠更多的影像专业知识,如经直肠超声和(或)MRI(有时不使用直肠内线圈和显像钆剂)来协助分期。大多数情况下,由外科医生讨论治疗方案的选择,尽管这个讨论是漫长而详细的,涉及诸多争议和可能会发生的治疗结果。我告知患者,如果他们做了 APR(或 LAR)手术,最终的病理分期为 pT2N0(切缘阴性),他们将不需要再行化疗或放疗。这一直是几十年来的标准疗法。此外,如果他们选择局部切除手术,即使行术后 CRT,复发率可能会较高。尽管临床实践在不断地发生变化,在我们治疗中心,术前治疗并未列入标准方案。事先告知那些接受术前治疗的患者,尽管行 CRT,并非所有患者会出现降期,并且少数 T3 期或者切缘阳性的患者仍必须接受 APR(或 LAR)手术。在我们中心,如果患者希望行局部切除手术,会由一个小型专业外科治疗小组完成,以便外科医生和肿瘤内科医生共享局部切除的手术信息。我相信这也有助于对局部切除手术的患者进行方便和明智的决策。

学术评论

William Blackstock

对 T1~T2 期直肠癌患者,更倾向于采取局部切除手术作为明确的治疗选择。2009 年,SEER 分析了 4320 例 T1~T2 期直肠癌患者,20% 的患者接受 LE 手术、单纯 LE 手术(13%)或 LE 加辅助放疗(7%)[36]。分析来自美国国家癌症资料库的 25 825 例患者的资料显示,1999—2001 年,LE 手术的使用率在持续增长,46% 的 T1 期患者和 17% 的 T2 期患者接受了 LE 手术[37]。无论使用常规 TAE 手术、后位经肛门括约肌切除术(York Mason 术式),或后位直肠切开术(Kraske 术式),手术操作的并发症发生率都非常低。如果操作合适,没有必要行永久甚至暂时造口,手术恢复迅速,且长期的肠功能完好。

患者应该完成的准备工作包括胸部/腹部/盆腔的基线 CT 扫描,常规试验室检查,其中包括血红蛋白检查以辨别潜在的出血。利用氟脱氧葡萄糖(FDG/PET)正电子发射断层扫描对直肠癌患者分期的作用尚不确定。如果可能的话,所有的患者应该由结直肠外科医生行刚性直肠镜或乙状结肠镜及超声内镜 (EUS)检查,以评估病变的阶段,辨别任何直肠周围淋巴结肿大,以便进一步改进我们对患者分期的评估。应当指出的是,EUS 准确地提供了 70% 的患者的 T 分期,但是对淋巴结分期的准确性较低。CT 预测淋巴结转移的准确性为 22%~73%。MRI 识别对 T 分期的总的精确度为 65%~86%。MRI 能够准确识别大的 T3 期和 T4 期肿瘤, 识别 T3 期肿瘤的敏感性为 80%~86%,特异性为 71%~76%[38]。然而,准确检测淋巴结转移的挑战依然存在[39]。

在初次活检或者是手术切除之后对肿瘤进行评估,对患者的治疗选择是非常重要的。一般情况下, 最适合行局部切除手术的患者包括小的肿瘤(小于 4cm)以及表浅的限于固有肌层的肿瘤。患者肿瘤的不良病理特征(印戒细胞癌,分次切除,组织分化差,淋巴血管间隙侵犯,边界不清晰)或肿瘤占据直肠管周 40% 以上是局部复发的高危因素, 一般不推荐局部切除[1]。T2N0 期肿瘤患者局部切除手术之前的新辅助 CRT 治疗的数据资料是有限的。ACOSOG 最近完成了一项 2 期临床研究(Z6041), 入组 90 例 T2N0 期直肠癌患者,接受 50.4Gy 的术前放疗同步卡培他滨/奥沙利铂化疗[40]。入组的 T2N0 期直肠癌患者必须经超声内镜或直肠 MRI 确诊。肿瘤大小不能超过 4cm,距离肛缘不超过 8cm。LE 手术病理发现 44% 的患者病理完全缓解,64% 的患者达到降

期。我们期待这项研究的长期随访结果,以确定这种治疗方案的局部控制效果。尽管有了这些发现, 但局部切除手术之前行 CRT 并不是 T2N0 期直肠癌的标准方案, 对于临床研究患者的选择应该受到严格限制。

LE 术后 CRT 的数据资料较为丰富。CALGB 完成了一项 2 期临床研究,入组 51 例 T2N0 期直肠癌患者, 接受 50.4Gy 的放疗同期行 5-FU 化疗[41]。中位随访时间超过 7 年,T2 期患者局部复发率为 18%。应当指出的是, 尽管严格控制分期,51 例患者中有 32% 仍被排除在外,他们要么肿瘤大于 4cm,要么肿瘤大小无法确定。25% 的肿瘤患者被发现分期高于 T2,39% 的被剔除出组的患者肿瘤边缘情况不明。

通常,行 LE 手术的患者都适合做 TEM 手术。TEM 手术是一种难以直视操作的微创外科手术。TEM 系统包括一个特制的带放大功能的电切镜和二氧化碳气体灌注端口,以及解剖仪器进入的通道。

我们的方法是, 对行 TEM 手术后的 pT2N0 期患者进行 4~6 周的随访评估。组织学特征(如前文所述)无高危因素的患者接受术后放疗总剂量 50.4Gy, 每日常规分割 1.8Gy,同时联合 5-FU 或卡培他滨化疗。外照射治疗使用的是兆伏级的加速器(≥6MV),3~4 野照射盆腔照射技术,基于 CT 模拟和计算机辅助计划系统。靶区的上界在第二骶椎或以上,但是向头侧不超过第五腰椎和第一骶椎之间的间隙。照射野下缘要排除会阴部皮肤,除非采用经骶骨或尾骨的切除手术或者手术切口延长至包括部分肛管周围皮肤。Bolus 材料现在已经用于外科手术切口。对于两个相对的侧野来说, 照射野的后界要在尾椎后缘 1.5cm 处。对于距离肛门小于 4cm 的低位原发直肠癌或者肿瘤直接侵犯肛管,腹股沟淋巴结要包括在初始治疗的靶区内。

常规随访包括盆腔影像学检查、癌胚抗原评估、体格检查,第一年每 3~4 个月一次。如果

患者没有复发或转移的证据，在接下来的两年里检查的时间间隔可以延长至 4~6 个月，接下来的两年可以每年检查一次。

社区医生评论

Stephen K. Ronson

Ⅰ期低位直肠腺癌的治疗给我们提出了潜在的复杂的治疗决策讨论。当患者临床分期为 uT2N0 Ⅰ期的时候，治疗决策变得更加复杂。在这种情况下，治疗前检查要包括全结肠镜检查、胸部/腹部/盆腔 CT，以及超声内镜，以进行准确的肿瘤分期，并对直肠周围淋巴结的评估，如果对 CT 或 EUS 检查结果存在疑问，可进一步采用 PET/ CT 或 MRI 检查。如果任何时候不正常的淋巴结被确定为转移，我会考虑进行新辅助 CRT，然后进行适当的经腹部直肠肿瘤切除术。这种方法已被证明能增加局部控制率以及括约肌保留率，且同时能够降低毒性反应[42]。这种方法的缺点是，对于那些被临床"超期"评估的患者有过度治疗的可能。在低位直肠癌中不正确的肿瘤分期发生率为 17%，超声内镜对淋巴结分期的敏感性和特异性分别为 67% 和 78%[38]。

对于Ⅰ期直肠腺癌，通常不采用新辅助治疗。相反，对于低位直肠肿瘤或者直肠肿瘤需要行 APR 手术的患者，有时应用新辅助放疗或者 CRT 可以使患者适合行保留肛门的 LAR 手术[43,44]。对于这些患者，我的倾向是进行新辅助 CRT，同期输注 5-FU 或口服希罗达化疗，以最大限度地提高他们保肛手术的机会。我会使用 IMRT 治疗这类患者，全盆腔照射 45Gy 后对直肠系膜和骶前进行局部补量 5.4Gy。虽然 IMRT 未被用作标准治疗方案，但是相对于适形放疗，其可以减少对相邻正常结构(小肠、股骨头)的辐射剂量[45]。因为适合做 LE 手术的患者比 T3~T4 期病变的患者有更好的预后，IM-RT 治疗可能是有必要的。在我所在的机构，手术于新辅助 CRT 完成后 6~8 周完成。对于部分Ⅰ期患者，保留肛门括约肌也可以通过前期全层切除术来实现。患者必须符合一定的标准才适合行这种手术。这些标准包括：可移动的不固定的小于 3cm 肿瘤，侵犯少于 1/3 的管腔周长；肿瘤属于轻度至中度分化且无淋巴血管周围间隙侵犯；并且，肿瘤位置距离肛门边缘不超过 8cm。不需要额外治疗的患者仅为术后病理是真正的 T1 期病变，切缘阴性，没有如前所述的高危因素。对于最终病理结果升期为 T2 的或者有高危因素的患者，进一步的治疗是必要的。随后将进一步讨论。

对于分期为 uT2 的没有前面讨论过的高危因素的患者，进行全层切除是合理的，如果患者有潜在获益的可能，还需要额外的治疗。如果患者最终的病理结果为 pT1 期且没有高危因素，则不需要进一步的治疗。如果患者确定为 pT2 期病变，NCCN 指南给出的选择是仅完成经腹切除手术，目前观察到的局部复发率为 11%~45% [46-48]。在这种情况下，如果发现患者淋巴结阴性，则不需要进一步的治疗。然而，接受了前期全层手术切除的有高危因素的 pT1 或 pT2 期患者，第 2 阶段的治疗数据支持使用辅助 CRT，而不是经腹切除，局部复发率分别为 7% 和 8%[49]。进一步的研究需要评价有高危因素的 T1、T2 期接受新辅助 CRT 治疗的患者，甚至是接受全层手术切除的 T3N0 期患者，是否与 T3 期淋巴结阳性接受经腹全切手术的患者有相似的临床获益[30,34]。

编者注

Joseph M. Herman

最近发表的 ACOSOG Z6041 研究结果表明，采取新辅助 CRT 治疗的 uT2 期直肠癌患者的病理完全缓解和切缘阴性率极好。该研究建立的卡培他滨为基础的新辅助 CRT 可能会作为 T1~T2 期直肠癌的潜在治疗标准。但是必须强调的是,这个方案相比单纯 TEM 手术,毒性反应和术后并发症更高。有限的数据支持 LE 手术之后行辅助 CRT,不可能进行随机研究来比较术前和术后的 CRT;因此,最好对这些患者进行多学科讨论,最终的治疗方案可以通过临床医生、患者和家属的意见来确定。如果可能的话,患者应纳入临床研究。对于局部进展期直肠癌(T3~T4 期),CRT 之前使用新辅助化疗,可能达到降期至 T1~T2 期的作用,选择这种方案使患者更可能从新辅助而非辅助 CRT 治疗中获益是基于回顾性分析中提到的标准。这种方法正在被多学科合作组织考虑。IMRT 的作用是有争议的,但在年轻患者中使用,应考虑放疗的长期影响。若应用 IMRT,采取剂量曲线评估以确保关键器官正确的剂量分布(图 3.2.3)。

未来新的生物标志物和相关成像技术都可能在确定哪些患者应接受更多或更少的积极治疗方面发挥关键作用。手术和放疗技术的进步也会提高对直肠肿瘤的控制,同时减少治疗相关毒性。例如,接触性的高剂量近距离直肠腔内放疗,或体部立体定向放射治疗可能有降期或清除完整肿瘤以及手术后残留病灶的作用。然而,需要前瞻性的研究数据确定这些放疗技术在早期直肠癌治疗中的作用。

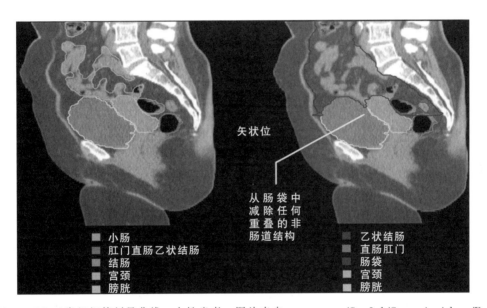

图 3.2.3 RTOG 正常组织等剂量曲线,女性患者。图片来自 www.rtog.org/CoreLab/ContouringAtlases/FemaleR-TOGNormalPelvisAtlas.aspx.(见彩图)

参考文献

1. Blackstock W, Russo SM, Suh WW, et al. ACR appropriateness criteria: Local excision in early-stage rectal cancer. *Curr Probl Cancer.* 2010;34:193–200.
2. NCCN practice guidelines for rectal cancer. 2011. www.nccn.org. Accessed July 1, 2011.
3. Cho YB, Chun HK, Kim MJ, et al. Accuracy of MRI and 18F-FDG PET/CT for restaging after preoperative concurrent chemoradiotherapy for rectal cancer. *World J Surg.* 2009;33:2688–2694.
4. Pahlman L, Torkzad MR. Rectal cancer staging: Is there an optimal method? *Future Oncol.* 2011;7:93–100.
5. Lezoche G, Guerrieri M, Baldarelli M, et al. Transanal endoscopic microsurgery for 135 patients with small nonadvanced low rectal cancer (iT1-iT2, iN0): Short- and long-term results. *Surg Endosc.* 2011;25:1222–1229.
6. Ota DM, Nelson H, ACOSOG Group Co-Chairs. Local excision of rectal cancer revisited: ACOSOG protocol Z6041. *Ann Surg Oncol.* 2007;14:271.
7. Eglinton T, Luck A, Bartholomeusz D, et al. Positron-emission tomography/computed tomography (PET/CT) in the initial staging of primary rectal cancer. *Colorectal Dis.* 2010;12:667–673.
8. Marks J, Mizrahi B, Dalane S, et al. Laparoscopic transanal abdominal transanal resection with sphincter preservation for rectal cancer in the distal 3 cm of the rectum after neoadjuvant therapy. *Surg Endosc.* 2010;24:2700–2707.
9. Bach SP, Hill J, Monson JR, et al. A predictive model for local recurrence after transanal endoscopic microsurgery for rectal cancer. *Br J Surg.* 2009;96:280–290.
10. Kajiwara Y, Ueno H, Hashiguchi Y, et al. Risk factors of nodal involvement in T2 colorectal cancer. *Dis Colon Rectum.* 2010;53:1393–1399.
11. Peng J, Chen W, Sheng W, et al. Oncological outcome of T1 rectal cancer undergoing standard resection and local excision. *Colorectal Dis.* 2011;13:e14–e19.
12. Sato T, Ueno H, Mochizuki H, et al. Objective criteria for the grading of venous invasion in colorectal cancer. *Am J Surg Pathol.* 2010;34:454–462.
13. Ueno H, Hashiguchi Y, Kajiwara Y, et al. Proposed objective criteria for "grade 3" in early invasive colorectal cancer. *Am J Clin Pathol.* 2010;134:312–322.
14. Borschitz T, Heintz A, Junginger T. Transanal endoscopic microsurgical excision of pT2 rectal cancer: Results and possible indications. *Dis Colon Rectum.* 2007;50:292–301.
15. Ding PR, An X, Cao Y, et al. Depth of tumor invasion independently predicts lymph node metastasis in T2 rectal cancer. *J Gastrointest Surg.* 2011;15:130–136.
16. Nair RM, Siegel EM, Chen DT, et al. Long-term results of transanal excision after neoadjuvant chemoradiation for T2 and T3 adenocarcinomas of the rectum. *J Gastrointest Surg.* 2008;12:1797,805; discussion 1805–1806.
17. Christoforidis D, Cho HM, Dixon MR, et al. Transanal endoscopic microsurgery versus conventional transanal excision for patients with early rectal cancer. *Ann Surg.* 2009;249:776–782.
18. Caricato M, Borzomati D, Ausania F, et al. Prognostic factors after surgery for locally recurrent rectal cancer: an overview. *Eur J Surg Oncol.* 2006;32:126–132.
19. Duek SD, Issa N, Hershko DD, Krausz MM. Outcome of transanal endoscopic microsurgery and adjuvant radiotherapy in patients with T2 rectal cancer. *Dis Colon Rectum.* 2008;51:379,84; discussion 384.
20. Allaix ME, Arezzo A, Caldart M, et al. Transanal endoscopic microsurgery for rectal neoplasms: Experience of 300 consecutive cases. *Dis Colon Rectum.* 2009;52:1831–1836.
21. Stipa F, Lucandri G, Ferri M, et al. Local excision of rectal cancer with transanal endoscopic microsurgery (TEM). *Anticancer Res.* 2004;24:1167–1172.
22. Garcia-Aguilar J, Holt A. Optimal management of small rectal cancers: TAE, TEM, or TME? *Surg Oncol Clin N Am.* 2010;19:743–760.
23. Tsai BM, Finne CO, Nordenstam JF, et al. Transanal endoscopic microsurgery resection of rectal tumors: Outcomes and recommendations. *Dis Colon Rectum.* 2010;53:16–23.
24. Moore JS, Cataldo PA, Osler T, Hyman NH. Transanal endoscopic microsurgery is more effective than traditional transanal excision for resection of rectal masses. *Dis Colon Rectum.* 2008;51:1026,30; discussion 1030–1031.
25. Ramirez JM, Aguilella V, Valencia J, et al. Transanal endoscopic microsurgery for rectal cancer. Long-term oncologic results. *Int J Colorectal Dis.* 2011;26:437–443.
26. Whitehouse PA, Armitage JN, Tilney HS, Simson JN. Transanal endoscopic microsurgery: Local recurrence rate following resection of rectal cancer. *Colorectal Dis.* 2008;10:187–193.
27. Guerrieri M, Baldarelli M, Organetti L, et al. Transanal endoscopic microsurgery for the

treatment of selected patients with distal rectal cancer: 15 years experience. *Surg Endosc*. 2008;22: 2030–2035.

28. Callender GG, Das P, Rodriguez-Bigas MA, et al. Local excision after preoperative chemoradiation results in an equivalent outcome to total mesorectal excision in selected patients with T3 rectal cancer. *Ann Surg Oncol*. 2010;17:441–447.

29. Marks JH, Valsdottir EB, DeNittis A, et al. Transanal endoscopic microsurgery for the treatment of rectal cancer: Comparison of wound complication rates with and without neoadjuvant radiation therapy. *Surg Endosc*. 2009;23: 1081–1087.

30. Park C, Lee W, Han S, et al. Transanal local excision for preoperative concurrent chemoradiation therapy for distal rectal cancer in selected patients. *Surg Today*. 2007;37:1068–1072.

31. Habr-Gama A, Perez RO, Wynn G, et al. Complete clinical response after neoadjuvant chemoradiation therapy for distal rectal cancer: Characterization of clinical and endoscopic findings for standardization. *Dis Colon Rectum*. 2010;53:1692–1698.

32. Meadows K, Morris CG, Rout WR, et al. Preoperative radiotherapy alone or combined with chemotherapy followed by transanal excision for rectal adenocarcinoma. *Am J Clin Oncol*. 2006;29:430–434.

33. Smith FM, Waldron D, Winter DC. Rectum-conserving surgery in the era of chemoradiotherapy. *Br J Surg*. 2010;97:1752–1764.

34. Caricato M, Borzomati D, Ausania F, et al. Complementary use of local excision and transanal endoscopic microsurgery for rectal cancer after neoadjuvant chemoradiation. *Surg Endosc*. 2006;20:1203–1207.

35. Habr-Gama A, Perez R, Proscurshim I, Gama-Rodrigues J. Complete clinical response after neoadjuvant chemoradiation for distal rectal cancer. *Surg Oncol Clin N Am*. 2010;19:829–845.

36. Hazard LJ, Shrieve DC, Sklow B, et al. Local excision vs. radical resection in T1-2 rectal carcinoma: Results of a study from the Surveillance, Epidemiology, and End Results (SEER) registry data. *Gastrointest Cancer Res*. 2009;3(3):105–114.

37. Baxter NN, Steward AK, Nelson H. Oncological outcome of T1 rectal cancer undergoing standard resection and local excision. *J Clin Oncol*. 2004;22:14S.

38. Bipat S, Glas A, Slors F, et al. Rectal cancer: Local staging and assessment of lymph node involvement with endoluminal US, CT, and MR imaging—a meta-analysis. *Radiology*. 2004;232:773–783.

39. Gowdra Halappa V, Corona Villalobos CP, Bonekamp S, et al. Rectal imagining: High-resolution MRI of carcinoma of the rectum at 3 T. *AJR Am J Roentgenol*. 2012 Jul;199(1):W35–W42.

40. Garcia-Aguilar J, Shi Q, Thomas CR Jr, et al. A phase II trial of neoadjuvant chemoradiation and local excision for T2N0 rectal cancer: Preliminary results of the ACOSOG Z6041 trial. *Ann Surg Oncol*. 2012 Feb;19(2):384–391.

41. Greenberg JA, Shibata D, Herndon JE 2nd, et al. Local excision of distal rectal cancer: An update of cancer and leukemia group B 8984. *Dis Colon Rectum*. 2008;51(8):1185–1191.

42. Sauer R, Becker H, Hohenberger W, et al. Preoperative versus postoperative chemoradiotherapy for rectal cancer. *N Engl J Med*. 2004;351:1731–1740.

43. Gérard JP, Azria D, Gourgou-Bourgade S, et al. Comparison of two neoadjuvant chemodiotherapy regimens for locally advanced rectal cancer: Results of the phase III trial ACCORD 12/0405-Prodige 2. J Clin Oncol. 2010 Apr 1;28(10):1638–1644. Epub 2010 Mar 1.

44. Gérard JP, Chapet O, Nemoz C, et al. Improved sphincter preservation in low rectal cancer with high-dose preoperative radiotherapy: The lyon R96-02 randomized trial. J Clin Oncol. 2004 Jun 15;22(12):2404–2409.

45. Jones WE, 3rd, Thomas CR Jr, Herman JM, et al. ACR appropriateness criteria® resectable cancer. *Radiat Oncol*. 2012 Sep 24;7:161. doi: 10.1186/1748-717X-7-161.

46. Baxter N, Aguilar J. Organ preservation for rectal cancer. *J Clin Oncol*. 2007;25:1014–1020.

47. Garcia-Aguilar J, Mellgren A, Sirivongs P, et al. Local excision of rectal cancer without adjuvant therapy: A word of caution. *Ann Surg*. 2000;231:345–351

48. Sengupta S, Tjandra JJ. Local excision of rectal cancer: What is the evidence? *Dis Colon Rectum*. 2001;44:1345–1361.

49. Russell AH, Harris J, Rosenberg PJ, et al. Anal sphincter conservation for patients with adenocarcinoma of the distal rectum: Long-term results of radiation therapy oncology group protocol 89-02. *Int J Radiat Oncol Biol Phys*. 2000;46:313–322.

肛管癌

临床问题

肛管鳞状细胞癌(SCC)可以使用根治性放化疗治疗,腹会阴联合切除术(APR)仅作为补救性手术,这是公认的治疗方法。接受标准 CRT 治疗的患者 5 年生存率接近 70%;然而,20%~40%的患者会经历 3~4 级毒性反应,同期使用丝裂霉素 C(MMC)会导致严重的血液学毒性。有人建议,使用 IMRT 治疗肛管鳞状细胞癌可降低急性毒性反应,同时保持类似的疗效。虽然 IMRT 可降低毒性反应,但许多人质疑是否会导致较高的局部复发率。

临床病例

一位 45 岁的女性患者直肠出血 3 个月。她接受了结肠镜和肛门镜检查,发现有一个环绕肛管一周的肿瘤,大小为 1.8cm,有可触及的 1.5cm 的右侧腹股沟淋巴结。分期为 T1N2M0,HIV 阴性,KPS 评分为 90。

治疗决策

- PET / CT 或 CT 是否考虑应用于确定分期?明显可触及或者 PET 提示高代谢的腹股沟淋巴结是否一定要取组织活检?
- 要采用哪种类型的盆腔放疗,是 IMRT 还是三维适形放疗?如果患者是一位老年男性,IMRT 是否是必要的?
- 选择 5-FU 和 MMC 还是 5-FU 和顺铂同步放疗?
- 如果患者是 HIV 阳性,是否要采取不同的治疗?
- 对于原发病灶和可触及的腹股沟淋巴结,最终放疗剂量应给予多少?

主要观点

Salma K. Jabbour

PET / CT 或 CT 是否考虑应用于确定分期? 明显可触及或者 PET 提示高代谢的腹股沟淋巴结是否一定要取组织活检?

肛管癌标准的影像分期是 CT 扫描或者是腹腔、盆腔 MRI 以及胸腹 X 线平片或者 CT 扫描。根据 2011 年 NCCN 指南,可以考虑应用 PET 扫描,但不能代替 CT 扫描,它对肿瘤分期或治疗计划制订的作用尚没有被证实[1]。PET 扫描是有应用前景的,因为它的显像特点可以协助分期和制订治疗计划,也有判断预后的价值。最好是与增强 CT 联合应用。

对于肿瘤分期,经多中心研究证实,对比单纯 CT 扫描或体格检查,PET 扫描可以改变 25%的肿瘤患者的分期[2],可以确定 10%~20%患者的盆腔或腹股沟淋巴结转移[3,4],发现 25%的患者的远处转移[5]。此外,PET / CT 检测未切除原发性肿瘤的准确性为 91%,而 CT 为 59%[4]。

鉴于 PET 和 CT 扫描在确定分期上的差异,可触及的淋巴结应进行细针穿刺活检(FNA),特别是位于腹股沟区域的淋巴结。进行活检的必要性已经得到 Mistrangelo 等的研究证实，他们研究了接受前哨淋巴结活检和 PET 扫描的患者。PET-CT 扫描发现无腹股沟转移的患者占总患者数的 74%，其余 26% 发现转移[6]。前哨淋巴结的组织学分析发现仅有 11% 的患者发生转移（27 例中的 4 例为假阳性）。PET-CT 具有 100% 的灵敏度和 100% 的阴性预测值。由于存在较高的假阳性率，PET-CT 的特异性为 83%，阳性预测值为 43%[6]。因此，如果 PET 扫描呈高代谢或腹股沟淋巴结非常明显，仍然需进行活检。

PET 扫描也可能改变治疗计划靶区，改变 56% 的患者的肿瘤靶区（GTV），37% 的临床靶区（CTV），特别是 PET 和 CT 的融合增加了 GTV 和 CTV 的大小[3]，但这些结果尚未得到病理证实。对于肛管癌，PET 扫描可以帮助判断预后，CRT 后完全缓解（CR）的患者两年总生存率为 94%，部分缓解的患者为 39%，完全缓解的患者两年无病生存率为 95%，部分缓解的患者为 22%[7]。此外，更高的标准摄取值（SUV）（最大值）与淋巴结转移的风险和较差的无病生存（DFS）率有明显关系[8]。总之，这些研究结果评估了 PET 扫描在分期、照射野设计和预后判断的潜在价值，但应谨慎用作病理组织学确认。

最好在进行 PET-CT 扫描时结合腹部和盆腔的增强 CT 或 MRI 扫描。如果单独的 PET 无 CT 图像进行融合，那么胸部、腹部、盆腔的静脉对比增强扫描是必要的。由于吸烟是肛管癌的危险因素，胸部 CT 检查比胸部 X 线片更有价值，因为在这些患者的前期检查中发现了原发性肺癌。PET-CT 扫描、所有可用的成像检查和肛门镜检查/结肠镜检查应与临床检查包括妇女的盆腔检查和男性的前列腺特异性抗原（PSA）检查相结合，以帮助确定放疗靶区。PET 扫描结果也促使我们进行适当的腹股沟淋巴结活检，因为单独进行 PET 扫描的假阳性率是比较可观的。淋巴结是否真正的恶性或者仅仅是高代谢会改变计划体积，剂量和预后。

要采用哪种类型的盆腔放疗，是 IMRT 还是三维适形放疗？如果患者是一位老年男性，IMRT 是否是必要的？

保留器官的 CRT 治疗作为肛管癌的标准治疗方案，在 70% 的病例中取得成功，避免了 APR 手术永久性结肠造口。CRT 与放射增敏的 5-FU 和丝裂霉素联合的缺点是显著的急性毒性反应，包括会阴部皮肤糜烂、血细胞减少和胃肠道(GI)的副作用。这些副作用可能会导致治疗中断，影响局部控制率[9]。剂量学研究已经证实通过降低小肠、膀胱、外生殖器、股骨头和髂嵴上的辐射剂量，IMRT 的获益超过三维适形放射治疗(3D-CRT)[10]。

RTOG 98-11 研究证实，61%MMC 和 5-FU 化疗组的患者会发生 3~4 级血液毒性反应，48% 的患者有 3~4 级皮肤毒性反应，35% 的患者有 3~4 级胃肠道毒性反应[11,39]。再次，令人关切的是急性治疗相关毒性的高发生率可能会导致意想不到的治疗中断，从而降低治疗的效果[9]。

IMRT 的临床经验已经证明它可以减少放疗的毒副作用。芝加哥大学的一项研究评估了 17 例 IMRT 治疗的患者，所有患者出现急性 2 级皮炎，即肛周及臀部区域的湿性脱皮反应。9 例患者出现急性 2 级胃肠道毒性反应，出现容易控制的腹泻，需要解痉治疗。没有患者出现 3 级或 4 级不良反应[12]。其他研究也证明了使用 IMRT 治疗可减少毒副作用，见表 3.3.1。

基于这些研究，IMRT 似乎可以减少肛管癌患者的急性毒性反应，应该考虑将其作为肛管癌治疗的新标准。然而，勾画轮廓结构时必须谨慎。RTOG 0529 研究使用实时质量保证，81% 的患者治疗之前接受模拟计划[17,40]。

表 3.3.1 肛门癌 IMRT 治疗临床研究汇总

作者	病例数	同期 CRT 方案	区域内非相关淋巴结剂量(Gy)	肿瘤/阳性淋巴结剂量(Gy)	平均随访时间(月)	毒性反应	治疗中断时间	预后
Salama 等[13]	53	MMC/5-FU(90%) 5-FU 或 5-FU/ CDDP(10%)	45/25 次	51.5	14.5	3+级 GI:15% Derm:38% 4级 Heme:58%	42%中位期 4 天	18 个月 CFS:34% OS:93% LRC:34% FFDF:93%
Pepek 等[14]	31 例鳞癌,47 例肛管癌和肛周皮肤癌	MMC/5-FU(62%) 其他化疗(27%)	45/25 次	54	19(SCC)	3+级 GI:16%(N/V/D) Deme:30% 3+级 Heme:30%	18%中位期 5 天	2 年(SCC) CFS:91% OS:100% LRC:95% FFDF:100%
Kachnic 等[15]	43	MMC/5-FU(81%) 5-FU 或 5-FU/ CDDP(19%)	T2N0:42 (1.5Gy/次) T3~T4N0~N3:45 (1.5Gy/次) 剂量修饰	T2N0:50.4 (1.8Gy/次)LN> 3cm,给予 T3~T4N0~N3:54 (1.8Gy/次) LN≤3cm,50.4	24	3+级 GI:7% Derm:10% 3+级 Heme:51%	40%中位期 2 天	2 年 CFS:90% OS:94% LRC:95% FFDF:92%
Bazan 等[16]	29	MMC/5-FU(81%) 5-FU/CDDP(13%)	低危 PTV:40 (1.6Gy/次) 中危 PTV:45 (1.8Gy/次) 剂量修饰	54	32	3+级 GI:7% Derm:21% 3+级 Heme:21%	34%中位期 1.5 天	3 年 CFS:91% OS:88% LRC:92% FFDF:84%
Kachnic 等 (RTOG 0529)[17,18,40] Red journal 2012	52	MMC/5-FU(100%)	T2N0:42 (1.5Gy/次) T3~T4N0~N3:45 (1.5Gy/次) 剂量修饰	T2N0:50.4 (1.8Gy/次)LN> 3cm,给予 T3~T4N0~N3:54 (1.8Gy/次) LN≤3cm,50.4	23	3+级 GI:21% Derm:23% 3+级 Heme:73%	可用数据库中 NR	2 年 CFS:86% OS:88% LRC:77% (仅限数据库)

5-FU,氟尿嘧啶;CDDP,顺铂;CFS,结肠造口术后无瘤生存;CRT,放化疗;Derm,皮肤病学;DFS,无病生存;FFDF,无远处失败;GI,胃肠道;Gy,戈瑞;Heme,血液学;LN,淋巴结;LRC,局部控制;MMC,丝裂霉素 C;NR,未报道;NV/D,恶心、呕吐、腹泻;OS,总生存;PFS,无进展生存;PTV,计划靶区;SCC,鳞状细胞癌。

Wright 等对 180 例使用传统的放射治疗失败的肛管鳞状细胞癌患者进行量化研究,发现 45 例患者局部区域治疗失败,78%发生在原发灶 (56%仅局部复发,22%局部和区域复发),22%区域治疗失败[19]。另一项 Das 等完成的研究显示, 局部-区域治疗失败的区域涉及肛门或直肠。 治疗失败的另一个问题是患者骶前和髂总淋巴结引流区照射野上缘被放置在骶髂关节的底部[20]。

在 Wright 的研究中,20 例患者有复合的区域复发,8 例复发在腹股沟淋巴结,其中 4 例临床淋巴结阴性,4 例临床阳性, 共占区域治疗失败患者的 40%。腹股沟淋巴结复发可能是非常表浅的,意味着腹股沟血管需要外放边界直到皮下[19]。在 Das 的研究中,18 例局部-区域治疗失败的患者中,只发生 1 例腹股沟淋巴结治疗失败,但患者接受了 55Gy 较高剂量的大体淋巴结照射, 而 Wright 的研究只给予了 45~50.4 Gy 的剂量[20]。4 例患者髂总淋巴结复发,均为 T3 期,其中 3 例淋巴结阳性,所以建议对于 cT3、cT4 期或淋巴结阳性的患者,髂总淋巴结应该被包括在 CTV 内。髂内和髂外淋巴结以及骶前区域,在所有的情况下都必须被包括在 CTV 内。肛周区域的复发也是比较常见的,因此强调肿瘤边缘和肛周 2cm 的外放边界是必需的, 即使这会对生殖器剂量约束带来困难[19]。T 分期越晚的局部-区域复发的可能性就越大,需要尽可能提高原发灶和受侵犯淋巴结的照射剂量[20]。

综上所述,精心设计的 IMRT 治疗计划对于肛管癌(ACC)是安全的,与 3D-CRT 具有同等的治疗效果,有利于减少急性毒性反应。了解失败的治疗模式对于精确地勾画放疗靶区以及避免错误地外放边界是至关重要的。近期发表的 RTOG 0529 2 期研究,对 IMRT 治疗进行了评估, 显示采用 DP-IMRT 治疗可以显著减少73%的 2 级急性血液学不良事件(AE),(9811 为 85%,*P*=0.032);21%的 3 级胃肠道不良事件(9811 为 36%,*P*=0.0082);23%的 3 级皮肤不良反应(9811 为 49%,*P*<0.0001)[17,40]。

鉴于现有的数据和疗效,推荐将 IMRT 用于肛管癌患者,因为它可使所有年龄和性别的患者获益,通过减少骨髓、股骨头、生殖器和皮肤的剂量以帮助减轻急性副作用和潜在的长期毒性。

放疗同期化疗选择 5-FU 和 MMC 还是 5-FU 和顺铂?

由于 MMC 有高血液学毒性,多数 2 期临床研究[21-24]已经把顺铂作为一个可能的放射增敏剂来联合 5-FU 和放疗协同, 这个问题由 RTOG 98-11 研究提出。RTOG 98-11 是一项 3 期随机临床研究, 对标准的 CRT,MMC、5-FU 联合放射治疗(n=324)与两个周期的诱导化疗后行顺铂和 5-FU 的 CRT 治疗的疗效进行对比[11,39]。最初的报道显示,5 年总生存率(OS)、5 年局部-区域复发率和远处转移率无显著差异;然而,以丝裂霉素(10%)为基础的治疗中,结肠造口术的累积率显著少于以顺铂为基础(19%)的治疗。丝裂霉素为基础的治疗确实有严重的血液毒性[11,39]。这项试验被批评的是诱导治疗中顺铂/5-FU 的部分, 没有进行顺铂或丝裂霉素联合放疗的直接比较。目前尚不清楚, 延迟开始放疗的时间是否会导致较差的预后, 如治疗时间延长至 56 天,尤其如果患者对这种诱导化疗方案没有治疗反应[25]的情况下。

英国的肛管癌临床研究(ACT Ⅱ)作为摘要发表于 2009 年美国临床肿瘤学会(ASCO),是一项 3 期临床研究,评估了是否用顺铂(n=469)代替 MMC(n=471)可以提高 CR 率,以及是否 CRT 后行两周期维持化疗或不再进行额外治疗可减少复发。使用丝裂霉素会导致更高的 3 级或以上的血液学毒性反应发生率(丝裂霉素 25%比顺铂 13%)、完全缓解率(95%)、无复发生存率(RFS)(3 年 75%)、总生存率,以及造口手术的使用率是有差异的。维持化疗并不能改善预后。作者的结论是 5-FU 和 MMC 联合放疗仍然作为标准治疗[26]。因此，顺铂应该有选择性地只用于有可能会产生明显血液学毒性反应的患者，例如有艾滋病/艾滋病相关并发症或者既往有艾滋病并发症(如恶性肿瘤、机会性感染)的患者。因为有免除结肠造口术和总生存率的获益，在更新的 RTOG 98-11 指南建议，使用 MMC 而非顺铂作为放射增敏剂，与放疗联合用于肛管癌的治疗。

如果患者是 HIV 阳性，是否要采取不同的治疗？

对于 HIV 阳性的肛管癌患者，可以安全有效地进行 CRT 治疗。对 HIV 阳性的患者行 CRT 的顾虑主要源于治疗过程中的毒性，特别是血细胞计数降低，或治疗过程中可能发生的机会性感染，以及艾滋病患者由于免疫抑制对治疗相关毒性的恢复能力较差。

通过使用高活性抗反转录病毒疗法(HAART)，CRT（即使 CD4 计数低于 200/mL）可以安全地给予 HIV 阳性患者常规治疗剂量，达到与 HIV 阴性患者相似的完全缓解率[27-29]。然而，对于 CD4 计数为 200/mL 或以下的患者，治疗带来的相关并发症可能需要延长治疗间隔时间[30]。对于低 CD4 计数，没有采用高活性抗反转录病毒疗法的这一类患者，可以考虑降低化疗剂量，不使用丝裂霉素，或给予较低剂量治疗(30Gy)[31]。

另一项由 Oehler-Janne 等完成的研究，比较了 HIV 阴性与 HIV 阳性的肛管癌患者，HIV 阳性患者能够接收标准的 CRT，与 HIV 阴性患者相比，具有良好的完全缓解率和类似的 5 年总生存率，但 HIV 阳性患者死亡的主要原因还是肛管癌。局部控制和长期保留肛门括约肌仍存在问题。坚持标准治疗常常受困于 HIV 阳性患者没有获得最佳的治疗(放疗间隔时间长，剂量更低，以丝裂霉素为基础的化疗减

少)，此外，由于疾病进展，HIV 阳性患者可能更需要进行腹股沟区域放疗，这会带来更多的毒性反应。

综上所述，现有的数据支持 HIV 阳性患者行 CRT。似乎 HIV 阳性与 HIV 阴性患者预后基本类似，但有较大的毒性和复发的概率。IMRT 也许适合这一类人群，它有潜在的降低急性副反应的作用，使 CRT 的耐受性更好。

基于 CD4 计数和患者一般情况，如果可能的话，对于 HIV 阳性患者，我们倾向于使用 CRT，包括 IMRT、MMC 和 5-FU。高活性抗反转录病毒疗法也应该采用。如果患者 CD4 计数处于 200/mL 的临界值或更低，可以使用顺铂取代 MMC，或减少化疗药物的剂量。对于可疑中性粒细胞处于低阈值的患者，在 CRT 期间每周检测血细胞计数，特别是 HIV 阳性的患者。

对于原发病灶和可触及的腹股沟淋巴结最终剂量应该给多少？

参照 RTOG 98-11 指南，对于 T1N2M0 期肛管癌患者，如果采用标准的 3D-CRT 治疗，原发灶的最终剂量应该达到 55~59Gy，阳性淋巴结剂量应提高到 55~59Gy。如果使用 IMRT 技术，参照 RTOG 0529 指南，采用剂量修饰技术，阳性淋巴结应接受 50.4Gy 常规分割，共 30 次，原发灶应该接受 54Gy 的照射，每次 1.8Gy。依据 RTOG 0529 的规范采用剂量修饰技术的 IMRT 治疗（图 3.3.1）。模拟定位倾向于采取仰卧位，因为骨盆倾斜度、骶前区域和腹股沟的体位重复性最好。患者在模拟定位过程中接受口服和静脉注射造影剂，并制作固定模具。对于腹股沟淋巴结转移的患者，双腿采用蛙腿的体位。建议使用在体剂量测定(热释光或二极管)，以确保治疗的精度在计算剂量的 20% 以内。如果剂量低于处方剂量，可能在治疗计划中要进行剂量追加，并进行二次在体剂量测定以验证。

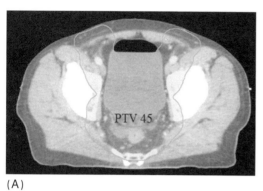 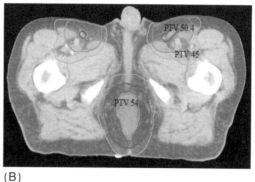

(A)　　　　　　　　　　　　　　(B)

图 3.3.1　参照 RTOG 0529 的剂量修饰 IMRT。代表性的数据来自 cT3N3M0 ⅢB 期肛管鳞状细胞癌。上述数据显示的是计划靶区(PTV)。图 A 显示的是 PTV45(蓝色覆盖区),照射所有选择的淋巴结,包括腹股沟、直肠系膜、骶前、直肠周围和髂内/外淋巴结。图 B 显示的是 PTV 50.4 的区域(绿色覆盖区),它包括受侵犯的双侧腹股沟淋巴结。PTV54 的区域(红色覆盖区)包括肛管原发灶。PTV45 也有所表示(蓝色覆盖区)。(见彩图)

学术评论

Karyn A. Goodman

　　肛管癌治疗是 CRT 成功保留器官的例子。一例 cT1N2 期肛管癌女性患者,有联合同步化疗和盆腔放疗的一个极好的机会治愈肿瘤;然而,急性和晚期毒性反应是非常明显的。为了尽量减少治疗对生活质量的长期影响,我们应用多种影像诊断和治疗计划以更好地优化盆腔放疗技术,并采取治疗后的干预措施,以解决潜在的晚期治疗副作用。

　　前期准备工作包括胸部/腹部/盆腔的基线期 CT,常规试验室检查,由于患者有直肠出血史,检查要包括血红蛋白检查。我们会让所有的患者接受结直肠外科医生的刚性直肠镜或乙状结肠镜检查以及经直肠超声检查,以评估病变的大小,并确定有无直肠周围淋巴结肿大,以完善我们的临床分期评估。外科医生也参与了这些患者治疗后的密切随访,所以基线检查是必不可少的,目的是为了与治疗后的检查结果进行对比。我也经常对任何可触及的腹股沟肿大淋巴结进行细针穿刺抽吸,以确定肿大的淋巴结是否有活性,或获得鳞癌细胞转移

的证据,因为临床影像学检查和 CT 检查的作用是有限的,并且是否有淋巴结转移影响到患者的治疗决策和预后。PET/CT 检查不是肛管癌分期的标准检查,但它对治疗计划可能非常有帮助,能够提高原发肿瘤勾画的准确性,以及确定潜在的阳性淋巴结。然而,PET/CT 检测的特异性是 83%,而用于检测转移性腹股沟淋巴结的阳性预测值只有 43%[6],所以 PET 阳性腹股沟淋巴结应该由细针穿刺活检进一步确认。我经常对事先没有经过 PET/CT 扫描的患者行 PET/CT 的模拟定位。

　　肛管癌的放射治疗计划已经从 RTOG 98-11 研究描述的标准二维前后–后前照射或者是三维四野的计划发展到采用 IMRT 技术的以解剖学为基础的适形计划。在 MSKCC 肿瘤中心,所有的患者,包括男性和女性肛管癌患者,我们都采用 IMRT 治疗,以减少盆腔正常组织的照射剂量,特别是小肠、膀胱、外生殖器、女性的阴道、股骨头和盆骨。RTOG 0529 研究很好地展示了对比 RTOG 98-11 研究常规盆腔放疗的毒性反应,采用 IMRT 技术显著的减轻了 3 级或以上的急性胃肠道反应以及皮肤毒性反应[17,40]。为了进一步降低肠道剂量,在治疗时要充盈患者的膀胱并采取俯卧位。正因

为我们已经开始使用 IMRT 计划来治疗肛管癌，我们的胃肠道和皮肤毒性已经显著减少，不再会出现因为这些毒性反应而发生治疗中断的情况。但是，我们仍然会有与 MMC 血液毒性相关的治疗中断。这通常在 $10mg/m^2$ 的MMC 给药后 14 天左右发生。尽管 MMC 的血液学毒性是相当可观的，但是我们忽视了采用 MMC 方案化疗有较好的无造口生存率[33]。此外，以顺铂代替 MMC 的 2 期随机临床研究并未发现结果的改善[26,34]，可能与在一个 3 期随机研究中的描述的较高的造口率有关[2]。因此，尽管我们参照 CALGB 2 期研究已经在MSKCC 使用顺铂和 5-FU 的诱导化疗随后同期行 MMC/5-FU 盆腔放疗治疗肛门癌多年，当 RTOG 98-11 研究结果被报道，我们又回到了标准的 5-FU $1000mg/m^2$ 持续静脉输注同时静脉输注 MMC $10mg/m^2$ 的化疗方案。

如果这个患者是 HIV 阳性，并已进行 HAART 治疗，她的 CD4 细胞计数大于 200/mL，病毒负荷低或测不出，我会对其采用与其他肛管癌患者同样的治疗，但我们会对她的血细胞计数保持高度警惕，检测其中性粒细胞计数是否减少，并且降低采用粒细胞刺激因子治疗的阈值。但是，如果她的 HIV 感染没有得到很好的控制和（或）她的 CD4 计数低于 200/mL 时，我会与治疗 HIV 的感染专业的医生协商考虑是否调整用药。我们采取低剂量的 5-FU，不使用 MMC，而采用顺铂替代，参照艾滋病恶性肿瘤协会临床研究的方案对于 HIV 相关的肛管癌，采用顺铂联合 5-FU 和西妥昔单抗的同期盆腔放疗[35]。

放疗剂量是肿瘤分期决定的。在 MSKCC，我对盆腔和腹股沟淋巴结非选择性地给予 1.8Gy/次，总量 45Gy 的照射，而不是在 30.6Gy 后仅仅照射真骨盆。采用 IMRT 治疗，肠道可以更有效地得到保护，这在几个剂量学研究中已经得到证实[12]，因此全剂量 45Gy 照射盆腔淋巴结的毒性可以相对减小。对于早期患者，

RTOG 0529 研究使用更低的分次剂量（1.6Gy）照射盆腔淋巴结，在选择性地照射淋巴结时，我仍然坚持对所有患者采用标准的 1.8Gy/次的放疗。对于 T1 期的原发肿瘤，我会采用 50Gy，2Gy/次的方案对原发灶进行高量照射。如果患者肿瘤为 2cm 或以上，我会进行 3 次 6Gy 的剂量追加。对于原发肿瘤为 T1 期，同时又有腹股沟淋巴结转移的患者，我通常采用 2.12Gy/次照射淋巴结，25 次分割，总量 53Gy 的高量照射，同时对于原发灶给予 2Gy/次，总量 50Gy 的照射。如果原发灶给予 2Gy/次，总量 56Gy 的照射，我会给予阳性淋巴结 2Gy/次，总量 56Gy 的照射，并给予 6Gy 局部的剂量追加。

随后患者将接受我和另一位外科医生的数字化影像检查、肛门镜，以及直肠镜/超声内镜检查。如果费用没有问题，治疗完成后随访进行 PET/CT 检查，每 3 个月一次，胸部、腹部和盆腔 CT 每年检查一次。我们建议所有的女性患者使用阴道扩张器，我们目前正在研究女性使用这些扩张器的合理性。我们也建议女性患者行骨质密度扫描和维生素 D 水平检查，特别是既往有骨质疏松症的患者。我们建议对所有患者进行维生素 D 和钙的补充，以降低辐射诱导的骶骨不全性骨折的风险。

社区医生评论

Sameer Keole

PET/CT 或 CT 对于分期是否是必要的？

我们的实践标准是是否需要将 PET/CT 扫描作为肛管癌分期和后续治疗的依据。虽然 CT 对肛管癌的作用是公认的，同时也被用作标准检查，但 PET 扫描的作用尚不明确，也没有得到前瞻性研究的证实[1]。似乎 PET 扫描联合 CT 扫描将提高识别淋巴结的灵敏度，特别

是在腹股沟区域[4]。这样做的好处是可能会使HIV阳性的患者获益更多。此外,PET扫描可以改变很大一部分患者的治疗和放疗射野[2]。

应该采取哪种盆腔放疗技术,IMRT还是三维适形放疗?

3D-CRT 是目前肛管癌的标准放疗技术,对比 2D RT,它在降低毒性反应的同时并不影响局部控制率[36]。尽管有这样的进步,毒性反应仍然较常见,有时会造成患者的治疗中断,降低局部控制。IMRT 治疗能够在给予同样剂量的情况下尽量减少毒性反应。在一些早期的报道中提到了 IMRT 取得了很好的效果 [13~16]。RTOG 0529 是一项 2 期临床研究,目的是评估剂量修饰的 IMRT 治疗联合 5- FU 和 MMC 降低毒性反应和放疗在肛管癌治疗中的价值。这个临床研究得出的重要的早期结论是,近 81% 的患者放疗计划在具体实施前需要经过中心审查[17,40]。我们治疗组的现行标准在不断改进,但是近些年来,我们常在使用 IMRT 技术来治疗肛管癌。我们参照 RTOG 靶区勾画标准(在线网址 www.rtog.org),以帮助定义淋巴结体积。最近,我们用质子放疗治疗一例 T2N0 期男性患者,试图减少急性毒性反性。使用质子放疗技术,对比 IMRT 技术,在靶区体积相同的情况下可以减少 60% 的小肠剂量和 40% 的膀胱剂量。一项 2 期临床研究正在进行,以进一步研究质子治疗在肛管癌治疗计划设计中的作用。

如果患者是一位老年男性,IMRT治疗是否是必需的吗?

年龄、体能状态,或伴发疾病不会影响我们选择给予放射治疗。鉴于现有的数据以及较少的毒性反应,如果患者有保险支付,我会对所有患者实施 IMRT 治疗。

放疗同期化疗选择 5-FU 和 MMC还是 5-FU 和顺铂?

采用 MMC 还是顺铂是很多医生面对的两难选择。RTOG 98-11 研究的目的就是要回答这个问题,诱导化疗采用顺铂而不采用 MMC,使得结论难以解释[11,39]。在 RTOG 98-11 研究中,在顺铂治疗组有较高的局部复发率(33%比 25%)和结肠造口率(19%比 10%)。但是问题在于我们不清楚顺铂组的不良预后是否是由药物造成还是诱导治疗本身。RTOG 98-11最近公布的长期结果显示,放疗+5-FU/ MMC与放疗+5-FU/顺铂相比,DFS 和 OS 有令人满意的改善。明确将 5-FU/ MMC 作为化疗的标准方案。在 ACT Ⅱ期研究中,仅有 2009 年ASCO 会议上报道的一个摘要,是一个 2×2 设计的随机研究[26]。第一个随机研究是 MMC 与顺铂的比较。第二个随机研究是 CRT 之后不维持化疗与两周期的 5-FU 和顺铂化疗的比较。在这项研究中,MMC 和顺铂的完全缓解率相当(MMC 94%,顺铂 95%,3 年)。接受顺铂化疗的患者发生 3 级或更高的血液学毒性(12%比 25%,$P<0.001$)的概率较低。患者也没有从维持化疗中获益。回顾这两项临床研究,可以肯定诱导治疗或维持化疗在肛管癌的治疗中是没有什么作用的,而且任何形式的化疗都应该与放疗联合。顺铂代替 MMC 是合理的,并且有可能用作标准治疗方案。在我们机构,我们的多学科团队仍然选择标准的 MMC 与5-FU 联合使用。也许接下来的问题将是用口服卡培他滨代替 5-FU 的方案。至少有一项研究报道证明了这种方案的可行性[37]。然而,到目前为止,在肛管癌的 CRT 治疗中,很难证实用卡培他滨代替 5-FU 是可行的,仍需要持续地研究。

如果患者为 HIV 阳性，是否需要不同的治疗？

HIV 感染情况本身并不会影响我们的治疗方案。对于 HIV 阳性的患者，我们会仔细检查患者的一般状况和 CD4 阳性细胞计数，作为早期的数据，这些参数可能与患者的预后相关[113]。近期的一系列研究显示，患者的 CD4 阳性细胞计数并不总是与患者对治疗的耐受性以及预后相关[29,38]。目前我们的做法是确保 HIV 阳性的患者接受 HAART 治疗，包括治疗患者本身的其他感染性疾病和(或)患者初始治疗团队对其进行多学科团队治疗管理。根据具体病例的情况，在 HIV 阳性患者的治疗中，我们可以降低标准使用 IMRT 和顺铂而非 3D-CRT 和 MMC。

对于可触及的腹股沟淋巴结是否需要活检？

由于影像学检查的不确定性以及阳性腹股沟淋巴结对于治疗方案的影响，我们建议对淋巴结进行活检。我们医院很幸运地拥有专业的结直肠外科医生、介入放射科医生以及多学科胃肠道肿瘤团队可以对病例进行讨论，并由易到难地实施专业的治疗方案。简单来说，腹股沟淋巴结活检可以很容易地完成，而我们所期望的是通过专业人员操作能尽可能降低并发症。此外，如果淋巴结呈现高 FDG 表现，并且活检结果不能及时得到，只要正常组织剂量限值可以接受，我通常针对阳性淋巴结给予治疗。

对于原发灶和可触及的腹股沟淋巴结，最终照射剂量应该给予多少？

参照 RTOG 0529 和 RTOG 98-11 研究，PTV 的剂量应为 54~59.4Gy，阳性淋巴结体积剂量应为 50.4~59.4Gy（主要取决于大小），临床阴性盆腔淋巴结的剂量在 45~50.4Gy，对于残留病灶可进行选择性照射。当使用 IMRT 治疗时，我们参照 RTOG 0529 的靶区定义，但我们不使用剂量修饰技术。我们使用 1.8Gy 的常规分割照射，对于孤立的病灶需要进行剂量追加。对于这种患者，我们给予原发肿瘤最低 54Gy 的处方剂量，阳性淋巴结加上外扩边界给予 50.4Gy，其余的盆腔淋巴结和腹股沟淋巴结给予 45Gy。主治医生有权视情况增加剂量，主要依据患者对治疗过程中的并发症的耐受性对靶区剂量进行适当追加。在治疗进行几周而不是治疗初始做出这样的决定是合理的。

编者注

Joseph M. Herman

所有三种观点对于治疗肛管癌使用 IMRT 的意见是一致的，尤其对于要将腹股沟淋巴结包括在照射野内。总剂量和分次剂量可能会有所不同，不同的意见也都在标准治疗方案的范围之内。如果使用 IMRT 治疗（参照 RTOG 0529），我赞成行 PET/CT 检查，以确保出现的所有可疑盆腔淋巴结被包含在最终的 PTV 范围之内。如果有任何腹股沟淋巴结肿大经 PET-CT 检查不能确定为转移，我会进行穿刺活检，因为明确诊断会导致给予这个区域更高的照射剂量，并带来更高的短期和长期毒性风险。鉴于更新的 RTOG 98-11 研究，与放疗联合的标准化疗应该是 5-FU 和 MMC，尽管 5-FU 和顺铂在特定的情况下也是合理的方案。HIV 阳性患者应接受 HAART 治疗并且参照标准治疗方案进行治疗，除非患者 CD4 细胞计数非常低，不能耐受 MMC 治疗和(或)患者的一般情况不耐受进一步的治疗。患者应该接受多学科团队的密切观察，并且参照 NCCN 指南接受必要的再分期。女性患者接受 CRT 后应该采取阴道扩张治疗和(或)性生活心理辅导。老年女性患者应该被告知有后续骨折的风险以及相应的预防措施。

（赵奇 周菊英 译）

参考文献

1. NCCN practice guidelines for anal cancer. 2011. www.nccn.org. Accessed July 1, 2011.
2. Winton E, Heriot AG, Ng M, et al. The impact of 18-fluorodeoxyglucose positron emission tomography on the staging, management and outcome of anal cancer. *Br J Cancer*. 2009;100:693–700.
3. Krengli M, Milia ME, Turri L, et al. FDG-PET/CT imaging for staging and target volume delineation in conformal radiotherapy of anal carcinoma. *Radiat Oncol*. 2010;5:10.
4. Cotter SE, Grigsby PW, Siegel BA, et al. FDG-PET/CT in the evaluation of anal carcinoma. *Int J Radiat Oncol Biol Phys*. 2006;65:720–725.
5. Trautmann TG, Zuger JH. Positron emission tomography for pretreatment staging and post-treatment evaluation in cancer of the anal canal. *Mol Imaging Biol*. 2005;7:309–313.
6. Mistrangelo M, Pelosi E, Bello M, et al. Comparison of positron emission tomography scanning and sentinel node biopsy in the detection of inguinal node metastases in patients with anal cancer. *Int J Radiat Oncol Biol Phys*. 2010;77:73–78.
7. Schwarz JK, Siegel BA, Dehdashti F, et al. Tumor response and survival predicted by post-therapy FDG-PET/CT in anal cancer. *Int J Radiat Oncol Biol Phys*. 2008;71:180–186.
8. Kidd EA, Dehdashti F, Siegel BA, Grigsby PW. Anal cancer maximum F-18 fluorodeoxyglucose uptake on positron emission tomography is correlated with prognosis. *Radiother Oncol*. 2010;95:288–291.
9. Ben-Josef E, Moughan J, Ajani JA, et al. Impact of overall treatment time on survival and local control in patients with anal cancer: A pooled data analysis of Radiation Therapy Oncology Group trials 87-04 and 98-11. *J Clin Oncol*. 2010 Dec 1;28:5061–5066.
10. Menkarios C, Azria D, Laliberte B, et al. Optimal organ-sparing intensity-modulated radiation therapy (IMRT) regimen for the treatment of locally advanced anal canal carcinoma: A comparison of conventional and IMRT plans. *Radiat Oncol*. 2007;2:41.
11. Ajani JA, Winter KA, Gunderson LL, et al. Fluorouracil, mitomycin, and radiotherapy vs fluorouracil, cisplatin, and radiotherapy for carcinoma of the anal canal: A randomized controlled trial. *JAMA*. 2008;299:1914–1921.
12. Milano MT, Jani AB, Farrey KJ, et al. Intensity-modulated radiation therapy (IMRT) in the treatment of anal cancer: Toxicity and clinical outcome. *Int J Radiat Oncol Biol Phys*. 2005;63:354–361.
13. Salama JK, Mell LK, Schomas DA, et al. Concurrent chemotherapy and intensity-modulated radiation therapy for anal canal cancer patients: A multicenter experience. *J Clin Oncol*. 2007;25:4581–4586.
14. Pepek JM, Willett CG, Wu QJ, et al. Intensity-modulated radiation therapy for anal malignancies: A preliminary toxicity and disease outcomes analysis. *Int J Radiat Oncol Biol Phys*. 2010 Dec 1;78:1413–1419.
15. Kachnic LA, Tsai HK, Coen JJ, et al. Dose-painted intensity-modulated radiation therapy for anal cancer: A multi-institutional report of acute toxicity and response to therapy. *Int J Radiat Oncol Biol Phys*. 2012 Jan 1;82(1):153–158.
16. Bazan JG, Hara W, Hsu A, et al. Intensity-modulated radiation therapy versus conventional radiation therapy for squamous cell carcinoma of the anal canal. *Cancer*. 2011 Aug 1;117(15)3342–3351.
17. Kachnic LA, Winter KA, Myerson R, et al. RTOG 0529: A phase II evaluation of dose-painted IMRT in combination with 5-fluorouracil and mitomycin-C for reduction of acute morbidity in carcinoma of the anal canal. In: *ASTRO*. Chicago, IL: International Journal of Radiation Oncology Biology Physics; 2009. p. S5.
18. Kachnic LA, Winter KA, Myerson R, et al. Early efficacy results of RTOG 0529: A phase II evaluation of dose-painted IMRT in combination with 5-Fluorouracil and mitomycin-C for the reduction of acute morbidity in carcinoma of the anal canal. In: *ASTRO*. San Diego, CA: International Journal of Radiation Oncology Biology Physics; 2010. p. S55.
19. Wright JL, Patil SM, Temple LK, et al. Squamous cell carcinoma of the anal canal: Patterns and predictors of failure and implications for intensity-modulated radiation treatment planning. *Int J Radiat Oncol Biol Phys*. 2010 Nov 15;78:1064–1072.
20. Das P, Bhatia S, Eng C, et al. Predictors and patterns of recurrence after definitive chemoradiation for anal cancer. *Int J Radiat Oncol Biol Phys*. 2007;68:794–800.
21. Martenson JA, Lipsitz SR, Wagner H Jr, et al. Initial results of a phase II trial of high dose radiation therapy, 5-fluorouracil, and cisplatin for patients with anal cancer (E4292): An Eastern Cooperative Oncology Group study. *Int J Radiat Oncol Biol Phys*. 1996;35:745–749.
22. Gerard JP, Ayzac L, Hun D, et al. Treatment

of anal canal carcinoma with high dose radiation therapy and concomitant fluorouracil-cisplatinum. Long-term results in 95 patients. *Radiother Oncol.* 1998;46:249–256.

23. Peiffert D, Giovannini M, Ducreux M, et al. High-dose radiation therapy and neoadjuvant plus concomitant chemotherapy with 5-fluorouracil and cisplatin in patients with locally advanced squamous-cell anal canal cancer: Final results of a phase II study. *Ann Oncol.* 2001;12:397–404.

24. Hung A, Crane C, Delclos M, et al. Cisplatin-based combined modality therapy for anal carcinoma: A wider therapeutic index. *Cancer.* 2003;97:1195–202.

25. Abbas A, Yang G, Fakih M. Management of anal cancer in 2010. Part 2: Current treatment standards and future directions. *Oncology.* 2010 Apr 30;24:417–424.

26. James R, Wan S, Glynne-Jones R, et al. A randomized trial of chemoradiation using mitomycin or cisplatin, with or without maintenance cisplatin/5FU in squamous cell carcinoma of the anus (ACT II). In: *ASCO.* Chicago, IL: ASCO; 2009.

27. Blazy A, Hennequin C, Gornet JM, et al. Anal carcinomas in HIV-positive patients: High-dose chemoradiotherapy is feasible in the era of highly active antiretroviral therapy. *Dis Colon Rectum.* 2005;48:1176–1181.

28. Fraunholz I, Weiss C, Eberlein K, et al. Concurrent chemoradiotherapy with 5-fluorouracil and mitomycin C for invasive anal carcinoma in human immunodeficiency virus-positive patients receiving highly active antiretroviral therapy. *Int J Radiat Oncol Biol Phys.* 2010 Apr;76:1425–1432.

29. Seo Y, Kinsella MT, Reynolds HL, et al. Outcomes of chemoradiotherapy with 5-Fluorouracil and mitomycin C for anal cancer in immunocompetent versus immunodeficient patients. *Int J Radiat Oncol Biol Phys.* 2009;75:143–149.

30. Hoffman R, Welton ML, Klencke B, et al. The significance of pretreatment CD4 count on the outcome and treatment tolerance of HIV-positive patients with anal cancer. *Int J Radiat Oncol Biol Phys.* 1999;44:127–131.

31. Peddada AV, Smith DE, Rao AR, et al. Chemotherapy and low-dose radiotherapy in the treatment of HIV-infected patients with carcinoma of the anal canal. *Int J Radiat Oncol Biol Phys.* 1997;37:1101–1105.

32. Oehler-Janne C, Huguet F, Provencher S, et al. HIV-specific differences in outcome of squamous cell carcinoma of the anal canal: A multicentric

cohort study of HIV-positive patients receiving highly active antiretroviral therapy. *J Clin Oncol.* 2008;26:2550–2257.

33. Flam M, John M, Pajak TF, et al. Role of mitomycin in combination with fluorouracil and radiotherapy, and of salvage chemoradiation in the definitive nonsurgical treatment of epidermoid carcinoma of the anal canal: Results of a phase III randomized intergroup study. *J Clin Oncol.* 1996;14:2527–2539.

34. Conroy T, Ducreux M, Lemanski C, et al. Treatment intensification by induction chemotherapy (ICT) and radiation dose escalation in locally advanced squamous cell anal canal carcinoma (LAAC): Definitive analysis of the intergroup ACCORD 03 trial (abstr 4035). *J Clin Oncol.* 2009;27(Suppl):15.

35. AIDS Consortium Trial. Retrieved from http://www.clinicaltrials.gov/ct2/show/NCT00324415?term=aids+consortium+anal+cancer&rank=4

36. Vuong T, Kopek N, Ducreut M, et al. Conformal therapy improves the therapeutic index of patients with anal canal cancer treated with combined chemotherapy and external beam radiotherapy. *Int J Radiat Oncol Biol Phys.* 2007;67(5):1394–1400.

37. Glynne-Jones R, Meadows H, Wan S, et al. EXTRA–a multicenter phase II study of chemoradiation using a 5 day per week oral regimen of capecitabine and intravenous mitomycin C in anal cancer. *Int J Radiat Oncol Biol Phys.* 2008;72(1):119–126.

38. Edelman S, Johnstone PA. Combined modality therapy for HIV-infected patients with squamous cell carcinoma of the anus: outcomes and toxicities. *Int J Radiat Oncol Biol Phys.* 2006;66(1):206–211.

39. Gunderson LL, Winter KA, Ajani JA, et al. Long-term update of US GI intergroup RTOG 98-11 phase III trial for anal carcinoma: Survival, relapse, and colostomy failure with concurrent chemoradiation involving fluorouracil/mitomycin versus fluorouracil/cisplatin. *J Clin Oncol.* 2012 Nov 13. [Epub ahead of print]

40. Kachnic LA, Winter K, Myerson RJ, et al. RTOG 0529: A phase 2 evaluation of dose-painted intensity modulated radiation therapy in combination with 5-fluorouracil and mitomycin-C for the reduction of acute morbidity in carcinoma of the anal canal. *Int J Radiat Oncol Biol Phys.* 2012 Nov 12. pii: S0360-3016(12)03601-2. doi: 10.1016/j.ijrobp.2012.09.023. [Epub ahead of print].

第 **4** 章

▪ 妇科肿瘤 ▪

William Small, Jr.

■ 病例 1 ■

不能手术的子宫内膜癌的治疗

临床问题

肥胖逐渐成为美国社会的一种常见疾病。同时,肥胖往往会伴发一些医学疾病,使肥胖患者成为手术并发症的高危人群。其中,子宫内膜癌与肥胖密切相关;随着肥胖患者的增多,子宫内膜癌患者的人数也在增加。受肥胖并发症的影响,不能手术切除的子宫内膜癌越来越多。此外,由于一些医学并发症的存在,不能手术的正常体重的子宫内膜癌患者也在增加。由于这些所谓的"不能手术切除"的子宫内膜癌患者逐渐增多,放射治疗就成为这些不能手术患者的主要治疗手段。

临床病例

一例 52 岁老年子宫内膜癌患者,体重 350 磅(约 158.8kg),身高 4 英尺 10 英寸(约 147.3cm),有阴道出血,病理活检阳性,组织学分级为 1 级。患者有高血压和糖尿病病史。患者的妇科医生认为该患者不能行外科手术治疗,建议行放射治疗作为她的主要治疗方法。

治疗决策

- 该患者是否应该咨询妇科肿瘤专家?
- 该患者是否应行激素治疗?
- 如果行放射治疗,是否行外照射(EBRT)?
- 该患者是选择行 IMRT 治疗还是近距离放射治疗?
- 如果行近距离放疗,你具体怎么做?

主要观点

Jessica Hunn, David K. Gaffney

治疗策略

良性和恶性子宫内膜肿瘤患者在就诊时会遇到不同的专科医生。妇科肿瘤医生受过专业训练并且经验丰富。目前的实践指南建议,确诊为子宫内膜癌的患者应该请妇科肿瘤医生进行术前会诊和治疗。美国妇产科协会建议,妇科肿瘤医生的会诊对不能手术治疗的患者是有益处的[1]。一些回顾性分析的数据显示,由妇科肿瘤医生进行手术切除的子宫内膜癌患者预后较好,并且可以减少辅助治疗[2]。

在一个正常的月经周期中,类固醇激素控制着子宫内膜的周期变化。雌激素刺激子宫内膜腺样上皮细胞的增殖,孕激素抵抗这种雌激素效应[3]。雌激素增多或者孕激素减少都会打破这种平衡,导致子宫内膜肿瘤的发生。子宫内膜癌与长期雌激素的异常升高有关[4]。近几十年的研究证实,在动物身上使用大剂量的雌激素可以诱发子宫内膜增生和癌变[4]。最近更多的研究证实高雌激素假说,研究显示,暴露于外源性雌激素,没有孕激素拮抗会导致子宫内膜增生和肿瘤发生[5-7]。雌激素水平升高导致的子宫内膜癌被归类为 1 型子宫内膜癌,特征是组织学分级较低。此外,还发现恶性肿瘤激素受体阳性 1 型子宫内膜癌占子宫内膜癌的 70%~80%,早期患者预后好[3,9]。另一方面,2 型子宫内膜癌不是由雌激素刺激所致,组织学分级高,激素受体为阴性[8]。2 型子宫内膜癌恶性度较高, 有浆液性乳头状细胞癌和透明细胞癌,对激素治疗无反应,而且复发率较高,预后差[3,9]。

免疫组织化学分析显示,在早期低级别子宫内膜癌患者肿瘤标本中有雌激素受体(ER)和孕激素受体(PR)表达[10-12]。受体密度体现了机体对激素治疗的反应性[10,13]。在子宫内膜癌进展期,PR 表达通常会减低[14]。研究还显示,黄体酮通过抑制雌激素导致的分化良好的子宫内膜癌细胞聚集,影响肿瘤的完整性[14]。

综合治疗

子宫内膜腺癌患者的主要治疗方法是依据病理危险度,进行开腹手术/腹腔镜分期、经腹全子宫切除术、双侧输卵管切除术(BSO)和淋巴结清扫术[15,16]。在一些病例中,由于医疗条件差和潜在的不可接受的并发症和死亡率,不能行手术切除,必须考虑其他替代治疗方案[17]。围术期风险评估可用来评价可行的治疗方法的利弊[1]。合并有重度肥胖、糖尿病、高血压和心肺功能不全的患者被观察到有严重的或者致死性围术期并发症[18]。1 型子宫内膜癌患者常常合并有上述危险因素。

黄体酮长期用于激素依赖的子宫内膜癌患者的治疗[3]。黄体酮可以通过口服、胃肠外或者子宫内避孕器途径成功给药[19-22]。大部分文献和结论来自于想保持生育能力的妇女,然而这种单用黄体酮治疗的方法并不是一种标准治疗方法,这种治疗的方法之所以被支持是因为来自于单用黄体酮治疗成功的独立病例报道[23]。根据上述这些结论,对于早期用激素治疗可能成功的但不适合手术治疗的患者可以考虑单用黄体酮治疗。

在 1962 年, 应用黄体酮作为主要治疗方法第一次成功治疗了一例进展期或者复发的子宫内膜癌患者[24]。后来,Podratz 等在 155 例进展期或复发子宫内膜癌患者研究中发现, 促孕剂

可以诱导 11% 的患者有客观反应,这种反应率随着肿瘤分化程度的降低而减少,并且生存率与肿瘤细胞的分化程度密切相关[25]。经过黄体酮治疗,大约 70% 的子宫内膜癌患者的癌细胞形态发生了变化,发生这些变化是由于子宫内膜癌细胞表面表达孕激素受体[26]。在一篇文献综述中,PR 阳性的肿瘤患者对黄体酮治疗的累积临床反应率是 72%,而 PR 阴性者为 12%[12]。

把激素治疗作为子宫内膜癌的主要治疗方法的一个重要原因是患者的选择。激素治疗的首要标准是正确诊断,这个诊断是被病理医生确认的分化好的子宫内膜癌[27]。其他的标准包括:高分化癌;MRI 显示没有侵犯肌层;没有可疑的盆腔和腹主动脉旁淋巴结;没有合并卵巢肿瘤;无禁忌证;患者对激素治疗并不是标准治疗方法的理解、接受和知情同意,以及患者将遵守随访制度[28]。

下面对过去 40 年的小样本研究的结果进行了整理。2007 年的一篇文献综述显示,76%的患者对激素治疗有完全或者部分反应,其余 24% 的患者无反应。在有反应的患者中,66%的患者没有复发,34% 的患者有复发。已报道有 4 例经保守治疗死亡的患者[28]。激素治疗的平均时间是 6 个月,其中激素反应的平均时间是 12 周。复发的平均时间是 20 个月,大部分患者在复发时接受了标准的手术治疗[28]。

目前, 缺乏随机对照研究来估算子宫内膜癌激素治疗的有效性和可行性,同时也缺少一致性的治疗。大部分激素治疗使用甲羟孕酮(MPA)[16]。在一些小样本研究中也应用其他的孕激素药物,研究大部分在 1980 年以前进行。一个多中心的 2 期临床研究发现, 用 MPA 治疗子宫内膜癌和不典型增生可以获得 67% 的总 CR(55% 的患者为子宫内膜癌,82% 的患者为不典型增生)[29]。这些患者每天口服 600mg的 MPA 和低剂量的阿司匹林。治疗持续 26周,研究终点为原发病灶达到病理 CR。

最近, 应用黄体酮 IUD 给药模式已经成

为一种潜在治疗方法。这种方法的一个优点是,可以降低体内黄体酮的剂量,尤其适合那些不能忍受口服孕激素带来的一些副作用的女性。黄体酮节育器是一种装有黄体酮的I-UD,在英国作为主要治疗方法被用来治疗早期子宫内膜癌[19]。结果显示,12个月时的CR为75%(6/8)。然而,一项应用左炔孕酮的包含4个病例的报道,使用的是左炔诺孕酮IUD,只显示出25%的反应率[30]。因此,需要一些小样本研究和进一步的调查来评估黄体酮/孕酮I-UD治疗早期子宫内膜癌的安全性。

除了单用激素治疗,一些研究小组评估了宫腔镜切除肿瘤联合激素治疗的疗效。与标准外科手术相比,宫腔镜通常可以减少手术步骤并降低手术条件。2011年的一个试点研究报道了宫腔镜手术联合孕激素治疗早期子宫内膜癌的疗效,结果显示14例患者中只有1例复发[15]。

因为要关注激素治疗的失败率和复发率,因此,在治疗过程中必须进行密切观察和随访[23,31]。如果这些不可行或者患者不可信赖,那么就不适合行激素治疗。由于激素治疗复发率可以接近50%,因此,组织学检测受体的表达情况是影响生存的主要方面[20]。后续治疗中,患者应该每隔大约3个月进行一次完整的子宫评估,并记录归档[1]。此外,那些开始行激素治疗的女性最终都需要进行外科治疗或者放疗。如果患者合并有并发症而不能行手术治疗,放疗应该作为主要治疗方法。

放射治疗

正如前文所述,激素治疗在低级别肿瘤中疗效较好,在一些特定病例中单用激素治疗是一个不错的选择。放疗是不能手术切除的子宫癌患者的主要治疗方法。子宫癌患者能否行手术治疗最好由妇科肿瘤专家来决定。在美国,子宫癌多发于老年患者,而且生存率在不断提高。随着生存时间延长,一些医学并发症正在

影响着子宫内膜癌患者。在这类人群中,肥胖问题越来越多,这就意味着在子宫切除术时会有大量的并发症存在。因此,患者大多死于并发症,其次是死于子宫内膜癌。一些并发症如高血压、糖尿病、冠心病、卒中、肺部疾病和贫血,经常导致患者无法行手术治疗。

有很多预后因素决定了子宫内膜癌患者行内照射或者外照射加内照射治疗。单独内照射可以成功地治疗临床Ⅰ期患者和低中危肿瘤患者。不过,内照射也一直被用来治疗3级(组织学分级)子宫内膜癌、透明细胞癌和浆液性乳头状癌。对于组织学分级为3级的、更高级别的,或Ⅱ期肿瘤患者,大多数情况下建议行外照射加内照射的综合治疗。

放疗作为一种主要治疗手段一直用于治疗不能手术切除的子宫内膜癌。表4.1.1总结了不能手术切除的子宫内膜癌的治疗效果,其中,5年疾病特异生存率为80%~88%,5年总生存率为24%~66%[32-39]。治疗失败的原因包括高分级、高分期、大子宫和高年龄。伴发疾病已经超过肿瘤成为不能手术切除的子宫内膜癌患者的首要死因。

目前有多种内照射技术应用于临床,低剂量率腔内照射如单用Heyman囊、宫腔管加卵圆形阴道施源器、宫腔管加环形阴道施源器、宫腔管加圆柱形阴道施源器,或者多种组合技术。同时,可以选择低剂量率(LDR)、脉冲剂量率(PDR)和高剂量率(HDR)单独内照射或联合外照射治疗。随着一些特殊的宫腔内施源器的出现,美国内照射协会(ABS)特别建议用特制的宫内节育器来治疗这些子宫内膜癌患者[40]。ABS还建议采用三维影像来确定子宫的厚度,并且要考虑到剂量分割方式。MRI可以帮助确定肿瘤在子宫的具体位置。在MRI确认的Ⅰ期患者中,生存率是100%[36]。对于适合的患者,单用内照射的主要优势是降低了分割次数或者所需的治疗次数。子宫腔非常适合内照治疗,并且不用考虑内照射时器官的移动。此外,

表 4.1.1 不能手术的子宫内膜癌的放射治疗

作者	单位	N	%EBRT AND B	OS(%)			DSS(%)			晚期毒性(%)	LF(%)	RF(%)	DF(%)	ICBT 剂量
				2~3 年	5 年	10 年	2~3 年	5 年	10 年					
Wegner 等[39]	匹兹堡大学	26	73	28			73			8	8	0		7×5 GyHDR
Shenfield 等[38]	阿尔伯塔大学	44	0		60	24		88	80	11	9	0	2	30×2 GyHDR
Coon 等[37]	匹兹堡大学	49	71	83	42		93	87		8	6	0	4	7×5 GyHDR
Niazi 等[36]	麦吉尔大学	38	21			30			78↑	12	16		14	8×3 GyHDR
Kucera 等[35]	维也纳大学	228	0		60			85		4.6	17.5	1.3	2.2	8.5×4 GyHDR
Nguyen 和 Pectereit[34]	威斯康星星大学	36	100	65			85			21	12	3	6	7×5 GyHDR
Fishman 等[33]	耶鲁大学	54	28		30/24*	38		80/85*		26¶				7058mghr Ra eq
Chao 等[32]	华盛顿大学	101	75		66			84	82	5		10‡	13	

* Ⅰ/Ⅱ 期。

↑15 年疾病特异生存率。

¶普通门诊患者腹泻。

‡总盆腔复发。

B,近距离治疗;DSS,疾病特异生存率;EBRT,外照射放射治疗;HDR,高剂量率;ICBT,腔内近距离治疗;LDR,低剂量率;LF,局部复发率;mghr Ra eq,毫克小时镭当量;RF,区域复发率;OS,总生存率。

部位特异复发率是指包括 LF,RF 和 DF 的总复发率。

根据平方反比定律,采用内照射,子宫内膜可以接受较高的剂量,同时把剂量控制在器官安全剂量,这是外照射很难做到的。

从表4.1.1中可以看到,采用内照射治疗不能手术的子宫内膜癌,局部控制率可以达到81%~91%,5年和10年的疾病相关生存率分别为80%~88%和75%~82%。局部复发率较低(0~3%),远处转移率为2%~14%。不能手术的子宫内膜癌患者存在高风险的围术期并发症,其中一些患者建议采用高剂量率内照射而不是低剂量率内照射,以期缩短患者卧床时间。譬如,Shenfield等建议肺栓塞高发患者行高剂量率内照射[38]。Nguyen等和Nag等建议,对这些患者行内照射治疗时,医院应该具有麻醉、放射诊断和其他一些相关的医疗条件[34,40]。

总之,不能手术的子宫癌患者应该就诊于妇科肿瘤医生。对分级为1级的子宫内膜癌患者,可以选择激素治疗。长期以来,放疗用于不能手术的子宫内膜癌患者,而且预后非常好。并发症是子宫内膜癌患者的主要死亡原因。针对该患者,建议行MRI检查,T2加权成像可以很清楚地显示子宫肿瘤。如果肿瘤侵犯肌层超过50%,她应该行外照射加高剂量率内照射联合治疗。如果病变侵犯肌层未超过50%,可以单用内照射放疗。

学术评论

Kristin A. Bradley

临床问题1:"不能手术"的肥胖型子宫内膜癌

子宫内膜癌是最常见的妇科恶性肿瘤,2011年美国的新发病例估计为46 470例。发病率随肥胖患者的增多而增加,导致子宫内膜癌的危险因素也在持续增加。庆幸的是,大部分有阴道出血症状的患者可在早期被发现。早期子宫癌治疗的标准是全子宫切除加双侧输卵管卵巢切除。外科淋巴结分期目前仍存在争议,需要进一步临床研究,但在美国,淋巴结分期经常在子宫切除时完成。由于肥胖人数的增加,肿瘤放疗医生正在治疗更多的手术适应证较差或被认为"不能耐受手术治疗"的子宫内膜癌患者。肥胖患者常常伴随有高血压、糖尿病、心脏病和肺部疾病,这些并发症不仅增加了手术的风险,而且增加了围术期患者的死亡率和一些疾病的发病率。

在这个复杂的妇科肿瘤病例中,患者是一位52岁老年女性,约147.3cm高,体重约158.8kg(BMI为73,病态肥胖),被诊断为"不能手术"的子宫内膜癌,组织学分级为1级。患者合并有高血压和糖尿病,她的妇科医生建议行放射治疗。在这个病例中,有几个问题值得考虑。

患者是否要就诊于妇科肿瘤医生?

在美国,子宫内膜癌的手术通常由妇科肿瘤医生或者综合妇科医生实施,有时会由普外科医生协助进行淋巴结的清扫。是否就诊于妇科肿瘤医生通常由患者就诊医生的难易程度、患者意向、普通妇科医生的经验和技能、患者疾病的严重程度和其他一些因素决定。在这例患者和其他一些相似的患者中,由妇科肿瘤医生来决定是否能手术治疗是非常重要的。妇科肿瘤医生或许对肥胖或重度肥胖患者拥有更多的手术经验,在处理围术期并发症时可以得到麻醉师和其他专业治疗组更多的支持。在一项关于早期子宫内膜癌手术由妇科肿瘤医生治疗是否影响预后的研究中,首次手术切除由妇科肿瘤医生进行的患者的无病生存率较由综合妇科专家进行的患者高[42]。尽管如此,由妇科肿瘤医生治疗的患者,其肿瘤病理恶性度较高,并且辅助治疗应用较少。此外,由妇科肿瘤医生治疗的患者,有更高概率获得完整的外科分期[42,43]。

是否考虑激素治疗？

对年轻患者和诊断为早期子宫内膜癌的绝经前妇女采用孕激素治疗的主要目的是保持生育能力，尽量延迟手术治疗[44,45]。除了这部分患者采用激素治疗外，还有一些患者也可以应用激素治疗来降低术后复发率。一项 Cochrane 荟萃分析显示，在 4500 例子宫内膜癌患者中，是否应用激素治疗并没有影响患者的 5 年生存率。在我们机构，对于不能手术的子宫内膜癌患者，我们会在治疗肿瘤前采用以孕酮为基础的激素治疗来控制阴道出血，但不把激素治疗看成可以替代手术或放射治疗的一种治疗方法。

如果该患者需要行放疗，是否应行外照射？选用哪一种，IMRT还是内照射？如何进行内照射治疗？

在我们机构，除了妇科肿瘤专家会诊外，我也逐渐被不能手术切除的需要行放射治疗的子宫内膜癌患者问询。多数情况下，妇科肿瘤医生经常关注并发症而不是肥胖。对于不能手术切除的患者，可以应用不同的放疗方法，包括高剂量率内照射合并或不合并盆腔照射[47]，全盆腔外照射联合高剂量率内照射[36,37,39]和单独高剂量率内照射[34-36,38,48]。

在我们机构，如果一个患者确定要行放射治疗，我们会根据每个患者的具体情况和疾病特点来决定是单独行内照射或者外照射联合内照射治疗。对于那些有子宫外扩散倾向的患者，如影像显示肿瘤侵犯肌层超过 1/2、G3 或者临床 Ⅱ 期的患者，我们通常联用外照射（45Gy）和高剂量率内照射（20~25Gy/5 次）巩固治疗。对于那些无高危因素的患者，或者一般状况较差的不能耐受外照射的患者，我们也采用单独内照射治疗（45Gy/5 次）。尽管外照射可以改善镜下子宫外扩散患者的结果，但是盆腔外照射增加了放疗的副作用[49]。因此，我们

对临床 Ⅰ 期患者只采用内照射治疗。

因为在相关研究报道中所用的放疗技术差异太大，有些两种技术混合应用，有些只包含 Ⅰ 期患者，有些是 Ⅰ~Ⅱ 期患者，随访内容和时间不同，疾病控制率也不同，复发后治疗的方法也不同，因此，很难比较单用内照射和内照射联合外照射治疗子宫内膜癌的控制率和疗效。然而，通常单中心研究报道的 5 年癌症相关生存率（特定病因生存率、疾病相关生存率和无病生存率）为 70%~85%[34-38,47-49]。因为伴发致死性并发症，子宫内膜癌的总生存率往往偏低。

作为主要或巩固治疗的不同内照射治疗技术被应用和报道。2000 年，ABS 出版了子宫内膜癌高剂量率内照射指南，提供了联合和不联合盆腔外照射的高剂量率内照射的分割模式和剂量模式[50]。ABS 指南建议，在行内照射治疗时，给患者进行脊髓或清醒镇静麻醉，或者其他能给予足够麻醉的麻醉方法。应用宫腔管和椭圆形阴道施源器、宫腔管和圆柱形阴道施源器，以及宫腔管和环形阴道施源器，如 Rotte "Y" 形施源器，对于大子宫患者能够提供更好的剂量分布曲线。由于各种各样施源器的出现，临床上可以应用多种手段达到所需处方剂量和分割模式。应用一些可以应用的患者耐受的影像学检查，如超声、X 线正交片、CT 或者 MRI，行影像引导的内照射治疗可以实现靶向内照射治疗。通常，照射靶区包括全子宫、宫颈和上端阴道，剂量点在中心宫腔管中点旁开 2cm 处。内照射分割次数从一天两次到一周一次不等。

无论外照射是主要还是辅助治疗，对于不能手术的患者，在行内照射治疗时可以考虑同时行外照射。根据我自己的经验，如果患者的一般状况较差，如严重的子宫出血或者重度贫血而不能耐受手术治疗或者内照射，最好给予减轻症状的姑息治疗。在这个病例中，可以给予患者 30~37.5Gy/10~15 次的外照射。尽管

IMRT 在保护正常组织的同时可以达到所需要的累积剂量，内照射在某些时候也可以替代 IMRT。在下列情况下，IMRT 的应用将受到影响，如患者不能通过 CT 孔径进行扫描、患者太胖导致在放疗计划系统中无法看到外轮廓，日常精确定位较困难和内脏器官移动。

社区医生评论

Christian Hyde

肥胖是子宫内膜癌的一个重要危险因素，并且妨碍了患者的治疗。脂肪细胞产生的雌激素可以刺激子宫内膜癌细胞的生长和发育，肥胖还会影响安全麻醉、外科手术和放射治疗。例如插管麻醉，过度肥胖可以改变喉部解剖结构，使得插管变得更加困难，同时要求有更大的通气压力来扩展胸部，肥厚的颈部还会增加紧急情况下气管切开的危险性。多余的脂肪组织可能成为静脉输入液体的第三个储存处和麻醉气体的储存池，进而改变了药物的代谢动力学。对于盆腔手术，肥胖会增加盆腔切口的有效深度，缩小了手术操作空间，从而使安全切除子宫和相关脉管更加困难。肥胖要求腹腔镜手术有更长的装置来穿过腹部脂肪，以及更多的二氧化碳气体来使腹部膨胀。

在相对瘦的患者中，外照射可以依靠皮肤标记来代替内部解剖标志（皮肤距离这些典型的内部结构通常在 1cm 左右）。但是在肥胖患者中，皮肤距离内部的骨性标志较远，在进行外照射治疗时，容易导致内部主要器官的移位和位置丢失。肥胖还会影响妇科医生进行妇科检查时对宫颈的可视范围，需要较长的阴道窥器和更加困难的角度进行宫颈活检，同时也使内照射操作更加困难。

该患者是一位 52 岁的女性，体重 350 磅（1 磅≈0.45 千克），身高 4 英尺 10 英寸（1 英寸=30.48 厘米）。患者有阴道出血，活检为 G1 级的子宫内膜腺癌。患者同时合并有高血压和糖尿病。社区综合妇科医生认为该患者不能行手术治疗，建议行放疗作为其主要治疗方法。

一般情况下，G1 级子宫内膜腺癌有比较高的治愈率，而且不是一个主要的临床问题。因为该患者肥胖，导致了她不能进行手术治疗。肥胖并不是不能手术治疗的唯一原因，其他一些因素如凝血功能障碍导致的深部静脉血栓或肺栓塞、高风险的冠状动脉疾病、氧依赖、多次卒中和慢性阻塞性肺病（COPD）。该患者的治疗将面临肥胖患者治疗的安全性和如何实施放射治疗的多重挑战。

诊断检查和分期

开始放射治疗前，应由妇科肿瘤医生会诊来确定该患者是否能行手术治疗。最好进行完整的临床分期以更加全面地了解患者肿瘤的情况，以确定进行手术切除的肿瘤侵犯的区域或者其照射剂量。有时需要对检查进行一些必要的修正，如经盆腔超声由于深度受限不能探查到肿瘤，但是经阴道超声可以更直观地检查子宫肿瘤。同样，如果患者的腰围超过了 MRI 的扫描孔径或者患者体重超过了 MRI 检查床的承重量（一般为 300~350 磅），那么患者就无法进行 MRI 检查。如果患者体重在 MRI 检查床的承重范围内，相比常规盆腔 MRI 平扫，经直肠或经阴道螺旋 MRI 可以提供一个更近距离的视野，这就是经直肠 MRI 经常被用来进行直肠和前列腺的检查的原因。CT 扫描用途较少，因为 CT 检查床的承重量一般为 300~350 磅。糖尿病限制了患者行碘静脉造影检查，如果二甲双胍可以控制患者的血糖，可以采用Ⅳ度水化来保护患者的肾功能。

激素治疗

尽管许多患者采用孕激素治疗失败，但是，激素治疗是可以作为一个主要的单一治疗方案。如果以放疗作为主要治疗方法，失败后，激素可作为二线治疗方案或姑息性治疗方案。

不幸的是,在子宫内膜癌治疗中,以放疗为主合并激素治疗仍然有许多问题需要去解决。如果按照前列腺癌的治疗理论进行推理,放疗联合抗激素治疗可能会有协同作用,但是由于不能手术的患者太少,因而不能进行一个大样本的临床研究。

外照射治疗计划

如果放疗作为主要治疗方法,那么开始放疗前患者需要进行模拟定位。模拟定位通常在 CT 机上进行,因此,肥胖患者经常被 CT 机检查床的承重量所限制。现在的直线加速器的治疗床限制重量范围和 CT 检查床一致,为 300~400 磅。另一个限制为 CT 机的可扫描范围,通常为 50cm,肥胖患者身体宽度超过了 50cm,在模拟过程中体表解剖往往不能显示。因此,这些肥胖患者往往要进行两次 CT 扫描:第一次显示左侧髋部皮肤到真骨盆的距离,第二次显示右侧髋部皮肤到真骨盆的距离。两次扫描图像融合可以计算出两侧髋部皮肤之间的距离,根据这个距离决定给予多少辐射剂量以弥补射线穿过组织所衰减的剂量。IMRT 尤其需要精确的剂量计算,该患者由于肥胖,在放疗过程中组织器官移动范围比较大,因此可能不适合行 IMRT。该患者虽然不能行 IMRT,但是排空直肠和膀胱后可以行盆腔三维适形放射治疗。

影像引导的放射治疗(IGRT)可以克服表面标记的移位,尤其是每天应用千伏级 X 线通过盆腔骨性标志进行对位,而不是依赖于单一皮肤标记如刺青来对位。三维适形放射治疗的治疗靶区包括阴道、子宫和盆腔淋巴结,初始剂量为 4500cGy/25 次,每次剂量为 180cGy。对于分期为 I 期,组织学分级为 1 级或 2 级,肿瘤仅限于子宫内膜的患者,可以考虑将内照射治疗作为主要治疗方法,而不用行外照射治疗。

内照射治疗

许多患者在经腹全子宫切除术和双侧输卵管双侧卵巢切除术后,对阴道切缘进行辅助性的内照射,代表性的治疗方法为采用圆柱形施源器对阴道上端几厘米范围进行内照射,所用辐射源为高剂量率的单个点源钇 192。同样,对于一个重度肥胖患者,可以采用单个宫腔管加圆柱形阴道施源器进行内照射治疗。这种内照射技术包括一根或两根宫腔管,这种宫腔管可以装载放射源,根据宫腔深度和宽度可以使子宫内膜达到理想的剂量分布,同时联合圆柱形阴道施源器可以对阴道上端 2~3cm 范围进行内照射。内照射用作主要治疗方法时,通常行 5 次内照射,每次给予阴道黏膜下 5mm 处 5Gy,同时给予宫腔每次 7.3Gy。Kucera 等治疗了 288 例不能手术 I 期子宫内膜癌患者,单用高剂量率内照射治疗作为主要治疗方法,5 年总生存率可以达到 60%,并发症发生率为 5%,复发率为 17.5%[34]。

大部分放疗单位采用圆柱形阴道施源器行术后阴道切缘内照射,但并不是必须采用宫腔管加圆柱形阴道施源器进行内照射。常用的治疗技术为宫腔管加环形阴道施源器,常被用作宫颈癌内照射的主要治疗手段。宫腔管针对子宫内膜治疗,环形施源器主要针对宫颈和阴道上端进行治疗。环形阴道施源器主要治疗范围为阴道上端 1~2cm,对于有阴道侵犯或者可能有阴道侵犯的患者不适用,如浆液性乳头状子宫内膜癌,特别容易向下转移到阴道。

对于淋巴结转移、大肿瘤或者宫颈受侵犯的高风险患者,采用外照射联合内照射治疗,方法与以放疗为主的宫颈癌的照射方法一致。在外照射剂量达到 4500cGy 以后,加用 4 次内照射,每次内照射剂量为 500cGy,依据肿瘤大小,给予有效总剂量为 7500cGy 或更高。阴道上皮细胞的最大耐受量为 100Gy,子宫内膜的最大耐受量大于 100Gy,在宫颈癌治疗中经常会达到这个剂量。对于毗邻的膀胱和直肠,子宫肌层的厚度通常起着缓冲区的作用。这些内照射治疗患者的主要副作用包括阴道狭窄、尿频和稀便,慢性血尿和(或)血便的发生率为5%。

制订计划和治疗时需要考虑的实际问题

每次行内照射前先行CT模拟定位,然后通过三维计划系统可以得到直肠和膀胱的剂量。然而,如果患者太胖而无法行CT模拟,物理计划只能通过传统X线诊断装置来进行。膀胱和直肠的剂量可以通过充满碘造影剂的导尿管和充满金属标志的直肠管方法来获得。在行内照射放疗时,如果不进行普通麻醉,使用1~2mg的安定和两片氢可酮或对乙酰氨基酚就可以提高患者在放置宫腔施源器的舒适度。在第一次放置宫腔施源器时,如果只放置一根宫腔管,使用宫腔内塑料套管可以协助宫腔管的插入且避免子宫穿孔,尤其在宫腔管比较细的情况下。然而,双管治疗的优势为可以形成Y型的接近于子宫内膜轮廓的剂量分布,剂量分布曲线可以达到子宫内膜的每一个角落,并且可以获得更好的肿瘤适形剂量分布。

患者随访

完成主要治疗后,患者应该接受常规随访,尤其要注意阴道出血或排泄物,因为出现这些症状常常预示着复发。定期的影像学检查可以查看原发肿瘤的控制情况,也许每年进行一次,但是对于手术不能切除的无治疗价值的患者和无症状的患者,定期行影像学检查的意义不大。如果肿瘤复发应该考虑孕酮治疗,但是仍然缺少支持孕酮在辅助治疗中应用的数据。

编者注

William Small,Jr.

总之,我同意上述作者们的观点,我会根据妇科肿瘤医生的意见来确定患者能否行手术治疗。如果不能手术治疗,条件允许,我会先进行盆腔MRI检查。在其基础上,行内照射放疗,通常会合并外照射治疗。

参考文献

1. American College of Obstetricians and Gynecologists. ACOG practice bulletin, clinical management guidelines for obstetrician-gynecologists, number 65, August 2005: Management of endometrial cancer. *Obstet Gynecol*. 2005 Aug;106(2): 413–425.

2. Macdonald OK, Sause WT, Lee RJ, et al. Adjuvant radiotherapy and survival outcomes in early-stage endometrial cancer: A multi-institutional analysis of 608 women. *Gynecol Oncol*. 2006 Nov;103(2):661–666.

3. Yang S, Thiel KW, Leslie KK. Progesterone: The ultimate endometrial tumor suppressor. *Trends Endocrinol Metab*. 2011 Apr;22(4):145–152.

4. Kelley RM, Baker WH. The role of progesterone in human endometrial cancer. *Cancer Res*. 1965 Aug;25(7):1190–1192.

5. Akhmedkhanov A, Zeleniuch-Jacquotte A, Toniolo P. Role of exogenous and endogenous hormones in endometrial cancer: Review of the evidence and research perspectives. *Ann NY Acad Sci*. 2001 Sep;943:296–315.

6. Key TJ, Pike MC. The dose-effect relationship between 'unopposed' oestrogens and endometrial mitotic rate: Its central role in explaining and predicting endometrial cancer risk. *Br J Cancer*. 1988 Feb;57(2):205–212.

7. Henderson BE, Feigelson HS. Hormonal carcinogenesis. *Carcinogenesis*. 2000 Mar;21(3):427–433.

8. Mauland KK, Trovik J, Wik E, et al. High BMI is significantly associated with positive progesterone receptor status and clinico-pathological markers for non-aggressive disease in endometrial cancer. *Br J Cancer*. 2011 Mar 15;104(6):921–926.

9. Samarnthai N, Hall K, Yeh IT. Molecular profiling of endometrial malignancies. *Obstet Gynecol Int*. 2010;2010:162363.

10. Gates EJ, Hirschfield L, Matthews RP, Yap OW. Body mass index as a prognostic factor in endometrioid adenocarcinoma of the endometrium. *J Natl Med Assoc*. 2006 Nov;98(11):1814–1822.

11. Kauppila A, Kujansuu E, Vihko R. Cytosol estrogen and progestin receptors in endometrial carcinoma of patients treated with surgery, radiotherapy, and progestin. Clinical correlates. *Cancer*. 1982 Nov 15;50(10):2157–2162.

12. Ehrlich CE, Young PC, Stehman FB, et al. Ster-

oid receptors and clinical outcome in patients with adenocarcinoma of the endometrium. *Am J Obstet Gynecol.* 1988 Apr;158(4):796–807.

13. Mortel R, Levy C, Wolff JP, et al. Female sex steroid receptors in postmenopausal endometrial carcinoma and biochemical response to an antiestrogen. *Cancer Res.* 1981 Mar;41(3):1140–1147.

14. Hanekamp EE, Kuhne LM, Grootegoed JA, et al. Progesterone receptor A and B expression and progestagen treatment in growth and spread of endometrial cancer cells in nude mice. *Endocr Relat Cancer.* 2004 Dec;11(4):831–841.

15. Laurelli G, Di Vagno G, Scaffa C, et al. Conservative treatment of early endometrial cancer: Preliminary results of a pilot study. *Gynecol Oncol.* 2011 Jan;120(1):43–46.

16. Ramirez PT, Frumovitz M, Bodurka DC, et al. Hormonal therapy for the management of grade 1 endometrial adenocarcinoma: A literature review. *Gynecol Oncol.* 2004 Oct;95(1):133–138.

17. Bokhman JV, Chepick OF, Volkova AT, Vishnevsky AS. Can primary endometrial carcinoma stage I be cured without surgery and radiation therapy? *Gynecol Oncol.* 1985 Feb;20(2):139–155.

18. Harris WJ. Complications of hysterectomy. *Clin Obstet Gynecol.* 1997 Dec;40(4):928–938.

19. Montz FJ, Bristow RE, Bovicelli A, et al. Intrauterine progesterone treatment of early endometrial cancer. *Am J Obstet Gynecol.* 2002 Apr;186(4):651–657.

20. Gotlieb WH, Beiner ME, Shalmon B, et al. Outcome of fertility-sparing treatment with progestins in young patients with endometrial cancer. *Obstet Gynecol.* 2003 Oct;102(4):718–725.

21. Imai M, Jobo T, Sato R, et al. Medroxyprogesterone acetate therapy for patients with adenocarcinoma of the endometrium who wish to preserve the uterus-usefulness and limitations. *Eur J Gynaecol Oncol.* 2001;22(3):217–220.

22. Kaku T, Yoshikawa H, Tsuda H, et al. Conservative therapy for adenocarcinoma and atypical endometrial hyperplasia of the endometrium in young women: Central pathologic review and treatment outcome. *Cancer Lett.* 2001 Jun 10;167(1):39–48.

23. Kim JJ, Chapman-Davis E. Role of progesterone in endometrial cancer. *Semin Reprod Med.* 2010 Jan;28(1):81–90.

24. Kelley RM, Baker WH. Progestational agents in the treatment of carcinoma of the endometrium. *N Engl J Med.* 1961 Feb 2;264:216–222.

25. Podratz KC, O'Brien PC, Malkasian GD Jr, et al. Effects of progestational agents in treatment of endometrial carcinoma. *Obstet Gynecol.* 1985

Jul;66(1):106–110.

26. Saegusa M, Okayasu I. Progesterone therapy for endometrial carcinoma reduces cell proliferation but does not alter apoptosis. *Cancer.* 1998 Jul 1;83(1):111–121.

27. Lee NK, Cheung MK, Shin JY, et al. Prognostic factors for uterine cancer in reproductive-aged women. *Obstet Gynecol.* 2007 Mar;109(3):655–662.

28. Chiva L, Lapuente F, Gonzalez-Cortijo L, et al. Sparing fertility in young patients with endometrial cancer. *Gynecol Oncol.* 2008 Nov;111(2 Suppl):S101–S104.

29. Ushijima K, Yahata H, Yoshikawa H, et al. Multicenter phase II study of fertility-sparing treatment with medroxyprogesterone acetate for endometrial carcinoma and atypical hyperplasia in young women. *J Clin Oncol.* 2007 Jul 1;25(19):2798–2803.

30. Dhar KK, NeedhiRajan T, Koslowski M, Woolas RP. Is levonorgestrel intrauterine system effective for treatment of early endometrial cancer? Report of four cases and review of the literature. *Gynecol Oncol.* 2005 Jun;97(3):924–927.

31. Kim YB, Holschneider CH, Ghosh K, et al. Progestin alone as primary treatment of endometrial carcinoma in premenopausal women. Report of seven cases and review of the literature. *Cancer.* 1997 Jan 15;79(2):320–327.

32. Chao CK, Grigsby PW, Perez CA, et al. Medically inoperable stage I endometrial carcinoma: A few dilemmas in radiotherapeutic management. *Int J Radiat Oncol Biol Phys.* 1996 Jan 1;34(1):27–31.

33. Fishman DA, Roberts KB, Chambers JT, et al. Radiation therapy as exclusive treatment for medically inoperable patients with stage I and II endometrioid carcinoma with endometrium. *Gynecol Oncol.* 1996 May;61(2):189–196.

34. Nguyen TV, Petereit DG. High-dose-rate brachytherapy for medically inoperable stage I endometrial cancer. *Gynecol Oncol.* 1998 Nov;71(2):196–203.

35. Kucera H, Knocke TH, Kucera E, Potter R. Treatment of endometrial carcinoma with high-dose-rate brachytherapy alone in medically inoperable stage I patients. *Acta Obstet Gynecol Scand.* 1998 Nov;77(10):1008–1012.

36. Niazi TM, Souhami L, Portelance L, et al. Long-term results of high-dose-rate brachytherapy in the primary treatment of medically inoperable stage I-II endometrial carcinoma. *Int J Radiat Oncol Biol Phys.* 2005 Nov 15;63(4):1108–1113.

37. Coon D, Beriwal S, Heron DE, et al. High-dose-rate Rotte "Y" applicator brachytherapy for definitive treatment of medically inoperable

endometrial cancer: 10-year results. *Int J Radiat Oncol Biol Phys.* 2008 Jul 1;71(3):779–783.

38. Shenfield CB, Pearcey RG, Ghosh S, Dundas GS. The management of inoperable Stage I endometrial cancer using intracavitary brachytherapy alone: A 20-year institutional review. *Brachytherapy.* 2009 Jul–Sep;8(3):278–283.

39. Wegner RE, Beriwal S, Heron DE, et al. Definitive radiation therapy for endometrial cancer in medically inoperable elderly patients. *Brachytherapy.* Jul–Sep;9(3):260–265.

40. Nag S, Erickson B, Thomadsen B, et al. The American Brachytherapy Society recommendations for high-dose-rate brachytherapy for carcinoma of the cervix. *Int J Radiat Oncol Biol Phys.* 2000 Aug 1;48(1):201–211.

41. American Cancer Society. Cancer facts & figures 2011. Atlanta, GA: American Cancer Society; 2011, p. 4.

42. Macdonald OK, Sause WT, Lee RJ, et al. Does oncologic specialization influence outcomes following surgery in early stage adenocarcinoma of the endometrium? *Gynecol Oncol.* 2005 Dec; 99(3):730–735.

43. Roland PY, Kelly FJ, Kulwicki CY, et al. The benefits of a gynecologic oncologist: A pattern of care study for endometrial cancer treatment. *Gynecol Oncol.* 2004 Apr;93(1):125–130.

44. Park H, Seok JM, Yoon BS, et al. Effectiveness of high-dose progestin and long-term outcomes in young women with early-stage, well-differentiated endometrial adenocarcinoma of the uterine endometrium. *Arch Gynecol Obstet.* 2012;285(2):473–478.

45. Kalogiannidis I, Agorastos T. Conservative management of young patients with endometrial highly-differentiated adenocarcinoma. *J Obstet Gynaecol.* 2011;31(1):13–17.

46. Martin-Hirsch PL, Jarvis G, Kitchener H, Lilford R. Progestagens for endometrial cancer. *Cochrane Database Syst Rev.* 2011;6:CD001040.

47. Landgren RC, Fletcher GH, Delclos L, Wharton JT. Irradiation of endometrial cancer in patients with medical contraindication to surgery or with unresectable lesions. *AJR Am J Roentgenol.* 1976;126(1):148–154.

48. Sorbe B, Frankendai B, Risberg B. Intracavitary irradiation of endometrial carcinoma stage I by a high dose-rate afterloading technique. *Gynecol Oncol.* 1989;33(2):135–145.

49. Nout RA, Smit VT, Putter H, et al. Vaginal brachytherapy versus pelvic external beam radiotherapy for patients with endometrial cancer of high-intermediate risk (PORTEC-2): An open-label, non-inferiority, randomized trial; PORTEC Study Group. *Lancet.* 2010;375(9717):816–823.

50. Nag S, Erickson B, Parikh S, et al. The American Brachytherapy Society recommendations for high-dose-rate brachytherapy for carcinoma of the endometrium. *Int J Radiat Oncol Biol Phys.* 2000;48(3):779–790.

ⅢC 期子宫内膜癌的治疗

临床问题

子宫内膜癌的"正确"治疗和手术时阳性淋巴结的处理一直备受争议,目前是国际上随机实验的一个热点[1]。这个困境常见于子宫内膜癌,并不是通常所指的"卓越中心"。

临床病例

患者系 60 岁的白人女性,BMI 为 31,阴道少量出血,子宫内膜活检示 2 级子宫内膜腺癌。患者行经腹全子宫切除术+双侧输卵管双侧卵巢切除术+盆腔淋巴结清扫术,发现盆腔左侧(1/3)淋巴结转移,盆腔右侧未发现淋巴结转移(0/2)。此外,该患者在术后病理中发现有淋巴血管侵犯,然而宫颈间质没有受到侵犯。

治疗决策

- 术中清扫的淋巴结数量影响后续治疗的决策吗?
- 没有行腹主动脉旁淋巴结清扫影响后续治疗的决策吗?
- 是否应该行影像学检查?
- 是否需要再行探查术?
- 如何治疗单一淋巴结转移的子宫内膜癌?

主要观点

Jennifer F. De Los Santos

该病例为高风险、淋巴结阳性的子宫内膜癌。关于这个病例,有下面几个问题需要讨论。

盆腔淋巴结阳性的女性子宫内膜癌患者腹主动脉旁淋巴结转移的概率是多少?

妇产科肿瘤组织(GOG) 33 号文件对临床Ⅰ期和隐性Ⅱ期子宫内膜癌淋巴结转移的概率和分布进行了分析[2]。在这个研究中,11%(70/621)的患者有盆腔和(或)腹主动脉淋巴结转移。其中,只有腹主动脉淋巴结转移的患者占 17%(12/70),腹主动脉合并盆腔淋巴结转移的为 65%(22/34)。因此,有淋巴结转移的患者,接近一半(48.5%, 34/70)有腹主动脉淋巴结转移,盆腔淋巴结转移是其他区域淋巴结转移的一个高危因素。最近一项单中心研究报道了一项病例分析资料,根据治疗指南收集了有淋巴结转移可能的 422 例子宫内膜癌患者,并把她们分为低危组和高危组,在手术时对 303 例(72%)患者进行了淋巴结切除术。在 303 例患者中有 63 例(21%)有淋巴结转移,其中 53 例(84%)为盆腔淋巴结转移,39 例(62%)为腹主动脉旁淋巴结转移,53 例盆腔淋巴结转移的患者中 29 例(55%)同时有腹主动脉旁淋巴结转移[3]。另一项回顾性病例分析收集了 42 例ⅢC 期子宫内膜癌患者，这些患者中只有盆腔淋巴结转移的占 43%，同时有盆腔淋巴结和腹主动脉旁淋巴结转移占 40%，只有腹主动脉旁淋巴结转移占 17%[4]。盆腔淋巴结阳性数增加($P=0.0001$)和双侧盆腔淋巴结阳性都与腹主动脉旁淋巴结转移有关。这些数据和 GOG 研究的数据一致，表明如果患者盆腔淋巴结阳性，那么腹主动脉旁淋巴结转移的概率就会增加。因此，该患者有腹主动脉旁淋巴结转移的概率大约为 50%。

淋巴结切除术影响子宫内膜癌妇女的预后吗?

实施子宫内膜癌手术分期的倡导者建议，盆腔和腹主动脉旁淋巴结是估算患者风险最精确的方法，并且可以引导术后治疗策略的改变。不考虑淋巴结的情况而行淋巴结切除是否有治疗价值是一个备受争议的话题。然而，最近两项 3 期临床试验对术前组织学检测确诊为子宫内膜癌的患者行淋巴结切除的生存价值进行了研究，发现在无复发、无病生存和总生存价值上没有任何意义[5,6]。一项大型的子宫内膜癌治疗临床试验随机研究(ASTEC)包括了 1408 例子宫活检经组织学证实为子宫内膜癌的女性患者，分为标准手术组(子宫切除+双侧输卵管双侧卵巢切除+腹腔冲洗和腹主动脉旁淋巴结触诊，n=704) 和标准手术+淋巴结切除术 (盆腔淋巴结+腹主动脉旁淋巴结切除，n= 704)[6]。在淋巴结切除术组，只有 65% 的患者切除的淋巴结不少于 10 个(中位数为 12 个)。结果显示，无复发率和总生存率两组没有统计学差异。另一个小的随机临床研究是在Ⅰ期子宫内膜癌患者中进行的，514 例患者随机分为盆腔淋巴结切除术组(n = 264)和非切除术组(n = 250)。切除术组切除的淋巴结的中位数为 30。其中切除术组的腹主动脉旁淋巴结

的阳性率为 26%(69/264)。在非切除术组，250 例中有 194 例 (78%) 没有切除淋巴结，56 例 (22%) 因发现增大淋巴结必须进行淋巴结取样活检或者切除。两组的辅助治疗没有不同，无病生存率、总生存率和复发的中位时间也没有差异。上述发现被 Cochrane 荟萃分析证实，早期子宫内膜癌患者行淋巴结切除术无任何生存优势。尽管淋巴结切除并不能提高术前肿瘤局限于子宫的内膜癌妇女的生存率，但是可以为放疗靶区的确定提供信息，并且可以为合并有高-中危因素 (风险因素为肿瘤侵犯肌层超过一半、G3 和年龄大于 60 岁，三个中有两个即为高-中危)的女性提供帮助。

淋巴结切除的数量和选择性盆腔淋巴结切除影响治疗决策吗?

有盆腔淋巴结和(或)腹主动脉旁淋巴结转移的子宫内膜癌患者往往预后较差，并且其可以作为疾病凶险的一个标志[8]。确定阳性淋巴结的分布(局限于盆腔还是腹主动脉旁，或者两个区域都有) 有助于放疗科医生决定需要照射的区域，尽可能地降低肿瘤局部复发的风险。非常重要的一点是，在一项宫颈癌的前瞻性研究中，发现盆腔加腹主动脉旁或者扩大野照射较单一盆腔照射的毒性增加[9]。值得一提的是，一项前瞻性 2 期临床试验的数据显示，宫颈癌患者每天接受常规放疗技术进行扩大野照射，同时合并化疗，也会增加急性反应和晚期毒性[10]。

除了盆腔淋巴结阳性外，还有另外一个问题值得考虑。那就是腹主动脉淋巴结影像学检查为阴性，同时不能进行手术分期的患者行腹主动脉旁区域放疗。有宫外侵犯、伴有淋巴结阳性(包括腹腔冲洗液阳性)的患者较病变局限的患者预后差[8,11]。这组患者影像学检查显示淋巴结为阴性，同时病理学未证实有腹主动脉旁淋巴结微转移，治疗失败的主要原因为远处转移，如果进行扩大野照射需

要考虑风险-收益比。然而,在一项单中心随机研究中,17 例盆腔淋巴结阳性且病理证实腹主动脉旁淋巴结阴性的患者,接受了平均剂量为 50.4Gy 的盆腔放疗,结果显示腹主动脉旁淋巴结失败率为 12%(2/12),表明单纯的手术分期并不能降低治疗失败的风险,虽然这个发生率很低[11]。

影像学检查评估不能切除淋巴结的精确性如何? 应该选用哪种影像学检查?

一些小型单中心研究分析了 F-FDG PET/CT 预测子宫内膜癌淋巴结转移的敏感性、特异性和精确性, 分别为 57%~85%, 87.5%~99% 和 80%~87%[13-16]。一项研究显示,增强 PET/CT(61%)检测淋巴结转移的敏感性较增强 CT(41%)明显增加[14]。另一项研究比较了两种显像模式检测淋巴结转移的准确性,53 例患者在术前均做了 MRI 和 PET/CT,两者的准确性基本一致, 分别为 84% 和 88%[15]。然而,PET/CT 有一个额外的优势, 就是可以对远处转移进行分期,并且有较高的敏感性(100%)、特异性(94%)和精确性(93%)[15]。

哪种辅助治疗可以使 IIIC 期子宫内膜癌患者获得最好的治疗效果? 哪些数据可以支持治疗手段的选择(放疗还是全身治疗)、治疗次序和联合治疗(同步还是序贯)方案?

辅助治疗:治疗方法选择

ⅢC 期子宫内膜癌的治疗一直饱受争议。已报道的前瞻性研究比较了单用化疗和放疗作为辅助治疗手段治疗高危组患者的益处,并不能帮助估算如何使联合治疗的效果最大化,同时把治疗毒性限制在可以控制的范围内,由

于研究设计和患者选择的不同,研究结果也各不相同。三项近期的回顾性研究分析了中-高危患者行辅助化疗和放疗的疗效[12,17,18]。在 GOG-122 号研究中,396 例 Ⅲ 期和小肿瘤(单一原发子宫内肿瘤直径不超过 2cm)Ⅳ 期患者随机分为放疗组(n=202)和每 3 周一次共 8 周期的阿霉素+顺铂的化疗组(n=194)。所有的子宫内膜癌组织学类型都可以入组, 包括透明细胞癌(RT/CT 组: 3.5%/5.2%)和浆液性乳头状癌(RT/CT 组: 21.3%/20.6%)。放疗采用常规放疗技术,因为这些研究是在以 CT 为基础的三维治疗计划通用之前进行的, 全腹照射 30Gy/20 次 (这个剂量不能控制直径大于 2cm 的腹腔病灶),然后给予盆腔 15Gy/8 次±腹主动脉旁照射。与化疗组相比,可以显著提高无进展生存率(50% 比 38%, P=0.007)和总生存率(55% 比 42%, P=0.004)[17]。放疗组的盆腔复发率较化疗组低(13% 比 18%),化疗组的远处转移率较放疗组低(18%比 22%)。化疗组发生 3 级或以上血液毒性反应的概率较放疗组高(88%比 14%),发生 3 级或以上的胃肠道毒性反应的概率为 20%,放疗组为 13%。日本一项随机性研究分析了 385 例手术分期为 Ⅰ C~ⅢC 期(肿瘤侵犯肌层超过 50%,25% 为 Ⅲ 期,大部分有盆腔淋巴结转移,无腹主动脉旁淋巴结转移)的子宫内膜癌患者的疗效,随机行盆腔放疗(45~50 Gy, 在 4~6 周内完成),或者每 4 周一次行环磷酰胺+阿霉素+顺铂化疗,平均为 3 个化疗周期(1~7 个周期)[18]。该研究排除了没有经组织学证实为恶性疾病的病例。五年无进展生存率和总生存率没有明显差异 (RT 比 CT: 无进展生存率为 83.5% 比 81.8%, 总生存率为 85.3% 比 86.7%)。发生 3 级或以上毒性反应的概率无显著差异(RT 比 CT:1.6% 比 4.7%)。与 GOG 的临床研究相比,该研究放疗照射范围有很大不同,同时有更多的化疗限制。最后,一项英国的临床试验研究, 包括 345 例手术分期为 Ⅰ C~ Ⅱ 期(肿

瘤侵犯肌层超过 50%)、G3 级肿瘤、Ⅲ 期子宫内膜癌患者，分为盆腔或扩大野放疗组(45~50Gy)和辅助化疗组(顺铂 50mg/m²，阿霉素 45mg/m² 和环磷酰胺 600mg/m² × 5 个周期)[12]。该研究与日本的临床试验相似，但与 GOG 研究不同，该研究不包括透明细胞癌和浆液性乳头状癌。中位随访时间为 95.5 个月，放疗组和化疗组的 3 年、5 年和 7 年总生存率无差异(RT:78%、69% 和 62%；CT: 76%、66% 和 62%)。两组的无进展生存率也无显著差异。放疗相比化疗并不能显著降低局部复发率(7% 比 11%)，同时化疗相比放疗也不能降低远处转移率(16% 比 21%)。放疗组的 3 级或更高级的胃肠道和泌尿系统毒性分别为 16% 和 5%。该研究的化疗方案更温和(介于 GOG 和日本的临床研究的化疗方案之间)，3 级或更高级别的急性血液学毒性反应发生率为 41%。

治疗的次序、时间和最优化

在 GOG-122 号研究中，化疗的无病生存率仅为 50%，研究者试图寻找一种包括放疗和化疗的最佳治疗模式治疗高危组患者。然而，由于治疗毒性，序贯较同步治疗模式容易被接受。因此，研究者设计出一个随机 3 期临床试验，患者行术后靶向放疗，然后 552 例患者随机分为 6 周期的顺铂+阿霉素+紫杉醇的化疗组和不加紫杉醇的化疗组。36 个月时，使用和不用紫杉醇的无复发生存率分别为 64% 和 62%。两项联合随机临床试验和一项单中心回顾性临床研究，报道了高危患者的序贯治疗结果[11,20-22]。Hogberg 等报道了 534 例术后行放疗±化疗的 FIGO 分期为 Ⅰ ~ Ⅲ 期的高危子宫内膜癌患者的结果，化疗组的无进展生存期提高[22]。Alvarez-Secord 等回顾性分析了 356 例 Ⅲ 和 Ⅳ 期子宫内膜癌患者单用放疗、单用化疗和序贯联合治疗的结果[20]。其中单用化疗的 3 年无进展生存率和总生存率(19% 和 33%，P<0.001)比单用放疗(59% 和 70%)或联合治疗

(62% 和 79%)的显著降低。同样，Geller 等分析了 23 例高危子宫内膜癌患者(78% 为 Ⅲ 期)给予三明治式的放化疗治疗，发现 5 年无进展生存率和总生存率分别为 74% 和 79%[21]。

越来越多的研究去分析子宫内膜癌患者序贯和 CRT 的毒性反应。然而，有几项宫颈癌的随机临床试验研究表明，需要行盆腔放疗的患者接受 CRT 和额外的辅助化疗是可行的[23,24]。一项研究呼吁，确诊时年龄较大的子宫内膜癌患者有更多的并发症，应该把她们另外分组，她们可能不能耐受增加的毒性。肿瘤放射治疗组织(RTOG)进行了一项 2 期临床试验，对象为 46 例 ⅠB~ⅢC 期子宫内膜癌患者，采取放疗 (阴道切缘内照射后行 45 Gy 盆腔外照射)联合同步化疗(顺铂 50mg/m²，第一周和第四周给药)，结束后进行 4 个周期的顺铂+紫杉醇的辅助化疗，4 年无进展生存率和总生存率分别为 81% 和 85%，晚期 3 级或更高级别的毒性反应发生率为 21%[25]。另一项研究是日本的随机性临床研究，75 例 Ⅲ 期和 Ⅳ 期子宫内膜癌患者随机分为单纯化疗组、单纯放疗组或 CRT 组，平均随访 54 个月，CRT 组的总生存率明显高于化疗组(P=0.03)，CRT 组的总生存率较放疗组有升高的趋势 (P=0.052)[26]。最后，扩大野应用 IMRT 可以降低危险器官的剂量[27,28]，同步顺铂化疗有更好的安全性和有效性，3 级或更高级别的毒性反应发生率只有 15%[29]。对于高危子宫内膜癌患者，CRT 后追加化疗与单用化疗的比较研究，目前正在一些合作组中进行。

治疗推荐

对于该患者，需要进一步评估淋巴结和远处转移的可能性。基于检查淋巴结转移的敏感性和评价远处转移的实用性，PET/CT 扫描诊断淋巴结转移的敏感性最高。需要指出的是，对于肿瘤诊断来说，目前没有一种影像技术的敏感性超过显微镜。在有盆腔淋巴结

转移的患者中，腹主动脉旁淋巴结转移超过了 50%，因此，在控制好增加的直肠毒性反应时，应当考虑扩大野照射。扩大野照射可以通过采用 IMRT 来降低直肠毒性。在随机性临床研究前，关于子宫内膜癌的一些回顾性数据显示，同步放疗，尤其是扩大野 CRT 可以增加直肠的毒性反应[10]，建议行序贯化疗，方法为先行 3 周期铂类（顺铂或者卡铂）+紫杉醇化疗，然后行扩大野 IMRT，剂量为 45~50.4Gy/25~28次，再追加 3 个周期的铂类+紫杉醇化疗。

学术评论

Jacob Estes

子宫内膜癌是一种最常见的妇科恶性肿瘤，幸运的是，由于通常发现较早，其又是治愈率较高的一种妇科恶性肿瘤。在多数情况下，肿瘤局限于子宫体内，子宫切除术+双侧输卵管和双侧卵巢切除术可以治愈。不幸的是，临床评估往往不能精确地预测肿瘤是否扩散，因此，阻碍了个体复发危险因素的分类。

1987 年，GOG 报道了 33 号研究成果，证实 I / II 期子宫内膜癌患者的盆腔和腹主动脉旁淋巴结转移的概率分别为 9% 和 5%，这些发现可以作为手术分期的一个理由。此外，淋巴结评价可以将危险因素分类，并有助于行辅助化疗。淋巴结切除术的治疗价值已经在回顾性研究中报道，切除较大的转移淋巴结，尤其是腹主动脉链淋巴结可以提高生存率[4,30,31]。然而，最近报道的 ASTEC 临床试验和 Cochrane 分析认为，淋巴结切除术并不能提高子宫内膜癌患者的生存率[6,7,32,33]。

在我们机构，如果条件允许，所有子宫内膜癌患者都进行手术分期。需要报告盆腔和腹主动脉旁淋巴结切除术中切除的淋巴结数目。何为淋巴结充分切除一直存在争议。切除 8~12 个淋巴结被认为是充分切除[34,35]，然而淋巴结带或者区域的数目更能代表是否为充分切除。完整切除更多的淋巴结说明有更多的阳性淋巴结被切除。

该患者是一位 60 岁女性，手术分期不完整，术后病理示：5 个盆腔淋巴结中 1 个阳性，没有切除腹主动脉旁淋巴结。如果有盆腔淋巴结转移，那么腹主动脉旁淋巴结转移的概率为 38%~50%[2,4]，这个概率随着盆腔阳性淋巴结数目的增加和两侧淋巴结转移而升高。如果患者有宫外侵犯，那么盆腔和腹主动脉旁淋巴结的阳性率会更高[4]。

假如患者分期为 III 期，是复发的高危患者，需要治疗。需要考虑的是，进一步手术是否对患者有益。这个问题的答案建立在患者对辅助治疗的选择上。一般情况下，有淋巴结转移的子宫内膜癌患者需要行盆腔放疗。因为盆腔放疗能很好地控制局部复发，但是远处转移率较高。如果患者选择放疗，可以采用适形放疗技术照射更广泛的淋巴结区域，或者追加剂量控制腹主动脉旁淋巴结转移。

考虑到远处转移率，GOG 进行了 122 号临床研究。这些研究随机将患者分为全腹部照射盆腔追加剂量（总剂量 45Gy）的放疗，或者 8 周期阿霉素+顺铂的全身治疗。该研究表明化疗有更好的无进展生存率和总生存率（12% 和 13%）[17]。这些发现促使 GOG 对这群患者进行进一步的化疗研究，并把化疗作为标准治疗方法。该患者如果选择化疗，就没有必要再次手术，除非影像学检查发现有大的腹主动脉旁阳性淋巴结。

由于全盆腔放疗（WPRT）可以很好地控制局部复发，同时全身治疗也有明显的好处，一些学者开始提倡"三明治"模式的综合治疗。Geller 等报道了单中心高危子宫内膜癌的治疗经验，方法为先行 3 周期化疗（紫杉醇+卡铂），然后行全盆腔照射，再追加 3 周期化疗。这种模式是可以耐受的，因为所有患者都完成了治疗。Kaplan-Meier 生存分析得出了 3 年和 5 年生存率分别是 88% 和 79%[21]。这种治疗模式为 III 期患者提供了一个新的有希望的治疗范例。

因此,子宫内膜癌的手术分期非常重要。它有助于分类危险因素、指导辅助化疗,同时也是一种治疗手段。至今为止尚没有淋巴结充分切除的标准;然而,多位点淋巴结切除术的出现可以增加淋巴结切除的数量并提高可疑淋巴结的探查。对于许多妇科肿瘤医生来说,化疗是淋巴结阳性患者的主要治疗手段,但是能够耐受并发症的患者越来越多地愿意接受综合治疗。对于一些可接受的腹主动脉旁大肿块,或者Ⅰ期患者没有淋巴结转移的不愿意接受其他治疗方法的患者,可以考虑再次手术。

该临床病例,建议行影像学检查排除腹主动脉旁大肿块和远处转移。因为现在很多综合治疗的优势已经显现,如果可能,该患者可以入组一个临床试验。除此之外,该患者应该行6~8周期的紫杉醇+顺铂化疗来控制淋巴结转移并降低盆腔外复发率,与局部放疗相比,可提高无进展生存率和总生存率。

社区医生评论

Elizabeth Falkenberg

作为一个放射肿瘤学医生,我的治疗观点主要依据已经发表的随机临床试验和国家综合癌症网络(NCCN)临床实践指南,同时考虑患者的一般状况、是否有并发症和对治疗方法的耐受性。该患者是一位60岁肥胖女性,有阴道出血,子宫内膜活检示:子宫内膜样腺癌。有高血压和糖尿病病史。在行TAH/BSO时,一共切除了5个淋巴结,其中有1个淋巴结为阳性。病理为中分化腺癌,子宫内膜肿瘤大于5cm,侵犯肌层超过了50%,所有切缘均为阴性。有淋巴脉管侵犯,没有宫颈间质侵犯。因为有盆腔淋巴结转移,最终的病理分期为ⅢC期。患者最好在手术后一个月内进行一次会诊,以便及时进行辅助治疗。通常情况下,在手术时应该行全血细胞计数和综合代谢指标的

检查。行腹盆腔增强CT扫描和胸部X线片来完善肿瘤分期和远处转移评价。进一步行PET/CT检查来验证上述检查结果。在选择治疗方法时,应该重点考虑影响复发的预后因素。监测流行病学及结论组织(SEER)于1973—1987年收集的41 120例子宫内膜癌患者数据分析显示,FIGO分级、组织学类型、组织学分级、淋巴结情况、初诊时年龄和种族是影响生存的预后因素[36]。

对于肥胖患者,行扩大淋巴结切除术具有挑战性,可引起明显的并发症[7]。扩大淋巴结切除术并不能使患者有显著的生存获益,但是,GOG 33号临床试验研究显示,22%行扩大手术切除术的临床Ⅰ期患者有宫外侵犯[淋巴结转移、附件转移、腹腔种植和(或)腹腔冲洗液有恶性细胞][2]。肿瘤分级、侵犯深度和腹腔种植显著增加了盆腔淋巴结和腹主动脉旁淋巴结转移的风险。大部分用来比较是否行盆腔淋巴结和腹主动脉旁淋巴结切除/取样的数据不是来自随机的临床试验研究设计[37]。行TAH/BSO的不进行淋巴结切除的临床Ⅰ/Ⅱ期子宫内膜癌患者被随机分为两组,一组行放疗,另一组不进行放疗,结果显示两组的总生存率没有明显差异[38,39]。GOG 99号临床试验研究[40]中,患者手术时行淋巴结切除术(手术分期为ⅠB/C~ⅡA/B),然后随机分为盆腔放疗组和非放疗组,结果显示总生存率没有明显的统计学差异,非放疗组的局部复发率较高,为12%,放疗组为1.2%。子宫内膜癌术后放射治疗(PORTEC)研究[38]和挪威随机临床试验研究[39]均显示,不管患者是否行淋巴结清扫术,未行盆腔放疗的患者的局部复发率较高。自从PORTEC 1号研究和挪威随机临床试验研究发表后,腹腔镜和机器人辅助手术使外科技术得到了发展,相对于开腹手术,腹腔镜和机器人辅助手术可以缩短手术患者的平均住院时间、降低切口并发症并提高生存质量[41-43]。然而,一项回顾性研究发现,淋巴结切除术不能

使患者得到生存获益,因此,不推荐患者行进一步手术治疗[44]。

患者术后恢复后(4~6 周),采用序贯治疗模式,先行盆腔外照射治疗和阴道切缘高剂量率内照射,然后行化疗。对于进展期子宫内膜癌,目前 NCCN 治疗指南建议行化疗±肿瘤靶向放疗。几项临床试验尝试获得 Ⅲ 期子宫内膜癌的最佳治疗模式。GOG 122 号随机临床研究是在无远处转移的 Ⅲ/Ⅳ 期子宫内膜癌患者中进行的,比较了全腹放疗和化疗的疗效,其中化疗方案为顺铂+阿霉素,每 3 周一次,共 7 个周期[17]。因为全腹放疗的毒性较重,故全腹放疗剂量不超过 30Gy,每次剂量限制在 1.5Gy,然后对盆腔进行剂量追加,追加剂量为 15Gy。结果显示,化疗组患者的无进展生存率和总生存率显著提高,但是毒性反应较重。在高危患者中,采用一种辅助治疗方法的患者的生存率为 50%。但是该研究不能回答如何联合应用辅助性化疗和放疗。一项开放的 GOG 随机 3 期临床试验正在进行,研究对象为行最佳减瘤术的 Ⅲ 期和 ⅣA 期子宫内膜癌患者,该研究有望回答靶向放疗联合顺铂同步化疗后进行卡铂+紫杉醇化疗是否优于单纯化疗。另外,一项欧洲的研究数据认为放疗联合化疗的疗效优于单纯放疗。GOG 184 号研究包括了 184 例 Ⅲ/Ⅳ 期子宫内膜癌患者(无远处转移),这些患者的治疗方法为盆腔放疗±腹主动脉旁淋巴结放疗±阴道内照射,随机进行两种不同方案的化疗[19]。化疗方案为顺铂+阿霉素+G-CSF(CD),每 3 周一次,共 6 周期;第二种方案为顺铂+阿霉素+G-CSF+紫杉醇(CDP)。术后放疗和加用紫杉醇的化疗并不能提高无病生存率,反而增加了毒性反应。

由于该患者腹主动脉旁淋巴结影像学检查呈阴性,建议行外照射治疗,总剂量为 50.4Gy/28 次,每次剂量为 1.8Gy,使用 IMRT 以降低正常组织的辐射剂量。患者在 CT 模拟时,采用仰卧位静脉注射造影剂,膀胱充盈,并

在阴道处放置标志物。对于术后子宫内膜癌患者,依据发表的公认的 IMRT 指南勾画临床靶区,临床靶区的剂量为 50.4Gy,临床靶区包括盆腔和髂内外淋巴区、阴道上端 3cm 和阴道旁软组织[45]。临床靶区外放 7mm 得到计划靶区,剂量为 50.4Gy,治疗计划可采用 7~9 个照射野,射线能量选用 6MV 或 10MV,处方剂量包括 95% 的计划靶区。我们的剂量监测采用 RTOG 0418 号治疗计划指南,限制膀胱、小肠、股骨头和直肠剂量在规定的剂量范围内。IMRT 的应用可以降低小肠、膀胱和直肠的放疗毒性。IMRT 和三维适形放疗相比,有更好的剂量分布,并能最大限度降低大于 30~40Gy 的正常组织的照射体积[46]。几项研究结果显示,IMRT 可以使靶区形状最优化,并减少正常组织的照射体积,如可以明显降低剂量大于 45Gy 的小肠体积[47,48]。此外,已经发表的随机临床研究表明,IMRT 可以降低消化道的急性期和晚期放疗毒性[47,49]。患者最好应用 IMRT 和 IGRT,如果没有条件,可以采用 4 野盒式照射技术。预期副作用包括稀便、尿频和乏力。

该患者为中分化子宫内膜腺癌,侵犯子宫肌层超过 50%,并有淋巴脉管侵犯。患者有阴道复发的高危因素,因此需行不显著增加毒性的阴道内照射治疗。阴道切缘追加高剂量率内照射,阴道施源器选用患者感到舒适的最大直径的圆柱形施源器,而且要在外照射快要结束时开始内照射。在行化疗定位扫描和治疗时,施源器和阴道壁之间尽量不要有空气,治疗靶区需要包括阴道上端 3cm。在完成外照射治疗后,有几个合适的高剂量率阴道内照射剂量分割模式,其中,共 15Gy,分三次完成,每次 5Gy,每次间隔 3 天的分割模式可以考虑。

放射治疗结束后,患者在行第一次化疗前,需要间隔 4 周,这 4 周为患者放疗急性反应的恢复期。确定化疗方案时,需要考虑患者的一般状况和伴发疾病。患者有严重的并发症时,卡铂+紫杉醇方案可以替代顺铂+阿霉素+

紫杉醇(CDP 或 TAP)的方案。GOG 184 号研究没有显示无复发生存获益,但是一项亚组研究证实 CDP 方案化疗可以降低肿瘤负荷较大患者约 50%的复发风险和死亡率。从而形成了目前的 GOG 209 号研究, 该研究包括Ⅲ/Ⅳ期和复发的患者, 比较两种化疗方案的疗效,第一种化疗方案为阿霉素+顺铂+紫杉醇+G-CSF(间隔 21 天行一次化疗,一共 7 个周期),第二种化疗方案为卡铂+紫杉醇(间隔 21 天行一次化疗,一共 7 个周期)。由于这项研究的患者获益非常接近而提前中止, 故研究结果不可用。化疗对Ⅲ期患者是有益的,但是理想的化疗方案尚未可知。对于有高血压和糖尿病病史的患者, 在外照射放疗后可以行 4~6 周期的卡铂+紫杉醇方案(CP)的辅助化疗,因为 CDP 化疗方案毒性较大,与 CP 方案相比并没有明显的优势。希望在不久的将来,低毒的生物靶向药物的问世可以提高子宫内膜癌的治疗效果。

总之,对于一例 60 岁肥胖女性,合并高血压和糖尿病, 行 TAH/BSO (所有切缘均为阴性)治疗,术后病理示:切除的 5 个盆腔淋巴结中有 1 个转移,原发肿瘤大小为 5cm 的中分化子宫内膜腺癌, 肿瘤侵犯肌层超过 50%,并且有淋巴脉管侵犯的患者,建议行盆腔 IMRT,外照射结束后行阴道切缘高剂量率内照射,再行卡铂+紫杉醇方案的序贯化疗。

编者注

William Small, Jr.

上述三个观点都同意采用化疗和放疗。在评估和具体的放疗方案上有不同观点。我更倾向于选择可以同时检测胸部、腹部和盆腔的 PET/CT 来进行评估。在无异常显像时,我会选用 IMRT 来进行扩大野的照射(L1/L2),然后对阴道切缘追加剂量。放疗完成后,再给予 4~6 周期的卡铂+紫杉醇化疗。

参考文献

1. Shah PH, Kudrimoti M, Feddock J, Randall M. Adjuvant treatment for stage IIIC endometrial cancer: Options and controversies. *Gynecol Oncol.* 2011 Sep;122(3):675–683.
2. Creasman WT, Morrow CP, Bundy BN, et al. Surgical pathologic spread patterns of endometrial cancer. A Gynecologic Oncology Group Study. *Cancer.* 1987 Oct 15;60(8 Suppl):2035–2041.
3. Mariani A, Dowdy SC, Cliby WA, et al. Prospective assessment of lymphatic dissemination in endometrial cancer: A paradigm shift in surgical staging. *Gynecol Oncol.* 2008 Apr;109(1):11–18.
4. McMeekin DS, Lashbrook D, Gold M, et al. Nodal distribution and its significance in FIGO stage IIIc endometrial cancer. *Gynecol Oncol.* 2001 Aug;82(2):375–379.
5. Benedetti Panici P, Basile S, Maneschi F, et al. Systematic pelvic lymphadenectomy vs. no lymphadenectomy in early-stage endometrial carcinoma: Randomized clinical trial. *J Natl Cancer Inst.* 2008 Dec 3;100(23):1707–1716.
6. Kitchener H, Swart AM, Qian Q, et al. Efficacy of systematic pelvic lymphadenectomy in endometrial cancer (MRC ASTEC trial): A randomised study. *Lancet.* 2009 Jan 10;373(9658):125–136.
7. May K, Bryant A, Dickinson HO, et al. Lymphadenectomy for the management of endometrial cancer. *Cochrane Database Syst Rev.* 2010 Jan 20;(1):CD007585.
8. Aalders JG, Thomas G. Endometrial cancer–revisiting the importance of pelvic and para aortic lymph nodes. *Gynecol Oncol.* 2007 Jan;104(1):222–231.
9. Rotman M, Pajak TF, Choi K, et al. Prophylactic extended-field irradiation of para-aortic lymph nodes in stages IIB and bulky IB and IIA cervical carcinomas. Ten-year treatment results of RTOG 79-20. *JAMA.* 1995 Aug 2;274(5):387–393.
10. Small W Jr, Winter K, Levenback C, et al. Extended-field irradiation and intracavitary brachytherapy combined with cisplatin chemotherapy for cervical cancer with positive para-aortic or high common iliac lymph nodes: Results of ARM 1 of RTOG 0116. *Int J Radiat Oncol Biol Phys.* 2007 Jul 15;68(4):1081–1087.
11. Nelson G, Randall M, Sutton G, et al. FIGO stage IIIC endometrial carcinoma with metastases confined to pelvic lymph nodes: Analysis

of treatment outcomes, prognostic variables, and failure patterns following adjuvant radiation therapy. *Gynecol Oncol*. 1999 Nov;75(2): 211–214.

12. Maggi R, Lissoni A, Spina F, et al. Adjuvant chemotherapy vs radiotherapy in high-risk endometrial carcinoma: Results of a randomised trial. *Br J Cancer*. 2006 Aug 7;95(3):266–271.

13. Chao A, Chang TC, Ng KK, et al. 18F-FDG PET in the management of endometrial cancer. *Eur J Nucl Med Mol Imaging*. 2006 Jan;33(1): 36–44.

14. Kitajima K, Suzuki K, Senda M, et al. Preoperative nodal staging of uterine cancer: Is contrast-enhanced PET/CT more accurate than non-enhanced PET/CT or enhanced CT alone? *Ann Nucl Med*. 2011 Aug;25(7):511–519.

15. Park JY, Kim EN, Kim DY, et al. Comparison of the validity of magnetic resonance imaging and positron emission tomography/computed tomography in the preoperative evaluation of patients with uterine corpus cancer. *Gynecol Oncol*. 2008 Mar;108(3):486–492.

16. Signorelli M, Guerra L, Buda A, et al. Role of the integrated FDG PET/CT in the surgical management of patients with high risk clinical early stage endometrial cancer: Detection of pelvic nodal metastases. *Gynecol Oncol*. 2009 Nov;115(2):231–235.

17. Randall ME, Filiaci VL, Muss H, et al. Randomized phase III trial of whole-abdominal irradiation versus doxorubicin and cisplatin chemotherapy in advanced endometrial carcinoma: A Gynecologic Oncology Group Study. *J Clin Oncol*. 2006 Jan 1;24(1):36–44.

18. Susumu N, Sagae S, Udagawa Y, et al. Randomized phase III trial of pelvic radiotherapy versus cisplatin-based combined chemotherapy in patients with intermediate- and high-risk endometrial cancer: A Japanese Gynecologic Oncology Group study. *Gynecol Oncol*. 2008 Jan;108(1):226–233.

19. Homesley HD, Filiaci V, Gibbons SK, et al. A randomized phase III trial in advanced endometrial carcinoma of surgery and volume directed radiation followed by cisplatin and doxorubicin with or without paclitaxel: A Gynecologic Oncology Group study. *Gynecol Oncol*. 2009 Mar;112(3):543–552.

20. Alvarez Secord A, Havrilesky LJ, Bae-Jump V, et al. The role of multi-modality adjuvant chemotherapy and radiation in women with advanced stage endometrial cancer. *Gynecol Oncol*. 2007 Nov;107(2):285–291.

21. Geller MA, Ivy J, Dusenbery KE, et al. A sin-gle institution experience using sequential multi-modality adjuvant chemotherapy and radiation in the "sandwich" method for high risk endometrial carcinoma. *Gynecol Oncol*. 2010 Jul;118(1):19–23.

22. Hogberg T, Signorelli M, de Oliveira CF, et al. Sequential adjuvant chemotherapy and radiotherapy in endometrial cancer–results from two randomised studies. *Eur J Cancer*. 2010 Sep;46(13):2422–2431.

23. Duenas-Gonzalez A, Zarba JJ, Patel F, et al. Phase III, open-label, randomized study comparing concurrent gemcitabine plus cisplatin and radiation followed by adjuvant gemcitabine and cisplatin versus concurrent cisplatin and radiation in patients with stage IIB to IVA carcinoma of the cervix. *J Clin Oncol*. 2011 May 1;29(13):1678–1685.

24. Lorvidhaya V, Chitapanarux I, Sangruchi S, et al. Concurrent mitomycin C, 5-fluorouracil, and radiotherapy in the treatment of locally advanced carcinoma of the cervix: A randomized trial. *Int J Radiat Oncol Biol Phys*. 2003 Apr 1;55(5):1226–1232.

25. Greven K, Winter K, Underhill K, et al. Final analysis of RTOG 9708: Adjuvant postoperative irradiation combined with cisplatin/paclitaxel chemotherapy following surgery for patients with high-risk endometrial cancer. *Gynecol Oncol*. 2006 Oct;103(1):155–159.

26. Nakayama K, Nagai Y, Ishikawa M, et al. Concomitant postoperative radiation and chemotherapy following surgery was associated with improved overall survival in patients with FIGO stages III and IV endometrial cancer. *Int J Clin Oncol*. 2010 Oct;15(5):440–446.

27. Ahmed RS, Kim RY, Duan J, et al. IMRT dose escalation for positive para-aortic lymph nodes in patients with locally advanced cervical cancer while reducing dose to bone marrow and other organs at risk. *Int J Radiat Oncol Biol Phys*. 2004 Oct 1;60(2):505–512.

28. Portelance L, Chao KS, Grigsby PW, et al. Intensity-modulated radiation therapy (IMRT) reduces small bowel, rectum, and bladder doses in patients with cervical cancer receiving pelvic and para-aortic irradiation. *Int J Radiat Oncol Biol Phys*. 2001 Sep 1;51(1):261–266.

29. Salama JK, Mundt AJ, Roeske J, Mehta N. Preliminary outcome and toxicity report of extended-field, intensity-modulated radiation therapy for gynecologic malignancies. *Int J Radiat Oncol Biol Phys*. 2006 Jul 15;65(4):1170–1176.

30. Havrilesky LJ, Cragun JM, Calingaert B, et al. Resection of lymph node metastases influences survival in stage IIIC endometrial cancer. *Gynecol*

Oncol. 2005 Dec;99(3):689–695.

31. Fujimoto T, Nanjyo H, Nakamura A, et al. Para-aortic lymphadenectomy may improve disease-related survival in patients with multipositive pelvic lymph node stage IIIc endometrial cancer. *Gynecol Oncol.* 2007 Nov;107(2):253–259.

32. Kilgore LC, Partridge EE, Alvarez RD, et al. Adenocarcinoma of the endometrium: survival comparisons of patients with and without pelvic node sampling. *Gynecol Oncol.* 1995 Jan;56(1):29–33.

33. Todo Y, Kato H, Kaneuchi M, et al. Survival effect of para-aortic lymphadenectomy in endometrial cancer (SEPAL study): A retrospective cohort analysis. *Lancet.* 2010 Apr 3;375(9721):1165–1172.

34. Huang M, Chadha M, Musa F, et al. Lymph nodes: Is total number or station number a better predictor of lymph node metastasis in endometrial cancer? *Gynecol Oncol.* 2010 Nov;119(2):295–298.

35. Lutman CV, Havrilesky LJ, Cragun JM, et al. Pelvic lymph node count is an important prognostic variable for FIGO stage I and II endometrial carcinoma with high-risk histology. *Gynecol Oncol.* 2006 Jul;102(1):92–97.

36. Kosary CL. FIGO stage, histology, histologic grade, age and race as prognostic factors in determining survival for cancers of the female gynecological system: An analysis of 1973-87 SEER cases of cancers of the endometrium, cervix, ovary, vulva, and vagina. *Semin Surg Oncol.* 1994 Jan–Feb;10(1):31–46.

37. Resnick KE, Cohn DE, Fowler JM. Role of lymphadenectomy in the staging of endometrial cancer. *Nat Rev Clin Oncol.* 2009 Jul;6(7):382–384.

38. Creutzberg CL, van Putten WL, Koper PC, et al. Surgery and postoperative radiotherapy versus surgery alone for patients with stage-1 endometrial carcinoma: multicentre randomised trial. PORTEC Study Group. Post Operative Radiation Therapy in Endometrial Carcinoma. *Lancet.* 2000 Apr 22;355(9213):1404–1411.

39. Aalders J, Abeler V, Kolstad P, Onsrud M. Postoperative external irradiation and prognostic parameters in stage I endometrial carcinoma: Clinical and histopathologic study of 540 patients. *Obstet Gynecol.* 1980 Oct;56(4):419–427.

40. Keys HM, Roberts JA, Brunetto VL, et al. A phase III trial of surgery with or without adjunctive external pelvic radiation therapy in intermediate risk endometrial adenocarcinoma: A Gynecologic Oncology Group study. *Gynecol Oncol.* 2004 Mar;92(3):744–751.

41. Malzoni M, Tinelli R, Cosentino F, et al. Total laparoscopic hysterectomy versus abdominal hysterectomy with lymphadenectomy for early-stage endometrial cancer: A prospective randomized study. *Gynecol Oncol.* 2009 Jan;112(1):126–133.

42. Janda M, Gebski V, Brand A, et al. Quality of life after total laparoscopic hysterectomy versus total abdominal hysterectomy for stage I endometrial cancer (LACE): A randomised trial. *Lancet Oncol.* 2010 Aug;11(8):772–780.

43. Devaja O, Samara I, Papadopoulos AJ. Laparoscopically assisted vaginal hysterectomy (LAVH) versus total abdominal hysterectomy (TAH) in endometrial carcinoma: Prospective cohort study. *Int J Gynecol Cancer.* 2010 May;20(4):570–575.

44. Barton DP, Naik R, Herod J. Efficacy of systematic pelvic lymphadenectomy in endometrial cancer (MRC ASTEC Trial): A randomized study. *Int J Gynecol Cancer.* 2009 Nov;19(8):1465.

45. Small W, Jr., Mell LK, Anderson P, et al. Consensus guidelines for delineation of clinical target volume for intensity-modulated pelvic radiotherapy in postoperative treatment of endometrial and cervical cancer. *Int J Radiat Oncol Biol Phys.* 2008 Jun 1;71(2):428–434.

46. Heron DE, Gerszten K, Selvaraj RN, et al. Conventional 3D conformal versus intensity-modulated radiotherapy for the adjuvant treatment of gynecologic malignancies: A comparative dosimetric study of dose-volume histograms small star, filled. *Gynecol Oncol.* 2003 Oct;91(1):39–45.

47. Mundt AJ, Lujan AE, Rotmensch J, et al. Intensity-modulated whole pelvic radiotherapy in women with gynecologic malignancies. *Int J Radiat Oncol Biol Phys.* 2002 Apr 1;52(5):1330–1337.

48. Roeske JC, Lujan A, Rotmensch J, et al. Intensity-modulated whole pelvic radiation therapy in patients with gynecologic malignancies. *Int J Radiat Oncol Biol Phys.* 2000 Dec 1;48(5):1613–1621.

49. Roeske JC, Bonta D, Mell LK, et al. A dosimetric analysis of acute gastrointestinal toxicity in women receiving intensity-modulated whole-pelvic radiation therapy. *Radiother Oncol.* 2003 Nov;69(2):201–207.

中-高危子宫内膜癌的盆腔放疗

临床问题

根据最近的随机临床试验结果,盆腔淋巴结放疗和淋巴结切除术并没有给中危子宫内膜癌患者带来益处。中危子宫内膜癌患者何时或者是否行盆腔放疗是一个常见的临床难题。

临床病例

65 岁老年女性,行开腹全子宫切除术+双侧输卵管和双侧卵巢切除术(TAH/BSO),组织学活检为 G2、子宫内膜腺癌。最终病理示:肿瘤大小为 2.5cm、组织学分级为 G3 的子宫内膜腺癌,肿瘤侵犯子宫肌层(15/18mm),并有淋巴脉管侵犯。

治疗决策

- 患者需要行哪种影像学检查?
- 分期淋巴结切除术的作用是什么?
- 肿瘤大小、组织学分级、侵犯肌层深度和年龄等危险因素对盆腔残留病灶或盆腔淋巴结转移以及需要行哪种盆腔放疗的影响是什么?
- 如果需要行盆腔放疗,应选择 IMRT、三维适形放疗还是其他放疗技术?

主要观点

Loren Mell

根据 GOG 标准,该患者属于高-中危(HIR)

组,根据子宫内膜癌术后放疗组织(PORTEC)标准,该患者属于 I 期高危组。该患者首先要行分期检查。盆腔 CT 对于诊断盆腔淋巴结转移的特异性和阳性预测值较低,分别是 57% 和 50%[1],对于评估远处转移,如肝脏和肺的转移,其作用更小[2]。PET 或者 PET/CT 术前检查对直径大于 1cm 的淋巴结转移是敏感的,但很可能有假阳性。MRI 对于评估术前肿瘤侵犯肌层的情况和宫颈侵犯的诊断非常有价值,在淋巴结转移的诊断上优于 CT[3,4]。盆腔 MRI 可以用于估算淋巴结有无转移,但对术前宫体内肿瘤分期方面的作用是非常有限的,我个人不建议对该患者行 MRI 检查。

对于该患者,应该考虑根据淋巴结清扫术的结果更改分期的可能性。Creasman 等[5]的研究发现,在 G3 肿瘤侵犯较深的患者中,盆腔淋巴结和腹主动脉旁淋巴结转移的概率分别为 34% 和 23%。同样的,Chi 等[6]发现,在临床分期为 IB 的子宫内膜癌患者中,盆腔淋巴结转移的概率为 28%。然而,一些前面讨论过的关于淋巴结清扫术的随机临床试验研究发现,没有证据证实淋巴结清扫术能给患者带来生存益处[7,8]。这两个研究得到了相似的治疗结果预测,行淋巴结清扫术的患者有更糟糕的生存倾向。尽管 ASTEC 研究随机将中危和高危患者行盆腔放疗部分控制了肿瘤,但是这两个研究终因辅助治疗导致了肿瘤失控而受到谴责。这些研究中包括许多淋巴结转移的低危患者,但是和高危患者一样,他们并没有因为淋巴结清扫而得到生存获益。迄今为止,没有研究发现淋巴结清扫可以使高危患者获益,因此,在提高疗效时不提倡行盆腔淋巴结清扫术。有趣的是，一项大型回顾性临床分析确实发现了腹主动脉旁淋巴结切除可以使生存获益[9]，但是这个假设还没有被随机临床试验研究证实。原则上，依据病理分期指导个体化辅助治疗方案可以提高患者的治疗效果。因为决定是否行辅助化疗和是否行腹主动脉旁淋巴结照射，应该严格依据该患者的完整的病理分期，我提倡盆腔淋巴结切除和腹主动脉旁淋巴结取样，以达到辅助治疗最优化。

不考虑淋巴结清扫术后的发现，就此患者而言，如果她没有参与临床试验研究，我会建议行辅助放疗。若不进行进一步治疗，该患者的 5 年局部和远处复发的风险大约为 30%。局部复发主要在阴道切缘位置[10,11]，因此，对于大部分中危患者应该行阴道内照射。然而，PORTEC-2 研究认为，阴道内照射对于高危患者，如本节提供的病例，可以作为一个选择性的治疗方法。

盆腔放疗可以降低早期子宫内膜癌大约 2 倍的局部复发率[10-13]。在控制局部复发率方面，放疗优于化疗，然而，在控制远处转移率方面，化疗优于放疗[14]。因此，放疗和化疗联合使用有可能很好地长期控制肿瘤。有意思的是，随机临床试验多次证实，在早期高危子宫内膜癌患者中单用化疗或者放疗并不能使生存获益[15-17]。新的临床试验，如 GOG-249 和 PORTEC-3[18]研究正在检验联合方案并希望应用于患者。GOG-249 研究随机将 HIR 患者分为盆腔放疗组和阴道内照射加 3 周期顺铂/紫杉醇化疗组，如果该患者在我机构治疗，我建议患者入组临床试验。我会选择 POREC-3 临床试验，让患者随机分入盆腔放疗组（46.Gy/26 次），对比盆腔放疗同步 2 周期顺铂化疗再加 4 周期卡铂/紫杉醇辅助化疗组。

假如患者不参加临床试验，淋巴结切除术完成后，如果切除的淋巴结超过 12 个，且所有淋巴结均为阴性，那么我将建议患者采用阴道内照射，具体为阴道黏膜下 0.5cm 处剂量为 7Gy，分 3 次，因为阴道切缘是子宫内膜癌术后复发的高发部位，这里需要注意的是，盆腔放疗会使淋巴水肿的风险增加。然而，在 ASTEC 和 GOG-99 临床试验中显示，行子宫切除术加淋巴结清扫术和外照射引起的淋巴水肿的绝对风险很低。如果淋巴结切除不完全，我建议行盆腔 IMRT。如果淋巴分期为阳性，不管是盆腔或者腹主动脉旁淋巴结转移，假如患者不参加临床试验，根据 GOG 258 号研究结果，我建议该患者行辅助化疗和盆腔包括腹主动脉旁淋巴区域的 IMRT。

许多研究显示，IMRT 可以降低子宫内膜癌患者的胃肠道毒性[19-23]。比较盆腔 IMRT 和 4 野盒式照射技术的多中心随机临床试验正在进行，IMRT 现在被允许用于由 GOG 和 RTOG 组织设计的子宫内膜癌术后的临床试验中。我会根据已经达成共识的临床指南[24]勾画临床靶区，给予临床靶区剂量 45Gy/25 次，每天照射。同时建议患者排空膀胱，淋巴结临床靶区外放 5mm、阴道切缘外放 15mm，其他部位外放 10mm 作为计划靶区。每次治疗时应用在线锥形束 CT 来确定阴道切缘的位置。三项最新的研究显示，在外照射时，计划靶区需包括阴道切缘外 15~20mm 以确保阴道切缘在照射范围内[25-27]。如果没有条件每天行影像引导的放疗，我建议计划靶区应该包括阴道切缘周围 2cm 区域或者行内照射（依据 RTOG 0418）。

学术评论

Catheryn Yashar

有两项随机临床研究试图评价盆腔淋巴结切除能否给子宫内膜癌患者带来生存优势[7,8]。虽然一些人认为这些研究存在缺陷，但是两个研究均显示淋巴结切除术不能给患者带来生存优势[28]。许多年来，在欧洲已经取消了淋巴切除术,尤其在低危组患者中。最近,PORTEC-2 研究发现,在降低阴道复发率方面,阴道切缘内照射与全盆腔放疗相比在统计学上无明显优势,尽管淋巴结转移率确实有差异(3.5%比 0.9%)[12]。需要说明的是,在这项研究中,患者不进行常规淋巴结切除术。

在 PORTEC-2 研究中,患者的风险较PORTEC-1 研究中的高,虽然 HIT 患者的风险较 GOG 99 号研究中低。在 PORTEC-1 研究中,患者被随机分为盆腔放疗组和观察组,该研究不包括ⅠB 期 G3(AJCC 第 7 版分期)患者。在PORTEC-2 研究中,不包括子宫内膜透明细胞癌和浆液性乳头状癌患者。在 PORTEC-1 研究中,HIR 患者必须符合下列 3 个特征中的两个:G3、侵犯子宫肌层超过 50% 和年龄大于 60岁。在 GOG-99 研究中,HIRⅠ期定义为符合下列三个中的任何一个:①年龄不小于 70 岁,同时合并有其他一个危险因素;②年龄不小于 50 岁,同时合并有两个危险因素;③年龄不小于 18 岁,同时合并三个危险因素,其中危险因素包括:G2~3 级肿瘤、侵犯肌层超过 33% 和淋巴脉管侵犯。在 PORTEC-1 研究中,HIR 患者不行盆腔辅助放疗的复发率为 23%,行盆腔放

疗的为 5%(P<0.0001)(图 4.3.1)。在 GOG-9 研究中,HIR 患者不行盆腔辅助放疗的复发率为27%,行盆腔辅助放疗的为 13%。观察组的局部复发率为 13%,盆腔放疗组的局部复发率为5%。在这两项临床试验中,75%局部复发部位在阴道。在 PORTEC-2 研究中,80%为深度侵犯,但是超过 90%为 G1 或 G2(后来发现 79%为 G1),因此,PORTEC-2 的研究结果是否能用于目前的患者尚不清楚。

该例患者为 65 岁、深度侵犯的 G3 子宫内膜腺癌,肿瘤大小为 2.5cm,有淋巴脉管侵犯。她属于 HIR 组患者,但是并不适合 PORTEC-2 研究的治疗方法,PORTEC-2 研究认为患者只要行阴道切缘内照射就够了。她更适合随机的PORTEC-1 研究[30],在 PORTEC-1 研究中所有ⅠC 期 G3 患者接受盆腔放疗,并且 5 年局部复发率为 14%。

以我的观点,该患者最好入组 GOG 0249号临床试验,GOG 0249 不考虑淋巴结切除,将HIR 患者 (GOG 定义)随机分为阴道切缘内照射加 3 周期卡铂/紫杉醇化疗组和全盆腔放疗组[31]。盆腔放疗组可以采用 4 野照射技术、三维适形放疗技术和 IMRT 放疗技术。阴道内照

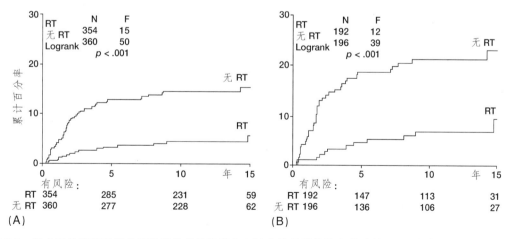

图 4.3.1 行术后放疗和不行术后治疗患者的阴道和(或)盆腔局部复发率的比较。(A)所有入组患者;(B)具有高–中危因素患者。Source: From Creutzberg et al. [29] used with permission.

射组可以采用高剂量率或者低剂量率。高剂量率内照射方案有:采用阴道黏膜下 0.5cm 处剂量为 6~7Gy,分 3 次,每周一次;阴道表面剂量 10~10.5Gy,分 3 次,每周一次;以及阴道表面剂量 6Gy,分 5 次,每周 2~3 次。抛开这些研究指南,我建议盆腔放疗采用 IMRT 作为主要治疗方法。如果患者拒绝行盆腔放疗,我建议行淋巴结清扫术,如果淋巴结均为阴性,那么建议行阴道切缘内照射和化疗,其中化疗方案采用 GOG 0249 临床试验中的治疗方案。如果患者有盆腔淋巴结转移,建议根据 GOG 0258 临床试验研究,随机采用单用 6 周期卡铂/紫杉醇化疗或者盆腔放疗同步顺铂化疗再加 4 周期卡铂/紫杉醇辅助化疗[32]。

社区医生评论

Michael A. Nichols

以前的研究已经确认一些增加 Ⅰ~ⅡA 期子宫内膜癌复发的危险因素[10,30,33-37]:年龄大、分级高、肿瘤深度侵犯子宫肌层、淋巴脉管侵犯。PORTEC-1 研究分析发现,组织学分级 G3 级是复发和死亡的最显著预测因素[30],肿瘤侵犯子宫肌层越深,死亡和复发的风险越高(5.5 比 2.1)。淋巴脉管侵犯对于肿瘤局限在子宫并且没有行手术分期的患者来说,是远处转移的预测因素[10,34,35]。年龄是影响预后的一个因素[10,34,36,37]。虽然肿瘤体积增大通常被认为预后较差,当控制了一些因素如组织学分级和侵犯肌层深度之后,这种说法并不一定完全可信。

对于 Ⅰ~ⅡA 期子宫内膜癌患者,按照 GOG 定义属于 HIR。这个患者归类为 HIR,同时有 3 个不利的危险因素。根据现在的 AJCC 分期(第 7 版),归为 ⅠB 期 G3[38]。非常重要的一点是,该患者以前被归类为 ⅠC 期,根据目前分期标准变化,现在为 ⅠB 期。依据前面随机对照临床试验运用的分期系统,该患者为 ⅠC 期 G3。

在这个病例中,没有行盆腔淋巴结切除,没有任何术前影像学检查。这里存在一个问题,那就是该患者能否从盆腔淋巴结切除术中获得治疗益处,这是争论的焦点。Ⅰ期盆腔淋巴结阳性的复发率为 5%~15%[5-8]。该患者有 3 个高危因素,年龄接近 70 岁,我估计患者淋巴结发生转移的可能性接近 15%。两项近期来自欧洲的随机对照临床试验认为,患者没有从淋巴结清扫术中获得生存益处[7,8]。然而,以前来自北美的数据显示,淋巴结清扫术对生存是有益的[39,40]。尤其是 Chan 等进行的一项包括 27 000 例女性患者的回顾性研究中,观察到 ⅠB 期 G3(AJCC 第 7 版)患者行淋巴结清扫术可以提高无病生存率[40]。针对该患者,我建议行盆腔 CT 检查以评估术后病理性增大的淋巴结。如果发现淋巴结增大或者坏死,我建议行淋巴结切除术。如果影像学检查没有发现可疑的淋巴结转移,考虑到淋巴结清扫术对疗效没有明确益处,我不建议行淋巴结清扫术。

一些随机对照临床试验显示,术后全盆腔淋巴结放疗对患者是有益的。然而目前尚没有对 ⅠB 期 G3(AJCC 第 7 版)患者行全盆腔淋巴结放疗和观察的临床试验研究,来确定全盆腔放疗的作用。Aalders 等[41]进行的随机临床试验,比较了 Ⅰ期子宫内膜癌患者 TAH-BSO 和阴道内照射后全盆腔放疗和观察两种治疗方法的差别。他们发现,全盆腔放疗可以使 ⅠB G3(AJCC 第 7 版)患者获益。PIRTEC-1 临床试验已经发现,全盆腔淋巴结放疗对于那些不能行淋巴结切除术分期的患者是有益的[11]。在这项研究中,Ⅰ期子宫内膜癌患者被随机分为观察组和全盆腔放疗组,发现盆腔放疗可以提高局部控制率,但是不能提高总生存率。

需要强调的是,PORTEC-1 试验研究不包括 ⅠB 期 G3(AJCC 第 7 版)患者,因为将这些深度侵犯子宫肌层和有高风险隐性盆腔淋巴结转移的患者随机分到观察组是不道德的[30]。ⅠB G3(AJCC 第 7 版)患者在行全盆腔放疗后被登记和随访[30]。这些患者较其他Ⅰ期患者更可能发生脉管侵犯（17%比 2%~9%，*P*<0.001）。PORTEC-1 研究中，完成盆腔放疗后，ⅠB 期G3（AJCC 第 7 版）患者 5 年局部复发率为 14%，其他Ⅰ期患者的为 1%~3%。单纯盆腔复发率为 8%。ⅠB 期 G3（AJCC 第 7 版）患者总生存率为 58%，ⅠA 期 G3（AJCC 第 7 版）患者的总生存率是 74%，Ⅰ期 G1~2 级患者为 83%~85%。G3 患者消化道并发症发生率是 3%。在一项来自 SEER 数据库的包括 21 000 例患者的回顾性分析发现，不论患者是否行盆腔淋巴结切除，术后放疗对ⅠB 期 G3（AJCC 第 7 版）患者生存有益。在这个分析中包括了全淋巴结放疗或内照射的患者[42]。

在 PORTEC-2 临床试验中[12]，不包括ⅠB 期 G3（AJCC 第 7 版）患者。不行常规淋巴结清扫术，但是对临床可疑的盆腔或者腹主动脉旁淋巴结应进行取样。Ⅰ~ⅠA 期（不是ⅠB 期 3 级）子宫内膜癌患者被随机分到术后全盆腔放疗组和阴道内照射组中。在这个研究中，阴道内照射组盆腔复发的危险是 5.1%，盆腔放疗组是 2.1%（*P*=0.17）。然而，在 PORTEC-1 临床试验中，ⅠB 期 G3（AJCC 第 7 版）患者行全盆腔放疗后的复发率为 14%。当考虑到盆腔复发的危险因素，5 年复发率可以从 3.8%降到 0.5%（*P*=0.02）。假定复发率可以降低 5 倍，那么在 PORTEC-1 研究中ⅠB 期 G3（AJCC 第 7 版）患者的复发率可以从 40%降到 8%。这个结果和 Mundt 等[43]的研究结果一致，研究显示，高风险进展期的子宫内膜癌患者单行辅助化疗不行盆腔放疗的复发率为 31%。

对于该患者，我建议行全盆腔放疗，而不是单用阴道切缘内照射，并提议采用 IMRT 技术。多个研究报道表明采用 IMRT 进行盆腔放疗可以降低直肠、小肠和膀胱的辐射剂量。有证据证实 IMRT 不仅减低急性和慢性消化道毒性，而且可以减少止泻药物的应用[19-21]。重要的是，与常规 4 野照射技术相比，IMRT 还提高了靶区覆盖体积[49]。

关于靶区勾画指南，我建议参考 RTOG 网站上已经发表的靶区勾画指南[50]。该指南提供的是由放射肿瘤专家制订的达成共识的勾画体积[24]。这些指南可以作为常规指导，依据患者的解剖、手术标志和病理结果进行靶区体积的修饰和扩大。我建议参考患者术前和术后的影像学资料来勾画靶区，如果需要也可以同时参考计划 CT 图像。我采用 kV-kV 匹配和每周的锥形束 CT 来确认计划的精确性。通常，我们可以达到 95%的处方剂量覆盖 95%的 PTV，但是我们争取做到处方剂量覆盖 97%的 PTV。我们限制 PTV 的剂量热点不超过 0.03mL，以及不超过 110%的处方剂量，剂量冷点不超过 0.03mL，且剂量不能低于 93%的处方剂量。

编者注

William Small, Jr.

对于模棱两可的结果，我建议行 PET/CT 断层显像来确认。如果没有发现远处转移或者淋巴结转移，我建议该患者行 IMRT 盆腔放疗。

（王利利 周菊英 译）

参考文献

1. Connor JP, Andrews JI, Anderson B, et al. Computed tomography in endometrial carcinoma. *Obstet Gynecol*. 2000;95:692–696.
2. Heyer H, Ohlinger R, Arndt D, et al. Selective pretreatment diagnostic imaging for detecting remote metastases in patients with endometrial cancer. *Onkologie*. 2006;29:85–89.
3. Lee JH, Dubinsky T, Andreotti RF, et al. ACR Appropriateness Criteria®: Pretreatment evaluation and follow-up of endometrial cancer of the uterus. *Ultrasound Q*. 2011;27:139–145.
4. Rockall AG, Meroni R, Sohaib SA, et al. Evaluation of endometrial carcinoma on magnetic resonance imaging. *Int J Gynecol Cancer*. 2007;17:188–196.

5. Creasman WT, Morrow CP, Bundy BN, et al. Surgical pathologic spread patterns of endometrial cancer. A Gynecologic Oncology Group Study. *Cancer*. 1987;60(8 Suppl):2035–2041.

6. Chi DS, Barakat RR, Palayekar MJ, et al. The incidence of pelvic lymph node metastasis by FIGO staging for patients with adequately surgically staged endometrial adenocarcinoma of endometrioid histology. *Int J Gynecol Cancer*. 2008;18:269–273.

7. Benedetti Panici P, Basile S, Maneschi F, et al. Systematic pelvic lymphadenectomy vs. no lymphadenectomy in early-stage endometrial carcinoma: randomized clinical trial. *J Natl Cancer Inst*. 2008;100:1707–1716.

8. ASTEC study group, Kitchener H, Swart AM, et al. Efficacy of systematic pelvic lymphadenectomy in endometrial cancer (MRC ASTEC trial): A randomised study. *Lancet*. 2009;373:125–136.

9. Todo Y, Kato H, Kaneuchi M, et al. Survival effect of para-aortic lymphadenectomy in endometrial cancer (SEPAL study): A retrospective cohort analysis. *Lancet*. 2010;375:1165–1172.

10. Keys HM, Roberts JA, Brunetto VL, et al. A phase III trial of surgery with or without adjunctive external pelvic radiation therapy in intermediate risk endometrial adenocarcinoma: A Gynecologic Oncology Group study. *Gynecol Oncol*. 2004;92:744–751.

11. Creutzberg CL, van Putten WL, Koper PC, et al. Surgery and postoperative radiotherapy versus surgery alone for patients with stage-1 endometrial carcinoma: Multicentre randomised trial. PORTEC Study Group. Post Operative Radiation Therapy in Endometrial Carcinoma. *Lancet*. 2000;355:1404–1411.

12. Nout RA, Smit VT, Putter H, et al. Vaginal brachytherapy versus pelvic external beam radiotherapy for patients with endometrial cancer of high-intermediate risk (PORTEC-2): An open-label, non-inferiority, randomised trial. *Lancet*. 2010;375:816–823.

13. ASTEC/EN.5 Study Group, Blake P, Swart AM, et al. Adjuvant external beam radiotherapy in the treatment of endometrial cancer (MRC ASTEC and NCIC CTG EN.5 randomised trials): Pooled trial results, systematic review, and meta-analysis. *Lancet*. 2009;373:137–146.

14. Maggi R, Lissoni A, Spina F, et al. Adjuvant chemotherapy vs radiotherapy in high-risk endometrial carcinoma: Results of a randomised trial. *Br J Cancer*. 2006;95:266–271.

15. Susumu N, Sagae S, Udagawa Y, et al. Randomized phase III trial of pelvic radiotherapy versus cisplatin-based combined chemotherapy in patients with intermediate- and high-risk endometrial cancer: A Japanese Gynecologic Oncology Group study. *Gynecol Oncol*. 2008;108:226–233.

16. Hogberg T. Adjuvant chemotherapy in endometrial carcinoma: overview of randomised trials. *Clin Oncol (R Coll Radiol)*. 2008;20:463–469.

17. Hogberg T, Signorelli M, de Oliveira CF, et al. Sequential adjuvant chemotherapy and radiotherapy in endometrial cancer—results from two randomised studies. *Eur J Cancer*. 2010;46: 2422–2431.

18. http://www.trialregister.nl/trialreg/admin/rct view.asp?TC=729, Accessed July 9, 2011.

19. Mundt AJ, Lujan AE, Rotmensch J, et al. Intensity-modulated whole pelvic radiotherapy in women with gynecologic malignancies. *Int J Radiat Oncol Biol Phys*. 2002;52:1330–1337.

20. Mundt AJ, Mell LK, Roeske JC. Preliminary analysis of chronic gastrointestinal toxicity in gynaecologic patients treated with intensity-modulated whole pelvic radiation therapy. *Int J Radiat Oncol Biol Phys*. 2003;56:1354–1360.

21. Chen MF, Tseng CJ, Tseng CC, et al. Adjuvant concurrent chemoradiotherapy with intensity-modulated pelvic radiotherapy after surgery for high-risk, early stage cervical cancer patients. *Cancer J*. 2008;14:200–206.

22. Jhingran A, Winter K, Portelance L. A phase II study of intensity modulated radiation therapy (IMRT) to the pelvis for post-operative patients with endometrial carcinoma (RTOG 0418) (abstr.) *Int J Radiat Oncol Biol Phys*. 2008;72:S16–S17.

23. Roeske JC, Bonta D, Mell LK, et al. A dosimetric analysis of acute gastrointestinal toxicity in women receiving intensity-modulated whole-pelvic radiation therapy. *Radiother Oncol*. 2003;69:201–207.

24. Small W Jr, Mell LK, Anderson P, et al. Consensus guidelines for delineation of clinical target volume for intensity-modulated pelvic radiotherapy in postoperative treatment of endometrial and cervical cancer. *Int J Radiat Oncol Biol Phys*. 2008;71:428–434.

25. Jhingran A, Salehpour M, Sam M, et al. Vaginal motion and bladder and rectal volumes during pelvic intensity-modulated radiation therapy after hysterectomy. *Int J Radiat Oncol Biol Phys*. 2012;82(1):256–262.

26. Harris EE, Latifi K, Rusthoven C, et al. Assessment of organ motion in postoperative endometrial and cervical cancer patients treated with intensity-modulated radiation therapy. *Int J Radiat Oncol Biol Phys*. 2011;81(4):e645–e650.

27. Ma DJ, Michaletz-Lorenz M, Goddu SM, Grigsby PW. Magnitude of interfractional vaginal cuff movement: Implications for external irradiation. *Int J Radiat Oncol Biol Phys*. 2012;82(4):1439–1444.

28. Seamon LG, Fowler JM, Cohn DE. Lymphadenectomy for endometrial cancer: The controversy. *Gynecol Oncol.* 2010;117:6–8.

29. Creutzberg CL, Nout RA, Lybeert ML, et al. Fifteen-year radiotherapy outcomes of the randomized PORTEC-1 trial for endometrial carcinoma. *Int J Radiat Oncol Biol Phys.* 2011;81(4): e631–e638.

30. Creutzberg CL, van Putten WL, Wárlám-Rodenhuis CC, et al. Outcome of high-risk stage IC, grade 3, compared with stage I endometrial carcinoma patients: The Postoperative Radiation Therapy in Endometrial Carcinoma Trial. *J Clin Oncol.* 2004;22:1234–1241.

31. http://www.clinicaltrials.gov/ct2/show/NCT 00807768?term=GOG&rank=19, Accessed July 9, 2011.

32. http://www.clinicaltrials.gov/ct2/show/NCT 00942357?term=GOG&rank=102, Accessed July 9, 2011

33. Morrow CP, Bundy BN, Kurman RJ, et al. Relationship between surgical-pathological risk factors and outcome in clinical stage I and II carcinoma of the endometrium: A Gynecologic Oncology Group study. *Gynecol Oncol.* 1991;40:55–65.

34. Greven KM, Corn BW, Case D, et al. Which prognostic factors influence the outcome of patients with surgically staged endometrial cancer treated with adjuvant radiation? *Int J Radiat Oncol Biol Phys.* 1997;39:413–418.

35. Nofech-Mozes S, Ackerman I, Ghorab Z, et al. Lymphovascular invasion is a significant predictor for distant recurrence in patients with early-stage endometrial endometrioid adenocarcinoma. *Am J Clin Pathol.* 2008;129:912–917.

36. Irwin C, Levin W, Fyles A, et al. The role of adjuvant radiotherapy in carcinoma of the endometrium-results in 550 patients with pathologic stage I disease. *Gynecol Oncol.* 1998;70: 247–254.

37. Alektiar KM, Venkatraman E, Abu-Rustum N, Barakat RR. Is endometrial carcinoma intrinsically more aggressive in elderly patients? *Cancer.* 2003;98:2368–2377.

38. Edge SB, Byrd DR, Compton CC, et al. Eds. AJCC Cancer Staging Manual. 7th ed. Springer; 2010.

39. Mariani A, Webb MJ, Galli L, Podratz KC. Potential therapeutic role of para-aortic lymphadenectomy in node-positive endometrial cancer. *Gynecol Oncol.* 2000;76:348–356.

40. Chan JK, Wu H, Cheung MK, et al. The outcomes of 27,063 women with unstaged endometrioid uterine cancer. *Gynecol Oncol.* 2007; 106:282–288.

41. Aalders J, Abeler V, Kolstad P, et al. Postoperative external irradiation and prognostic parameters in stage I endometrial carcinoma: Clinical and histopathologic study of 540 patients. *Obstet Gynecol.* 1980;56:419–427.

42. Lee CM, Szabo A, Shrieve DC, et al. Frequency and effect of adjuvant radiation therapy among women with stage I endometrial adenocarcinoma. *JAMA.* 2006;295:389–397.

43. Mundt AJ, Murphy KT, Rotmensch J, et al. Surgery and postoperative radiation therapy in FIGO Stage IIIC endometrial carcinoma. *Int J Radiat Oncol Biol Phys.* 2001;50:1154–1160.

44. Roeske JC, Lujan A, Rotmensch J, et al. Intensity-modulated whole pelvic radiation therapy in patients with gynecologic malignancies. *Int J Radiat Oncol Biol Phys.* 2000;48:1613–1621.

45. Portelance L, Chao KS, Grigsby PW, et al. Intensity-modulated radiation therapy (IMRT) reduces small bowel, rectum, and bladder doses in patients with cervical cancer receiving pelvic and para-aortic irradiation. *Int J Radiat Oncol Biol Phys.* 2001;51:261–266.

46. Ahmed RS, Kim RY, Duan J, et al. IMRT dose escalation for positive para-aortic lymph nodes in patients with locally advanced cervical cancer while reducing dose to bone marrow and other organs at risk. *Int J Radiat Oncol Biol Phys.* 2004;60:505–512.

47. Guo S, Ennis RD, Bhatia S, et al. Assessment of nodal target definition and dosimetry using three different techniques: Implications for re-defining the optimal pelvic field in endometrial cancer. *Radiat Oncol.* 2010;5:59.

48. Ahamad A, D'Souza W, Salehpour M, et al. Intensity-modulated radiation therapy after hysterectomy: Comparison with conventional treatment and sensitivity of the normal-tissue-sparing effect to margin size. *Int J Radiat Oncol Biol Phys.* 2005;62:1117–1124.

49. Bouchard M, Nadeau S, Gingras L, et al. Clinical outcome of adjuvant treatment of endometrial cancer using aperture-based intensity-modulated radiotherapy. *Int J Radiat Oncol Biol Phys.* 2008;71:1343–1350.

50. http://www.rtog.org/CoreLab/Contouring Atlases/GYN.aspx, accessed July 9, 2011.

第 5 章

▪ 泌尿生殖系统肿瘤 ▪

Stanley L. Liauw

内分泌治疗联合高剂量放射治疗在中危前列腺癌治疗中的应用

临床问题

临床上，当前列腺癌患者具有中危因素（即 PSA 为 10~20，Gleason 评分为 7，或临床分期 T2b~c）时，我们通常建议那些进行局部外照射放疗（EBRT）的患者同期接受内分泌治疗。提高局部放疗剂量往往被认为比标准剂量放疗更能够提高前列腺癌生化控制的可能性。尽管提高放疗剂量可能减少激素治疗带来的不良反应的影响，但是目前尚不清楚如何权衡使用激素治疗联合更高剂量的放射治疗。此外，考虑到激素治疗的诸多风险，专家们已提出激素的并发症有助于筛选出前列腺癌放疗联合同期激素治疗的最佳适应人群。

临床病例

一名 68 岁的男性被诊断为前列腺腺癌，第一次筛查的基准 PSA 值为 12ng/mL。活检病理提示 12 针穿刺标本中有 7 针为前列腺腺癌（2 针为 Gleason 4+3，2 针为 Gleason 3+4，3 针为 Gleason 3+3）。患者的临床分期为 T1c。5 年前有心肌梗死病史，经皮干预治疗后目前冠心病控制良好。推荐外照射放疗。

治疗决策

- 中危前列腺癌患者是否需要接受高剂量的放射治疗？

- 如果提高了放疗的剂量，是否推荐同期行内分泌治疗？
- 并发症如何影响内分泌治疗的推荐使用？

主要观点

Paul L. Nguyen

中危前列腺癌患者是否需要做高剂量的放射治疗？

如果一名中危前列腺癌患者仅仅接受单纯放射治疗，也就是说不做内分泌治疗，我们通常推荐提高放疗剂量。这一结论是基于两个随机对照研究的结果，局部前列腺癌患者分别接受传统剂量（70Gy）和高剂量放疗，均不做内分泌治疗。MD 安德森的试验[1,2]首先由 Pollack 等报道，然后由 Kuban 等更新结果：随机将 301 例 cT1b~T3 的前列腺癌患者分为总剂量为 70Gy、分次剂量为 2Gy 和总剂量为 78Gy、分次剂量为 2Gy 两组[1,2]。根据风险度观察患者的分布情况，低危患者占 20%，中危患者占 46%，高危患者占 34%。高剂量放疗可明显提高临床或生化控制率（8 年控制率分别为 78% 和 59%，$P=0.004$）。在已计划的亚组分析中，PSA 高于 10 的患者在高剂量放疗中获益最大（8 年控制率分别为 78% 和 39%，$P \leq 0.001$）。有趣的是，当根据风险分组进行析因分析，剂量提高在中危患者中并未显示出治疗获益（$P=0.36$），尽管在中危和 PSA 高于 10

的患者中有获益的趋势(8 年控制率分别为 94% 和 65%, P=0.07)。考虑到试验结果是阳性的,中危组又是所占比例最大的患者群体,同时析因分析也有局限性,那么这一临床试验的结果为中危前列腺癌患者尤其是不做内分泌治疗的中危前列腺癌患者提高放疗剂量提供了依据。这项试验的微妙之处在于,由于试验中按照等中心给予处方剂量,等效剂量可能接近于现代常规给予 PTV 的放疗剂量 75.6Gy 和 66.6Gy,因此一些临床医生在临床实践中直接使用 MD 安德森试验中给予 PTV 75.6Gy 的剂量作为单纯放疗患者的最小可接受剂量。

第二项试验是 PROG 95-09 试验,该试验是马萨诸塞综合医院和洛马·琳达大学合作进行的。Zietman 等在 2005 年初次报道并在 2010 年进行了更新,试验将 393 例 cT1b~T2b、PSA 为 15 及以下的前列腺癌患者随机分到 PTV 处方剂量分次剂量为 1.8Gy、总剂量为 70.2Gy(等效剂量 GyE)和 79.2Gy 的两个剂量组[3,4]。使用术语 GyE 是因为第一阶段采用三维适形放疗照射 50.4Gy,而后使用质子照射 19.8GyE 或 28.8GyE 局部加量。根据风险分组的患者分布分别为:低危患者占 58%,中危患者占 37%。传统低剂量组患者的 10 年 ASTRO 生化失败率为 32.3%,高剂量组则只有 16.7% (P=0.0001)。与 MD 安德森试验相似,对中危组 144 例患者的非计划析因分析结果也未显示出高剂量照射有统计学意义的获益,但有很强的获益趋势(10 年失败率分别为 42.1% 和 30.4%, P=0.06)。考虑到总的试验结果是阳性的,试验结果能够合理地解释并支持不使用内分泌治疗的中危前列腺癌患者提高放疗的剂量。

大多数临床医生在使用内分泌治疗的同时还是会增加放疗的剂量,即使目前支持这种治疗方法的依据还不充分。Dearnaley 等报道的英国 MRC R-01 试验将 843 例患者(24% 低危,32% 中危,44% 高危)随机分为两组:先接受 5~8 个月的雄激素阻断治疗,一组加上剂量

分割为 64Gy/32 次的放疗,另一组加上剂量分割为 74Gy/37 次的放疗,两组的处方剂量均给予等中心点[5]。试验发现更高的剂量提高了生化无复发生存率(5 年无复发生存率分别为 71% 和 60%, P=0.007),但考虑到所谓的"高剂量"方案等效于 PTV 的剂量为 70Gy,这项试验无法解答合并内分泌治疗时,放疗剂量是否需要提高到 70Gy 以上的问题。由 Peeters 等报道的荷兰试验将 669 例患者(27% 中危)随机分为两个剂量组:68Gy 组和 78Gy 组,处方剂量均给予等中心点[6]。剂量的提高使 5 年无复发率从 54% 提高到 64%(P=0.02)。在这项试验中,治疗中心自行给予 22% 的患者内分泌治疗。关于剂量与内分泌治疗相互作用的检验结果是阴性的(P=0.6),提示提高放疗剂量所带来的治疗获益与是否合并使用内分泌治疗无关。然而,因为只有 22% 的患者接受了内分泌治疗,所以不可能肯定地得出使用内分泌治疗的患者需要提高放疗剂量的结论。而且,对 PROG 95-09 试验重新进行分析发现,常规剂量组和剂量提高组的患者,在远期肠道相关生活质量方面没有差异[7],因此,在目前具备影像引导的技术条件下,只要在正常组织耐受量范围内,我们没有理由不给予合并内分泌治疗的患者提高放疗剂量,尽管传统放疗剂量合并内分泌治疗可能使患者出现因使用抗凝剂[8]或在其他医疗条件下导致出血的高风险。

如果提高了放疗剂量,是否推荐同期行内分泌治疗?

目前还没有随机试验数据来回答这个问题,因为两项临床试验中中危和高危患者采用常规剂量放疗合并短期(4~6 个月)的辅助内分泌治疗,结果显示有生存受益。明确的是,由 D'Amico 等报道的 DFCI 95-096 试验采用等中心点 70Gy,内分泌治疗 6 个月可以使 8 年总生存率从 61% 提高到 74%(P=0.01)[9]。一项析因分析发现那些只有很轻微伴随疾病的中危前

列腺癌患者，合并内分泌治疗后也能有生存获益,7年总生存率分别为91%和85%($P=0.009$)。Jones等报道的RTOG 94-08试验将1979例患者(54%为中危患者)随机分为66.6Gy加或不加4个月的内分泌治疗两组[10]。总的来说,内分泌治疗使10年总生存率从57%提高到62%($P=0.03$)。有趣的是,当根据危险度分组进行析因分析,只有中危组的患者显示出了明显的生存获益(10年生存率分别为61%和54%,$P=0.03$)。依然不明确的是,对于高危组患者,4个月的内分泌治疗时间是否太短,从而达不到生存获益的效果?还是由于高危亚组的患者数太少而无法检测出统计学的差异?

RTOG 08-15是特别为明确内分泌治疗联合高剂量放疗必要性而设计的一项临床试验,它将患者随机分为高剂量放疗(外照射剂量达79.2Gy或外照射加近距离放疗补量),加或不加6个月的内分泌治疗两组。试验目标是招募到1520例患者,主要研究终点是患者的总生存。

并发症如何影响内分泌治疗的推荐使用?

有进一步的证据证明患者的并发症会影响其是否可能从辅助内分泌治疗中获益。对DFCI 95-096试验重新进行析因分析,发现那些没有或仅有很轻微伴随疾病的患者能够从6个月的辅助内分泌治疗和剂量为70Gy的放疗联合治疗中获得较大的生存获益(8年生存率分别为90%和64%,$P<0.001$),然而那些患有中度或重度伴随疾病（主要是心脏疾病)的患者内分泌治疗后生存率降低（8年生存率分别为25%和54%,$P=0.08$)[9]。这些数据提示对于具有明显潜在伴随疾病的患者,内分泌治疗对代谢和心血管的副作用可能超过了治疗带来的生存获益。一项大型的回顾性研究试图识别哪种并发症的患者在内分泌治疗后危险最高,结果发现内分泌治疗仅仅在有心肌梗死或充血性心力衰竭病史的患者中使用时,与死亡风

险的升高相关[11]。然而,这些患者仅占总的前列腺癌研究群体的5%,提示有可能因为内分泌治疗受到影响的患者比例很小。2011年,一项在具有不利危险因素的前列腺癌患者中进行的关于用与不用内分泌治疗的8个随机研究,对4141例病例进行了荟萃分析,结果显示两组的心血管死亡发生率无差异(发生率分别为11.0%和11.2%),但发现内分泌治疗与前列腺癌相关死亡率的下降($RR=0.69$,$P<0.001$)与所有原因死亡率($RR=0.86$,$P<0.001$)的下降有关[12]。然而,入组到随机研究中的患者比普通患者的一般状况要好,而且该荟萃分析无法将患者根据不同的伴随疾病进行分层分析。总之,这些数据表明大多数具有不利危险因素的前列腺癌患者将从内分泌治疗中获益,但是具有明显的潜在心脏伴随疾病,尤其是先前有心肌梗死或充血性心力衰竭的患者,可能会因为内分泌治疗而引起严重并发症。在这些患者中,必须仔细衡量治疗带来的潜在危险和获益,应由心脏病专家做进一步评估。为了更明确地检验这个命题,之前已讨论过的RTOG 08-15试验将患者根据ACE-27伴随疾病的状态进行分层研究,这将为伴随疾病如何影响内分泌治疗带来的治疗获益提供更多的信息。

病例讨论和治疗推荐

"中度危险"包含范围非常广的患者,这些患者具有各种隐匿的微转移的风险。当一些中危患者具有有利因素(例如:T1c,PSA 4.2,Gl 3+4=7)时,将有比较局限的病灶,并且单纯提高放疗的剂量就可能取得很好的疗效。已经公认的具有多种中危因素的中危患者（如:Gleason 7和PSA 10~20),实际上具有更高的前列腺癌死亡风险[13,14],因此最好能接受75.6~79.2Gy的放疗和4~6个月的内分泌治疗以控制微转移。另外,如果患者是Gleason 4+3,那么他比Gleason 3+4的患者有更高的死亡风险[15]。唯一的伴随疾病是心脏疾病史。他5年前有心肌梗死病

史，根据 ACE-27 分级属中重度伴随疾病组（轻度=仅心电图发现心肌梗死，年龄不定；中度=心肌梗死发生在超过 6 个月以前；重度=心肌梗死发生不超过 6 个月），对 DFCI 95-096 试验重新进行分析，提示该患者可能无法从内分泌治疗中获益。患者已接受血管置换手术，回顾性研究数据表明，在志愿者中行血管置换手术能够降低内分泌治疗引起的心血管副作用，但是并未完全消除增加的风险[16]。最后，因为这些数据是基于析因分析或回顾性分析，并且两项随机性试验已经证明中危组患者进行内分泌治疗能取得生存获益，那么该患者最好的治疗选择可能是继续进行内分泌治疗，但必须非常小心。他应当接受"医疗最优化"治疗，由一名心内科医生指导他的运动和饮食，以尽可能减小内分泌治疗导致的代谢方面的副作用。我将给予这名患者前列腺和精囊腺总量为 75.6Gy、分次剂量为 1.8Gy 的放射治疗[17,18]和 6 个月的内分泌治疗。

学术评论

Michael J. Zelefsky

中危前列腺癌代表了一群独特的患者。这些患者经常有较大体积的病灶，尽管病灶临床上仅局限于腺体。前列腺内部的肿瘤密度越高，就越需要提高放疗剂量以获得更好的局部控制。同时，微转移的危险可能依然比较小。因此，对于这个亚组的患者我们推荐更积极的局部治疗。

有大量的证据证明提高放疗剂量能使临床局限期的前列腺癌患者获益。实际上，现有 3 期临床试验已经清楚地显示，对于所有预后有风险的亚组，采用 78~80Gy 的高剂量放疗非常重要。然而，在各种风险亚组中，中危前列腺癌患者好像更能从高剂量放疗中获益，因此高剂量放疗应该成为这一类患者的标准治疗。我们最近发表的回顾性数据[19]显示，中危患者接受 81Gy 剂量的放疗和接受低剂量的放疗，10 年生化控制率分别为 76% 和 57%（P<0.001）。

目前，剂量提高的最佳或最有效的模式还不是很清楚。而且也没有随机对照研究来比较外照射和近距离放疗，回顾性研究表明对于预后良好的中危患者采用联合近距离放疗和（或）补充外照射与单纯高剂量调强放疗相比，提高了肿瘤局部控制率[20,21]。在第一个研究中[20]，160 例患者经高剂量率（HDR）近距离治疗而后补充调强放疗（IMRT），7 年 PSA 无复发生存率为 100%，而单纯调强放疗照射 86.4Gy 的患者仅为 84%（P<0.001）。其他报道也提示中危患者采用近距离治疗方案比单纯使用外照射有更高的肿瘤控制率[21,22]。近距离治疗较外照射可以更有效地使前列腺上皮脱落，导致 PSA 值降得更低，这可以解释近距离放疗提高了局部放疗的强度，从而提高了生化指标的控制结果[21,23]。然而，目前还没有已发表的数据可以明确说明这种生化学指标控制结果的提高可以相应地转化为远处转移发生率的降低。

雄激素阻断治疗（ADT）在中危组患者中的作用存在争议，尤其是在接受高剂量放疗的患者当中。最近发表的 RTOG 94-08 试验证明中危前列腺癌患者放疗联合短期 ADT 治疗比单纯放疗有更高的生存获益[10]。该研究中的放疗剂量仅为 66Gy，处方剂量局限于前列腺内部，腺体周围（一般是指包含大体积的肿瘤）接受的剂量范围仅为 60Gy。在一项病例数较少的 3 期临床试验中（n=206），D'Amico 等研究证实使用 70Gy 的放疗剂量联合 ADT 和单纯放疗有相似的结果[9]。一些研究已经声称，当采用这些较低剂量进行治疗时，ADT 是必要的提高肿瘤治疗效果和补偿低剂量的有效联合治疗手段[24]。

尽管有这些理论上的考虑，来自斯隆-凯瑟琳纪念癌症中心的经验是，ADT 确实能够提高接受 81Gy 照射的中危患者的治疗效果[19]。在 1074 例接受 6 个月 ADT 治疗的中危患者中，10 年 PSA 无复发生存率为 80%，而单纯调强放疗的患者仅为 59%（*P*<0.001）。总之，这些数据表明：①中危患者需要提高放疗剂量；②ADT 很可能对中危患者甚至是已经接受了高剂量放疗的患者有益。未来前瞻性的随机临床试验如 RTOG-0815 将有希望阐明 ADT 在接受提高放疗剂量的中危前列腺癌患者中的作用。

有意思的是，虽然目前没有 3 期临床试验数据，但大多数回顾性报道已经证明 ADT 在接受近距离治疗的患者中未显示出获益。一些报道采用低剂量率近距离放疗加或不加补充的外照射，或者采用高剂量率近距离治疗联合外照射，均无法证明使用 ADT 能提高疗效[25-27]。可能的推测是作为一种增加局部剂量的治疗模式，联合近距离治疗和补充外照射可能消除了中危患者 ADT 治疗的必要性。然而，单纯使用外照射的患者局部安全剂量升高的范围在 81~86.4Gy，ADT 治疗可以持续获益。上述的 RTOG 08-15 试验实际上已经检验了这一假设。

总之，我赞同这个病例接受外照射后辅以 ADT，然而，ADT 的治疗时间不需要超过 6 个月。对于这种中危前列腺癌患者，根据我的临床经验不应常规给予盆腔淋巴结照射，而应仅仅照射前列腺和精囊。如果患者准备接受近距离放疗（前列腺小于 50g，国际前列腺症状评分小于 15，没有明显的伴随疾病），则不需要 ADT，因此当这名患者想避免发生雄激素阻断导致的副反应和性功能丧失的风险增加时，我可能会推荐他采用这种治疗方案。从患者的远期生活质量来看，这种治疗对那些有心脏伴随疾病史的患者实际上是更好的方案，可以避免雄激素阻断的副作用。一些研究已经报道了在有两个及以上危险因素的患者，即使使用短期的 ADT 也会使心脏相关疾病的发生率增加，这些危险因素包括之前有心肌梗死或卒中的病史[12]。该患者具有两个危险因素，即使进行短程的 ADT 治疗也可能增加心脏风险。然而，临床上目前并不是总能观察到

ADT 相关的心脏并发症的发病率，尤其是短程的 ADT 所造成的发病率增高[28]。我将就这些问题与患者讨论，并告诉他们使用 ADT 获益的不确定性，尤其是目前还缺乏随机对照数据指导的情况下。

社区医生评论
Alan T. Monroe

中危前列腺癌涵盖了相对比较广泛的临床风险。经典的 D'Amico 标准[29]在根据 T 分期（2b 或 2c）、Gleason 评分[7]和 PSA（10~20ng/mL）分层患者时相当有用。然而，作为附加的预后变量被大家所公认和接受，目前已经明确的是，在传统的中危定义范围内这些风险可以用来更深入地分层患者[30]。PSA 上升的速度、PSA 的倍增时间、活检核心阳性百分比以及 Gleason 评分为 7 的总分（4+3 和 3+4）都是风险评估的组成部分。当 NCCN 指南依旧采用 D'Amico 标准提出的 3 项基本标准来分期患者时，如果存在多种不利因素，应当规定将患者划分到高危组[31]。

中危前列腺癌患者有许多放疗方法可以选择，包括对一些选择患者进行密切观察。在我们的临床实践中，基于 Epstein 标准[32]的密切观察主要用于低危前列腺癌患者或特殊的有重要并发症的中低危患者。因此，评估前列腺癌和其他内科疾病患者的发病率和致死率对于个体化治疗非常重要。根据人口统计，这名 68 岁的老年患者预期将有 15 年的生存期。该患者因有心血管疾病可能会在某种程度上缩短生存期，但是采用积极的治疗后其生存期不会低于 10 年。根据这名患者的多种不利因素（PSA 高于 10ng/mL，Gleason 4+3，活检阳性核心百分比高于 50%）和心血管疾病控制良好后合理的生存预期，我们建议他接受高剂量放疗和短期内分泌治疗。

中危患者提高放疗剂量治疗已被广泛研究，最近值得关注的研究比较少。MD 安德森

的经验首次得到支持，研究中更新了中位随访时间为 9.5 年的高剂量放疗的结果[1]。数据首次被报道时[2]，PSA 高于 10ng/mL、不做内分泌治疗的中危前列腺癌患者放疗剂量 78Gy 比 70Gy 有更好的生化和临床控制率。随着更长时间的随访观察，中危组虽然总体来看没有获益，但 PSA 高于 10ng/mL 的患者继续显示明显的生化控制率的改善（94% 比 65%）——即使高剂量放疗带来更严重的胃肠道毒性反应。相反，最近荷兰的研究发现中危患者有治疗获益[33]。MRC RT01 临床试验显示，一组接受新辅助内分泌治疗的中危患者提高放疗剂量会有治疗获益[5]。随访时间越长，生化控制的改善则可能转化为临床生存的获益。需要更多的研究来确定哪种亚组的中危患者能够从高剂量放疗中获益。在临床实践中，我们继续给予每一名中危患者高剂量放疗是因为根据我们的临床经验，这种治疗方案毒性反应较低，而且潜在疾病控制的获益足以值得我们这样去做。

我们机构倾向于先用影像引导放疗（IGRT）照射前列腺及外扩边界 5~8mm，放疗剂量为 45Gy，然后用单根的插植施源器给予高剂量率近距离放疗（9.5Gy×2 次）作为局部加量。当仅选择外照射时，我们用 IGRT 技术给予总剂量为 78Gy，单次剂量为 2Gy 的照射。对于高度选择的中低危者，我们采用赛博刀进行体部的立体定向放射治疗，模拟高剂量率剂量学的临床试验除外。采用高剂量率近距离放疗进行补量是我们提高剂量的优选模式，因为与我们的治疗经验（8 年里超过 600 例患者）相伴的是治疗的方便程度、比永久性离子植入更为广泛的剂量学分布，以及近距离放疗逐渐突显的超越单纯外照射的潜在临床获益数据[34,35]。高剂量率近距离放疗也适用于未用内分泌治疗减瘤的体积超过 90mL 的腺体，从而使一些中低危患者采用这种治疗可以无需行内分泌治疗[36]。

这个病例对剂量提高治疗中有关抗雄激素治疗的应用提出另一项异议。RTOG 94-06 试验对经选择的患者采用提高 1/2 剂量联合 2~6 个月的新辅助内分泌治疗。尽管没有特别设计去检验高剂量放疗同时附加内分泌治疗的获益情况，随后的分析无法说明这种治疗方案虽然增加了泌尿生殖系统的并发症风险但能够增加临床获益[37]。相反，2008 年 D'Amico 发表的数据显示，传统剂量的放疗联合 6 个月的内分泌治疗有总的生存率获益[9]。目前大家对于中危患者需要同时提高放疗剂量和内分泌治疗的意见不统一。直到公布随机试验的数据，争论才平息，我们发现 D'Amico 的生存获益难以忽视，那些评分较高的中危患者（Gleason 4+3 或阳性核心超过 50%）明显应当给予 6 个月的抗雄激素治疗。对于中危组中有心血管疾病和相对低危的患者，我们认为单纯提高放疗的剂量比较妥当。

编者注

Stanley L. Liauw

所有以上三种观点均赞成这名中危前列腺癌患者使用提高剂量的放射治疗。很难决定同时使用内分泌治疗，因为患者的内科伴随疾病可能会改变风险-获益比，而且内分泌治疗联合高剂量放疗的作用尚未被前瞻性的研究所证实。尽管还存在不确定性，所有作者都认为内分泌治疗联合放疗是最适宜的治疗选择。两位作者将考虑近距离治疗（或采用单一近距离放疗或作为外照射的补量使用）以替代内分泌治疗。虽然这种替代目前还没有证据证实，但这是一个激发人研究兴趣的想法。对于这名患者，治疗后的进展可能主要还是局部复发而不是全身转移。因为近距离放疗较外照射能提供给局部更高的剂量，因此这种治疗方案能够提高局部控制，放疗增敏剂的作用因此可以减小。在这个病例中，我将和患者讨论内分泌治疗的作用。患者对于生化控制与生活质量最优化选择的排序将影响最终的治疗推荐。在缺乏任何倾向性或可供参考的临床试验的情况下，我将建议提高放疗剂量（78Gy 照射前列腺和精囊，采用每日影像引导技术和调强放射治疗）和 6 个月的雄激素阻断治疗。

参考文献

1. Kuban DA, Tucker SL, Dong L, et al. Long-term results of the M. D. Anderson randomized dose-escalation trial for prostate cancer. *Int J Radiat Oncol Biol Phys*. 2008;70:67–74.

2. Pollack A, Zagars GK, Smith LG, et al. Preliminary results of a randomized radiotherapy dose-escalation study comparing 70 Gy with 78 Gy for prostate cancer. *J Clin Oncol*. 2000;18:3904–3911.

3. Zietman AL, DeSilvio ML, Slater JD, et al. Comparison of conventional-dose vs high-dose conformal radiation therapy in clinically localized adenocarcinoma of the prostate: A randomized controlled trial. *JAMA*. 2005;294:1233–1239.

4. Zietman AL, Bae K, Slater JD, et al. Randomized trial comparing conventional-dose with high-dose conformal radiation therapy in early-stage adenocarcinoma of the prostate: Long-term results from Proton Radiation Oncology Group/American College of Radiology 95-09. *J Clin Oncol*. 2010;28:1106–1111.

5. Dearnaley DP, Sydes MR, Graham JD, et al. Escalated-dose versus standard-dose conformal radiotherapy in prostate cancer: First results from the MRC RT01 randomised controlled trial. *Lancet Oncol*. 2007;8:475–487.

6. Peeters ST, Heemsbergen WD, Koper PC, et al. Dose-response in radiotherapy for localized prostate cancer: Results of the Dutch multicenter randomized phase III trial comparing 68 Gy of radiotherapy with 78 Gy. *J Clin Oncol*. 2006;24:1990–1996.

7. Talcott JA, Rossi C, Shipley WU, et al. Patient-reported long-term outcomes after conventional and high-dose combined proton and photon radiation for early prostate cancer. *JAMA*. 2010;303:1046–1053.

8. Choe KS, Jani AB, Liauw SL. External beam radiotherapy for prostate cancer patients on anticoagulation therapy: How significant is the bleeding toxicity? *Int J Radiat Oncol Biol Phys*. 2010;76:755–760.

9. D'Amico AV, Chen MH, Renshaw AA, et al. Androgen suppression and radiation vs radiation alone for prostate cancer: A randomized trial. *JAMA*. 2008;299:289–295.

10. Jones CU, Hunt D, McGowan DG, et al. Radiotherapy and short-term androgen deprivation for localized prostate cancer. *N Engl J Med*. 2011;365:107–118.

11. Nanda A, Chen MH, Braccioforte MH, et al. Hormonal therapy use for prostate cancer and mortality in men with coronary artery disease-induced congestive heart failure or myocardial infarction. *JAMA*. 2009;302:866–873.

12. Nguyen PL, Je Y, Schutz FA, et al. Association of androgen deprivation therapy with cardiovascular death in patients with prostate cancer: A meta-analysis of randomized trials. *JAMA*. 2011;306:2359–2366.

13. Zelefsky MJ, Leibel SA, Gaudin PB, et al. Dose escalation with three-dimensional conformal radiation therapy affects the outcome in prostate cancer. *Int J Radiat Oncol Biol Phys*. 1998;41:491–500.

14. Tsai HK, Chen MH, McLeod DG, et al. Cancer-specific mortality after radiation therapy with short-course hormonal therapy or radical prostatectomy in men with localized, intermediate-risk to high-risk prostate cancer. *Cancer*. 2006;107:2597–2603.

15. Stark JR, Perner S, Stampfer MJ, et al. Gleason score and lethal prostate cancer: Does 3 + 4 = 4 + 3? *J Clin Oncol*. 2009;27:3459–3464.

16. Nguyen PL, Chen MH, Goldhaber SZ, et al. Coronary revascularization and mortality in men with congestive heart failure or prior myocardial infarction who receive androgen deprivation. *Cancer*. 2011;117:406–413.

17. Lawton CA, Desilvio M, Roach M 3rd, et al. An update of the phase III trial comparing whole pelvic to prostate only radiotherapy and neoadjuvant to adjuvant total androgen suppression: Updated analysis of RTOG 94-13, with emphasis on unexpected hormone/radiation interactions. *Int J Radiat Oncol Biol Phys*. 2007;69(3):646–655.

18. Pommier P, Chabaud S, Lagrange JL, et al. Is there a role for pelvic irradiation in localized prostate adenocarcinoma? Preliminary results of GETUG-01. *J Clin Oncol*. 2007;25:5366–5373.

19. Zelefsky MJ, Pei X, Chou JF, et al. Dose escalation for prostate cancer radiotherapy: Predictors of long-term biochemical tumor control and distant metastases-free survival outcomes. *Eur Urol*. 2011;60:1133–1139.

20. Deutsch I, Zelefsky MJ, Zhang Z et al. Comparison of PSA relapse-free survival in patient treated with ultra-high dose IMRT versus combination HDR brachytherapy and IMRT. *Brachytherapy*.

21. Zelefsky MJ, Yamada Y, Pei X, et al. Comparison of tumor control and toxicity outcomes of high dose intensity modulated radiotherapy and brachytherapy for patients with favorable risk prostate cancer. *Urology.* 2011;77:986–990.

22. Wong WW, Vora SA, Schild SE, et al. Radiation dose escalation for localized prostate cancer: Intensity-modulated radiotherapy versus permanent transperineal brachytherapy. *Cancer.* 2009;115:5596–5606.

23. Zelefsky MJ, Kuban DA, Levy LB, et al. Multi-institutional analysis of long-term outcome for stages T1-T2 prostate cancer treated with permanent seed implantation. *Int J Radiat Oncol Biol Phys.* 2007;67:327–333.

24. Zumsteg ZS, Zelefsy MJ. Short-term androgren deprivation therapy for patients with intermediate-risk prostate cancer undergoing dose-escalated radiotherapy: The standard of care. *Lancet.* 2012;13:e259–e269.

25. Merrick GS, Butler WM, Wallner KE, et al. Androgen-deprivation therapy does not impact cause-specific or overall survival after permanent prostate brachytherapy. *Int J Radiat Oncol Biol Phys.* 2006;65:669–677.

26. Lee LN, Stock RG, Stone NN. Role of hormonal therapy in the management of intermediate- to high-risk prostate cancer treated with permanent radioactive seed implantation. *Int J Radiat Oncol Biol Phys.* 2002;52:444–452.

27. Zelefsky MJ, Chou JF, Pei X, et al. Predicting biochemical tumor control after brachytherapy for clinically localized prostate cancer: The Memorial Sloan-Kettering Cancer Center experience. *Brachytherapy.* 2011 Sep 17. [Epub ahead of print]

28. Bolla M, Van Tienhoven G, Warde P, et al. External irradiation with or without long-term androgen suppression for prostate cancer with high metastatic risk: 10-year results of an EORTC randomised study. *Lancet Oncol.* 2010;11:1066–1073.

29. D'Amico AV, Moul J, Carroll P, et al. Cancer specific mortality after surgery or radiation for patients with clinically localized prostate cancer managed during the prostate-specific antigen era. *J Clin Oncol.* 2003;21:2163–2172.

30. D'Amico AV, Keshaviah A, Manola J, et al. Clinical utility of the percentage of positive prostate biopsies in predicting prostate cancer-specific and overall survival after radiotherapy for patients with localized prostate cancer. *Int J Radiat Oncol Biol Phys.* 2002;53(3):581–587.

31. Mohler JL, Armstrong AJ, Bahnson RR, et al. Prostate cancer, version 3.2012 featured updates to the NCCN guidelines. *J Natl Compr Canc Netw.* 2012;10:1081–1087.

32. Epstein JI, Srigely J, Grignon D, et al. Recommendations for the reporting of prostate cancer. *Hum Pathol.* 2007;38:1305–1309.

33. Al-Mamgani A, Heemsbergen WD, Levendag PC, et al. Subgroup analysis of patients with localized prostate cancer treated within the Dutch-randomized dose escalation trial. *Radiother Oncol.* 2010;96(1):13–18.

34. Hostkin PJ, Motohashi K, Bownes P, et al. High dose rate brachytherapy in combination with external beam radiotherapy in the radical treatment of prostate cancer: Initial results of a randomized phase three trial. *Radiother Oncol.* 2007;84(2):114–120.

35. Guix B, Bartrina J, Henriquez I, et al. Combined treatment 3D-conformal radiotherapy plus HDR brachytherapy as treatment for intermediate or high risk prostate cancer: Early toxicity and biochemical outcome of a dose-escalation prospective randomized trial. *Int J Radiat Oncol Biol Phys.* 2007;69(3):S85.

36. Monroe AT, Faricy PO, Jennings SB, et al. High dose rate brachytherapy for large prostate volumes (> or = 50 cc)- Uncompromised dosimetric coverage and acceptable toxicity. *Brachytherapy.* 2008;7(1):7–11.

37. Valicenti RK, Kwounghwa B, Michalski J, et al. Does hormone therapy reduce disease recurrence in prostate cancer patients receiving dose-escalated radiation therapy? An analysis of radiation therapy oncology group 94-06. *Int J Radiot Oncol Biol Phys.* 2011;79(5):1323–1329.

■ 病例 2 ■

前列腺癌根治术后生化失败患者放疗和内分泌治疗的决策点

临床问题

某些接受过前列腺癌根治术的患者有很高的生化复发风险。尽管辅助放疗(ART)能够降低复发的风险,但挽救放疗(SRT)[等待可检测的但非常低的前列腺特异性抗原(PSA)]可能也有类似的效果,且可能防止部分患者接受过度治疗。同时,考虑到目前缺乏前瞻性的证据证实获益超过风险,盆腔淋巴结包含在照射野范围内和同期使用内分泌治疗的结论都是有争议的。

临床病例

一名 62 岁的前列腺腺癌患者,PSA 筛查为 14,接受了机器人辅助的前列腺癌根治术。病理分期为 T3aN0,切除了 12 个淋巴结,外科切缘阴性,Gleason 4+3 累及 20% 的腺体。他的 PSA 刚开始降至无法测出(低于 0.05ng/mL),但是 1 年以后升至 0.11ng/mL,术后 1 年半升至 0.22ng/mL。

治疗决策

- 与早期 SRT(eSRT)相比,哪些患者是 ART 的最适人群?
- 当采用 SRT 治疗时,放疗体积内应不应该包括具有转移危险的盆腔淋巴结?
- 当采用 SRT 治疗时,是否推荐同期使用内分泌治疗?

主要观点

Matthew C. Abramowitz, Alan Pollack

与早期 SRT(eSRT)相比,哪些患者是 ART 的最适人群?

这依然是一个有争议的问题。已经有三项随机研究评估比较了辅助放疗在有高危病理学因素的前列腺癌患者中的作用,这些高危因素包括腺体外侵犯、阳性切缘或精囊腺累及,已经证实放疗提高了临床和生化控制率。然而,这些患者中的 50%~60% 如果单纯接受前列腺切除术,可能在术后 5~10 年不发生生化复发,因此他们可能已经接受了不必要的治疗。术后 5~10 年发生生化复发的风险是 40%~50%[1-5]。需要警惕的是,随访时间越长复发的病例可能会越多。

欧洲癌症研究和治疗组织(EORTC)22911试验[6]将 1005 例前列腺癌患者随机分为前列腺瘤床 60Gy 局部放疗组和观察等待组。接受辅助放疗的患者生化无复发率明显高于观察等待组[74% 和 52.6%;风险比(HR)0.48,98% CI 0.37~0.62]。接受辅助放疗后局部-区域复发率(15.4% 和 5.4%;P<0.0001)和任何其他临床复发率(19.0% 和 8.8%;P<0.0001)都明显降低。在辅助放疗组,2 或 3 级的晚期放疗并发症有小的但具有统计学意义的增加。在观察等待组,只有 23% 的患者接受了 SRT。

Thompson 等报道了西南肿瘤合作组 (SWOG)试验,该试验将 425 例患者随机分为前列腺瘤床 60~64Gy 放疗组和"常规护理加观察"组[7]。主要终点是无转移生存率(DMFS)。1/3 的患者需要接受 SRT(70/211)。研究显示放疗组 DMFS 较观察组提高,HR 为 0.71(P=0.016)。辅助放疗组的总生存率明显提高,HR 为 0.72 (P=0.023)[8]。

德国的一个研究小组发表了另一项术后辅助放疗的多中心临床研究结果(ARO96-02/AUO AP 09/95)[9]。385 例患者随机分为辅助放疗组和观察组,随机分组在获得一个无法测出的 PSA 之前进行,放疗在术后 6~12 周开始。随机分组后排除那些 PSA 持续升高的患者。4 年后,辅助放疗组 81% 的患者无生化复发,观察组则只有 60%(P<0.0001;HR 0.4)。2 级直肠出血发生率为 3%。

这三项研究均显示术后辅助放疗(RT)降低了局部复发的风险和死亡率（在 SWOG 试验中）。然而,当 SRT 的施治不一致,并且进行挽救治疗的时机尚未设置阈值时,ART 和早期挽救治疗孰优孰劣很难判断。

可以明确的是,在 PSA 尽可能低的时候早期开始 SRT 与良好的预后有直接关系。在一项大型的多中心分析中,接受 SRT 而无雄激素阻断治疗的男性患者在 PSA 水平在 0.5ng/mL 或更低时开始接受 SRT,有 48% 的患者在术后 6 年时 PSA 保持在 0.2ng/mL 以下;而 PSA 水平在 0.51~1.0ng/mL、1.01~1.50ng/mL 和大于 1.50ng/mL 时开始 SRT 治疗的患者,术后 6 年 PSA 保持在 0.2ng/mL 以下的分别只有 40%、28% 和 18%[10]。King[11]和 Ohri 等[12]也就放疗前 PSA 水平和预后的关系报道了类似的结果。如果我们假定随机研究中 50% 的患者将不会复发,那么复发率下降 20%~25% 则与早期挽救治疗的结果相似。当存在过度治疗的可能性,并考虑到治疗并发症并不影响总生存,同时结合外科医生的意见,早期的挽救治疗被认为是比较好的治疗方式。这需要患者承诺结束 PSA 的监测随访。

当采用 SRT 治疗,放疗的照射范围应该包括危及的盆腔淋巴结吗?

前列腺癌治疗中淋巴结照射的潜在获益是一个争论非常激烈的领域。目前还没有 3 期的临床试验数据指导我们在这种情况下如何去做,如果病理检查淋巴结阴性,盆腔影像学检查没有淋巴结转移的证据,我一般不照射盆腔淋巴结。然而,也有患者可能从淋巴结治疗中获益。从完整的前列腺文献中推出结论也是困难的。迄今最大的一项试图回答这一问题的研究是 RTOG 9413 试验。这项 2×2 研究的结果是完全阴性的,经大样本检测结果显示,即使采用 Roach 公式计算受累淋巴结可能有 15% 甚至更高的风险,盆腔放疗与单纯前列腺照射两组没有差异[13]。尽管缺乏数据的支持,但如果手术时发现精囊受累及或少/无淋巴结切除的患者,仍然应该考虑盆腔放疗。应鼓励患者参加 RTOG 0534 试验（下文将会进行讨论）和我们的临床实践,如果患者加入临床试验并拒绝盆腔放疗,那么淋巴结就不进行照射。当确实存在盆腔淋巴结转移时,我们必须照射盆腔淋巴结。

当采用 SRT 治疗,推荐同期进行内分泌治疗吗?

这个问题有一些 3 期临床试验数据。在 RTOG 9601 试验中,771 例在前列腺癌根治术后出现 PSA 升高的患者接受单纯前列腺瘤床放疗(64.8Gy)或放疗加口服比卡鲁胺(150mg/d)2 年的辅助内分泌治疗。PSA 升高到 4ng/mL 的患者也允许入组。加上比卡鲁胺一组的 7 年 PSA 无进展率从 40% 提高到 57%[14]。获益的程度取决于前列腺切除后 Gleason 评分。Gleason 评分低于 7 的患者,7 年 PSA 无进展率分别为 63% 与 50%;评分为 7 的患者,分别为 55% 和

39%；评分为 8~10 的患者，分别为 56%和 26%。然而，这项研究使用的不是标准的抗雄激素治疗，因为一些数据提示比卡鲁胺治疗可明显增加男性乳房发育和乳房触痛的副作用，并且可能增加死亡率[15]。而促黄体生成素释放激素(LHRH)的激动剂是否能得到类似的治疗获益目前还不太清楚。而且,这项研究包括了很大范围的患者，是否所有治疗前不同 PSA 水平的患者都能从治疗中获益仍然需要进一步验证。研究的主要终点是生存率,还有很多数据和指标需要分析研究。

目前至少有两项研究试图回答这个问题，即 RTOG 0534 和 Radicals 研究。在 Radicals 研究中,患者手术后被随机分为早期或延迟放疗两组。延迟放疗组是患者在连续两次 PSA 升高大于 0.1ng/mL 或连续 3 次升高时给予放疗。该研究合并有第二项随机研究,所有患者接受放疗的同时不联合雄激素阻断治疗(ADT)、6 个月的 ADT 或 2 年的 ADT。研究终点是病因特异性生存[16]。RTOG 0534 是一项三臂研究，希望通过研究可以回答两个问题：①新辅助和同步短期内分泌治疗(NC-STAD)加前列腺瘤床放疗(PBRT)是否优于单纯 PBRT？②NC-STAD 加盆腔淋巴结放疗(PLNRT)是否优于 NC-STAD 加 PBRT？

了解这些数据和前列腺癌在根治术后 PSA 高于 1ng/mL 的患者有一个普遍的低挽救率这样一个现状,对于那些 Gleason 评分为 8~10、精囊受累及或 PSA 在进行 SRT 时高于 1ng/mL 的患者，应当考虑给予 SRT 同期联合一个疗程的 ADT。对那些放疗前 PSA 高于 2ng/mL(不是 RTOG 0534 的入组标准)、直肠指检有可触及的肿块(不是 RTOG 0534 的入组标准)或精囊受累及(和在 RTOG 0534 中排除入组的其他因素)的患者,我们常规推荐在 SRT 的同时加上 ADT。强烈推荐患者加入 RTOG 0534 临床试验。

临床患者的治疗推荐

62 岁前列腺癌患者术后 PSA 为 0.22ng/mL,病理分期为 pT3aN0，在迈阿密大学我们会推荐患者给予单纯前列腺瘤床 SRT 68Gy,2Gy/次的照射，而不推荐 ADT 或盆腔淋巴结照射。分期骨扫描可以考虑,但 PSA 过低，其检查的价值不大。我们使用动态增强(DCE)磁共振制订治疗计划,如果患者存在一个与复发疾病相一致的可识别的损害，他可以加入随机临床研究，给予 DCE-MRI 异常的病灶总剂量为 76.5Gy,2.25Gy/d 的照射，并保证前列腺瘤床有 68Gy 的受照剂量。

学术评论

Christopher R. King

在这个部分我将说明：①主要和更普遍的临床困境在于医生是否需要治疗那些具有高危病理学因素(pT3 或阳性切缘)但 PSA 检测不出的患者。②何时治疗？术后放疗如何给予才是最好的方案？

ART 和 eSRT？(辅助放疗和早期挽救治疗？)

在没有可检测出的病灶时给予放疗被称为 ART。非完全随机试验仅仅比较了 ART 和"观察"及不做 SRT 之间的差别(如 EORTC 22911[6]、ARO 9602[9]和 SWOG 8794[7])，正在进行的开放试验比较了 ART 和 eSRT [RADICALS[17]、Groupe d'Etude des Tumeurs Uro-Génitales (GETUG)-17[18]和 RAVES[19])]，我们经常凭着直觉继续进行研究，依靠不想错过任何一个治愈机会的信念激励向前。当 PSA 很高时比较 ART 联合单纯 ADT 或晚期 SRT,则会发现 SWOG 试验中的生存获益看起来并不令人信服。在实施 ART 的过程中，我们过度治疗了很多没有肿瘤残留的患者，造成一些不必要的放疗毒副反应，并增加了患者对健康无益的花费，忽视了 eSRT 实际上可能比 ART 更有效。

很显然，术后放疗能够清除微小的残留病灶，在 ART 过程中意味着这一显微镜下的肿瘤负荷实际存在，但并不足以产生可检测出的 PSA。如果有人提出 ART 优于 SRT，可能只是因为更倾向于在一个很低的肿瘤负荷时给予放疗。这个基本的放射生物学原则当然是合理的，那下一个逻辑问题则是当显微镜下的肿瘤负荷增加到多少时才真正危险？最近一项关于 SRT 的系统综述和荟萃分析量化了这个问题的答案[20]。这项研究将 41 个已发表的文献综合在一起，结果显示 SRT 前 PSA 水平是 PSA 无复发生存率（RFS）的独立相关因素（P<0.0001），而且 SRT 前 PSA 每升高 0.1ng/mL，RFS 就大约降低 2.6%（图 5.2.1）。

一个基于泊松分析的简单放射生物学模型和 PSA 与肿瘤负荷成比例增加的假设，非常适合解释这些数据。在 PSA 为 0.2ng/mL 或更低时，SRT 能够获得 64% 的无复发生存率。因此，当准备选择 SRT 时，患者应该尽可能在 PSA 最低的时候开始治疗，以获得最佳的治疗效果。

因此，ART（具有一个无法检测出的超敏感的 PSA 值 ≤0.01ng/mL）和使用 PSA=0.1ng/mL 的 eSRT 的差异，最多只有大约 2.5%，因此更支持 ART。开始治疗 SRT 甚至更早在 PSA 0.02ng/mL 时就开始，两者间的差异将下降至 0.5%。证据表明在这些争议背后存在很多假设，最有意义的一个假设是高危病理本身是否实际上就是一个系统性疾病的标志。如果真的如此，那么比较 ART 和 SRT 就变得无实际意义了。然而，甚至高危患者有时候也能被成功治愈。即使在最好的病例方案中，是否要考虑这些在临床上对无复发生存率有意义的或相关的 0.5%~2.5% 的细小差异，肯定存在争议，但这些小的治疗获益应和治疗毒性、费用以及最重要的是要和 ART 的必要性放在一起考虑。

因此，会产生另外一个问题：高危病理的患者实际发生显微镜下残留疾病有多常见？在 3 项类似的随机临床试验中，即 EORTC 22911、ARO 9602 和 SWOG 8794，对高危患者进行了 ART 和"观察"的比较。这些试验中被随机分到观察组有相当比例的患者尽管有高危的病理因素却仍然控制良好。EORTC 试验的 5 年生化无复发生存率（bRFS）达到了 53%，ARO 试验达到了 54%，SWOG 试验为 44%。尽管这些试验在 PSA 入选标准和病理方面存在一些差异，但得出的结果非常相似。也许 ARO 研究由于入选标准比较严格，所有入选的患者术后 PSA 都小于 0.1ng/mL，所以该试验得到了最好的评价结果。因此，大约 50% 的患者即使存在高危因素也可能在 5 年之内无 PSA 复发。鉴于这项有显著意义的研究结果，术后直接给予 ART 还是等 PSA 可检测出数值后再给予 eSRT 的争论会更加激烈。

在 PSA 超敏感时代，PSA 检测的阈值是 0.01ng/mL，一旦想区分辅助和挽救治疗就会

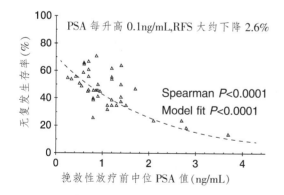

图 5.2.1　无复发生存可以作为挽救性放疗 SRT 时 PSA 水平的一个应变量。每一个三角形标记代表一个 SRT 前 PSA 水平所对应的已发表的生存率数据。曲线代表了一组由简单的肿瘤控制率泊松分析的放射生物学模型和 PSA 与疾病负荷成比例关系的数据，产生了 RFS 与 PSA 的相关关系。数据提示 SRT 前 PSA 每升高 0.1ng/mL，RFS 平均大约有 2.6% 的下降。

概念不清。在 EORTC 试验中,9%的患者 PSA 超过 0.2ng/mL;在 SWOG 试验中,35%的患者 PSA 超过 0.2ng/mL;在 ARO 试验中(入组的患者有更低的检测阈值),20%的患者 PSA 超过 0.05~0.1ng/mL,59%的患者 PSA 超过 0.03~0.1ng/mL。判断这些试验结果与我们的临床实践的相关性具有挑战性,因为很多入组的患者确实存在可测的 PSA 水平。

术后放疗:前列腺瘤床或盆腔淋巴结——加或不加激素——给予多少剂量?

要明确回答这些问题需要依据目前还在进行的、开放的随机试验;例如,多臂的 RTOG 05-34 比较了 pT3 或阳性切缘的患者进行前列腺瘤床(PB)放疗(RT)±ADT 和盆腔淋巴结放疗加 ADT 两种治疗方案,采用 bPFS 作为结果评价(放疗前列腺瘤床的剂量为 64.8~70.2Gy,盆腔淋巴结 45Gy,ADT 为 4~6 个月的 LHRH+比卡鲁胺)。

对一些前列腺癌患者进行盆腔淋巴结放疗的意义一直是激烈争论的主题。当然,随机临床试验暂时无法提供一个明确的答案。RTOG 94-13[13]的一些结论是不确定的,一些主要的研究者甚至正在计划另外的试验来比较单纯照射前列腺和前列腺加盆腔淋巴结放疗。然而,GETUG-01 比较了前列腺和全盆腔放疗,得出的阴性结果不能为任何可衡量的获益提供更多的帮助[21]。因此,表面上看来几乎没有理由期待术后治疗会带来任何获益。不过,有足够的回顾性资料的阳性数据可以支持上述临床试验(RTOG 05-34)。例如,一项来自斯坦福的回顾性研究分析了患者接受术后放疗的情况,发现具有高危风险的患者接受全盆腔放疗比仅接受瘤床放疗的患者,5 年 bRFS 大约提高了 25%(P=0.008)[22]。而且,获益仅发生在同期进行 ADT 的患者中,这一令人振奋的

结果有点类似于 RTOG 94-13 试验的效果。

最近,几项回顾性研究已经提示,同期 ADT 很可能在术后放疗中具有潜在的益处。例如,King 等[23]报道的一项患者接受 SRT 的研究显示,与单纯放疗相比,短程的新辅助和同时全雄激素阻断治疗是提高 bRFS 和总生存率的独立因素。Ost 等[24]报道的另外一项患者接受单纯前列腺瘤床剂量为 69.1Gy 或以上 ART 的研究显示,放疗同期接受 LHRH 治疗提高了 bRFS(HR 0.4,P=0.02)。

最后,关于前列腺瘤床显微镜下残留病灶的根治剂量的问题只能依据回顾性数据来回答。一项近期的系统性综述[25]显示,术后放疗在 60~70Gy 范围内的剂量效应关系曲线相当陡峭,这与已知的原发前列腺癌放疗剂量效应相平行。每增加 1Gy 的放疗剂量,5 年 bRFS 就会增加大约 2.5%;当剂量从传统保守的 64.8Gy 增加到超过 70Gy 时,肿瘤控制率会有很大的提高。临床采用的一些控制放疗质量的技术包括在放疗过程中固定和控制直肠扩张以及保持膀胱恒量充盈的方法,均能保证剂量的提高非常安全。

治疗推荐

鉴于这些考虑并且直到这些随机研究的结果可以应用为止,我推荐以下两种方法:①术后观察所有的前列腺癌患者,甚至那些高危的患者;一旦清楚地检测到超敏感的 PSA,尽可能早地进行 SRT(一般当 PSA 大约为 0.04ng/mL 或更高,更好的是 ≤0.1ng/mL 时,我会给患者行 SRT)。eSRT 方案的好处在于近 50%的高危患者可以避免不必要的治疗,避免增加医疗费用和毒性反应,以及有一个可衡量的肿瘤标志物来评估术后放疗效果。②一旦决定进行术后放疗,低危患者[如 pT2、阳性切缘、病理 Gleason 评分(pGS)≤7]前列腺瘤床(包括精囊)给予 72Gy/40 次的剂量;高危患者 [如 pT3a/b,pGS 8~10 分,或阴性切缘,或 PSA 倍增时间

(PSADT)小于 6 个月]术后放疗包括瘤床和盆腔淋巴结(50.4Gy/28 次)并同期给予短疗程的 ADT(4~6 个月 LHRH+比卡鲁胺)。当然,根据已有的临床和病理指标(如高的 Gleason 评分、SV 受累、PSA 倍增时间短),考虑在 eSRT 之前进行影像学检查。然而,当 PSA 水平在 0.1~0.2ng/mL 时,没有一种影像学检查手段(骨扫描、CT 扫描、MRI 或 FDG-PET 扫描)能够检测出如此小的肿瘤负荷。即使更新的 C-11 乙酸盐 PET 扫描,也只有在 PSA 高于 1ng/mL 时才是它的敏感检出区间。

社区医生评论

Brian Robert Knab

进入到机器人辅助根治前列腺癌手术的时代,很多临床早期和低/中危因素的患者经常选择手术治疗。尽管采用了预测列线图[26,27]和先进的影像学技术,仍然有很多患者直到术后病理检查才发现病期更晚和(或)更高危的因素存在。这些情况让临床医生成为一个具有挑战性的角色,他们需要决定哪些患者可以从辅助治疗中获益,采用何种治疗方法和何时最适合开始治疗。

EORTC 试验 22911 和 SWOG 试验 8794 的最初结果均提示,具有高危因素的患者术后还没有可检测出的 PSA 时就立即进行放疗可以获益,这些高危因素包括前列腺外浸润、精囊受累或手术切缘阳性[6-8]。然而,EORTC 22911 的亚组分析显示具有手术切缘阳性的患者从术后即时放疗中获益最大[28]。手术切缘阴性的患者,如本例患者,则经常先进行术后观察,直到临床或生化复发时才进行 ART 或 SRT 的讨论。

临床上遇到前列腺切除术后 PSA 升高但没有症状,也没有局部复发和远处转移的证据是难度较大的挑战。术后只有生化复发的患者在临床治疗过程中有相当大的可变性。

很少一部分患者将最终死于疾病进展[29],而其他患者,虽然最终也是死亡,但将经历一个惰性的疾病发展过程[30]。按照这个思路,病灶局限在局部的一组患者能够通过放疗来治疗,如果不治疗,则会逐渐发展到出现临床症状或死于疾病进展[31]。

随着 PSA 逐渐升高,开始挽救治疗的决定受到疾病的临床和病理特点、治疗带来的并发症和患者年龄的影响。多项回顾性研究显示,要区分有潜在挽救可能的患者和那些广泛转移的患者,最有影响的因素包括治疗后 PSA 的速度倍增时间、复发时 PSA 的绝对值水平、PSA 复发的时间以及分期、分级和诊断时 PSA 的水平[32-34]。总的生存预期也是决定是否进行挽救治疗的因素,预期的寿命表可以用来帮助判断治疗是否能够获益[35]。

几项回顾性研究均表明生化失败后进行 SRT 会有局部控制和 PFS 的获益[10]。然而,这些研究对 SRT 是否延长总生存时间这一观点存在争议[36]。挽救治疗的选择应该在生存预期超过 5 年,同时放疗后有机会获得疾病控制的情况下进行。利用 Stephenson 等开发的预测列线图,该患者通过 SRT 预计将有 69% 的 4 年无病生存率[10]。复发时绝对低的 PSA 水平和超过 10 个月的 PSA 倍增时间使他很有可能从放疗中获益。

一旦决定进行 SRT,则需要做很多的临床决策,而大多数问题没有清晰的答案。目前,还没有随机研究的数据来说明在挽救治疗方案中最好的放疗剂量是多少。术后即时放疗的临床试验(EORTC 22911 和 SWOG 8794)采用 60~64Gy 的剂量照射前列腺瘤床,ASTRO 1999 年发布的共识和指南推荐最小的挽救治疗剂量为 64Gy[37]。然而,回顾性数据表明剂量越高,如 66~70Gy,与更高的生化控制率相关[38,39]。影像引导的放疗技术和调强放疗(IMRT)的应用能保证在给予术后患者更高剂量的同时不增加急性或远期的胃肠道和泌尿系统的毒性反应[40]。

挽救治疗方案中最佳的治疗体积仍然是研究活跃的领域。首先，鉴于手术后正常组织解剖有相当大的改变，前列腺瘤床的靶区勾画是一项有技术难度的工作。RTOG 已经出版了术后前列腺癌临床靶体积勾画的共识和指南。这些指南包括网上相应的 CT 图集（www.rtog.org/CoreLab/ContouringAtlases/ProstatePostOp.aspx），以保证在治疗体积方面有更好的一致性，目的是通过提高靶区勾画的准确性来增加治疗的有效性和降低治疗的并发症[41]。阳性或离肿瘤很近的切缘常常位于前列腺瘤床的顶端，包括膀胱颈或膀胱尿道交界处[42]。由于这个部位最容易发生肿瘤残留和复发，因此照射范围一定要保证包括这个区域。在进行 CT 模拟定位时，使用直肠内线圈 MRI[43]和（或）尿道造影有助于识别这个危险区域。另外，在勾画治疗靶区时还要考虑患者最初的病理报告、前列腺手术过程中的探查所见和外科医生的建议等多方面的因素。

盆腔淋巴结是否常规包括到治疗体积中仍存在争议。对于原发前列腺癌的治疗，有两项大型的随机试验，即 RTOG 9413[13]和 GETUG-01[21]，没有观察到包括盆腔淋巴结的放疗有长期的生存获益。在术后立即进行放疗的方案中，无论是 EORTC 22911 还是 SWOG 8794 都没有把盆腔淋巴结包括到治疗体积中。然而，这些试验得出的结果可能还不能直接应用于挽救治疗方案。RTOG 正在进行一项三臂试验——RTOG 0534，以评估放疗体积内包括盆腔淋巴结的获益情况。在缺乏前瞻性随机研究的数据支持更复杂的照射野能够明显获益的情况下，盆腔淋巴结照射仍属于临床研究，因而不推荐常规使用。

将来，先进的影像学技术如 MR 波谱和放射免疫液闪法很可能会影响我们治疗靶区的勾画。新的 MRI 技术如淋巴细胞的超顺磁性纳米粒子也有希望用于识别前列腺癌治疗中盆腔淋巴结的转移[44]。高磁场强度的 MRI（3 个特斯拉磁铁）能够提高空间分辨率，并有可能提高前列腺切除术后前列腺瘤床和膀胱颈的可视化，这甚至可以不再需要使用直肠内线圈[45]。一旦这些更新的技术得以标准化和常规使用，将有助于临床医生决定复杂的照射范围的大小，并为患者制订个体化的治疗方案。

越来越多的数据支持 SRT 同时使用同期和（或）新辅助 ADT。RTOG 9601 比较了单纯 SRT 和放疗加比卡鲁胺，迄今为止仅以摘要形式进行了报道。最初的结果支持放疗同期雄激素阻断治疗，明显提高了 PSA 无进展生存率，并且高危患者呈现出生存率提高的趋势[46]。回顾性数据同样支持有高危因素（GS 大于 7，PSADT 小于 12 个月）的术后患者在生化失败后为延缓有症状的转移进展而早期使用内分泌治疗[47]。目前仍然不知道 SRT 和同期 ADT 之间是否具有协同作用，ADT 最适的使用时间和 ADT 的最适方案。仍然不清楚具有较低危险因素的患者是否同样能从 ADT 中获益。RTOG 0534 的结果将阐明同期内分泌治疗在这种方案中的作用。

ADT 的使用也存在风险。多项回顾性研究和基于人群的研究均发现 ADT 和心血管疾病、心肌梗死、血脂异常、糖尿病、卒中等疾病的发病风险增加有关，并可能与全因死亡率相关[48]。然而，更多近期发表的数据提示与 ADT 相关的心血管疾病的风险可能被过高估计了[49]，或者 ADT 导致的风险增加可能对那些在基线上的有心血管危险因素的患者更加有害[50,51]。ADT 的确有其他广为人知的影响健康的危险（体重增加、骨骼和肌肉质量的流失），而且对源于性功能下降的生活质量有明显的不利影响[52]。联合 ADT 的治疗应该个体化，并且应考虑患者的意向和感受、生活质量、以前的健康情况以及临床和病理的因素。

关于该病例中讨论的患者，需要 SRT 给予前列腺瘤床 66Gy 的剂量，采用常规分割和 IMRT 技术。采用高磁场强度（3 个特斯拉）的盆腔 MRI 来辅助放疗靶区的勾画。决定一开始就立即进行同期内分泌治疗时，应该和患者讨论，但鉴于该患者的低危因素，并不强烈推荐这种方案。ADT 仅仅在患者完成放射治疗后能持续检测到 PSA 和（或）PSA 升高的情况下推荐使用，以免发生潜在的不必要的 ADT 的毒副反应。强烈鼓励患者加入临床试验进行治疗。

编者注

Stanley L. Liauw

　　根治性手术后发生生化复发的患者如果有 10 年以上的生存预期，应该推荐进行 SRT。当一名 62 岁的老年患者首次复发时，疾病进展可能危害其生活质量或生存预期，所有的作者都同意这名患者接受 SRT 治疗。在使用内分泌治疗、盆腔淋巴结照射以及放疗总的照射剂量（一般为 66~72Gy）等方面，作者们还存在一些不同的意见。入组人数不够临床试验如 RTOG 0534，两位作者建议仅照射前列腺瘤床而不做同期 ADT，另一位作者因为高危因素（pT3a，阴性切缘）推荐全盆腔照射和同期进行短疗程的 ADT。我不推荐治疗前进行骨扫描，但要求患者做直肠内 MRI 以评估局部瘤床有无复发。不管研究方案如何，我推荐患者进行 SRT 照射盆腔淋巴结（50.4Gy，1.8Gy/次）和瘤床（68.4Gy，1.8Gy/次），随后进行短疗程的内分泌治疗。如果 MRI 证实有局部复发，我将考虑可疑部位加量照射到大约 72Gy。对于具有高危因素的较年轻者，如果他愿意承担治疗带来的风险，可与患者讨论进行盆腔淋巴结放疗和同期的内分泌治疗。最后，我们等待随机研究的结果来指导治疗决策。

参考文献

1. Dahl DM, He W, Lazarus R, et al. Pathologic outcome of laparoscopic and open radical prostatectomy. *Urology.* 2006;68(6):1253–1256.

2. Vis AN, Schroder FH, van der Kwast TH. The actual value of the surgical margin status as a predictor of disease progression in men with early prostate cancer. *Eur Urol.* 2006;50(2):258–265.

3. Katz MS, Zelefsky MJ, Venkatraman ES, et al. Predictors of biochemical outcome with salvage conformal radiotherapy after radical prostatectomy for prostate cancer. *J Clin Oncol.* 2003;21(3):483–489.

4. Roehl KA, Han M, Ramos CG, et al. Cancer progression and survival rates following anatomical radical retropubic prostatectomy in 3,478 consecutive patients: Long-term results. *J Urol.* 2004;172(3):910–914.

5. Swanson GP, Riggs M, Hermans M. Pathologic findings at radical prostatectomy: Risk factors for failure and death. *Urol Oncol.* 2007;25(2):110–114.

6. Bolla M, van Poppel H, Collette L, et al. Postoperative radiotherapy after radical prostatectomy: A randomised controlled trial (EORTC trial 22911). *Lancet.* 2005;366(9485):572–578.

7. Thompson IM Jr, Tangen CM, Paradelo J, et al. Adjuvant radiotherapy for pathologically advanced prostate cancer: A randomized clinical trial. *JAMA.* 2006;296(19):2329–2335.

8. Thompson IM, Tangen CM, Paradelo J, et al. Adjuvant radiotherapy for pathological T3N0M0 prostate cancer significantly reduces risk of metastases and improves survival: Long-term followup of a randomized clinical trial. *J Urol.* 2009;181(3):956–962.

9. Wiegel T, Bottke D, Steiner U, et al. Phase III postoperative adjuvant radiotherapy after radical prostatectomy compared with radical prostatectomy alone in pT3 prostate cancer with postoperative undetectable prostate-specific antigen: ARO 96-02/AUO AP 09/95. *J Clin Oncol.* 2009;27(18):2924–2930.

10. Stephenson AJ, Scardino PT, Kattan MW, et al. Predicting the outcome of salvage radiation therapy for recurrent prostate cancer after radical prostatectomy. *J Clin Oncol.* 2007;25(15):2035–2041.

11. King CR. Adjuvant radiotherapy after prosta-

tectomy: Does waiting for a detectable prostate-specific antigen level make sense? *Int J Radiat Oncol Biol Phys.* 2011;80(1):1–3.

12. Ohri N, Dicker AP, Trabulsi EJ, Showalter TN. Can early implementation of salvage radiotherapy for prostate cancer improve the therapeutic ratio? A systematic review and regression meta-analysis with radiobiological modelling. *Eur J Cancer.* 2012;48(6):837–844.

13. Lawton CA, Desilvio M, Roach M 3rd, et al. An update of the phase III trial comparing whole pelvic to prostate only radiotherapy and neoadjuvant to adjuvant total androgen suppression: Updated analysis of RTOG 94-13, with emphasis on unexpected hormone/radiation interactions. *Int J Radiat Oncol Biol Phys.* 2007;69(3): 646–655.

14. Shipley WU, Hunt H, Lukka P, et al. Initial Report of RTOG 9601: A phase III trial in prostate cancer: Anti-androgen therapy (AAT) with bicalutamide during and after radiation therapy (RT) improves freedom from progression and reduces the incidence of metastatic disease in patients following radical prostatectomy (RP) with pT2-3, N0 disease and elevated PSA levels. *Int J Rad Onc Biol Phys.* 2010;78:S27.

15. McLeod DG, Iversen P, See WA, et al. Bicalutamide 150 mg plus standard care vs standard care alone for early prostate cancer. *BJU International.* 2006;97(2):247–254.

16. Parker C, Sydes MR, Catton C, et al. Radiotherapy and androgen deprivation in combination after local surgery (RADICALS): A new Medical Research Council/National Cancer Institute of Canada phase III trial of adjuvant treatment after radical prostatectomy. *BJU Int.* 2007;99(6):1376–1379.

17. Parker C, Clarke N, Logue J, et al. RADICALS (Radiotherapy and Androgen Deprivation in Combination after Local Surgery). *Clin Oncol (R Coll Radiol).* 2007;19:167–171.

18. Richaud P, Sargos P, Henriques de Figueiredo B, et al. Postoperative radiotherapy of prostate cancer (GETUG-17). *Cancer Radiother.* 2010;14:500–503.

19. Trans Tasman Radiation Oncology Group (TROG 08-03) RAVES trial: Radiotherapy – Adjuvant Versus Early Salvage.

20. King CR. The timing of salvage radiotherapy following radical prostatectomy: A meta-analysis. *Int J Radiat Oncol Biol Phys.* 2012;84:104-111.

21. Pommier P, Chabaud S, Lagrange JL, et al. Is there a role for pelvic irradiation in localized prostate adenocarcinoma? Preliminary results of GETUG-01. *J Clin Oncol.* 2007;25:5366–5373.

22. Spiotto MT, Hancock SL, King CR. Radiotherapy after prostatectomy: Improved biochemical relapse-free survival with whole pelvic compared with prostate bed only for high-risk patients. *Int J Radiat Oncol Biol Phys.* 2007;69:54–61.

23. King CR, Presti JC Jr, Gill H, et al. Radiotherapy after radical prostatectomy: Does transient androgen suppression improve outcomes? *Int J Radiat Oncol Biol Phys.* 2004;59:341–347.

24. Ost P, Cozzarini C, De Meerleer G, et al. High-dose adjuvant radiotherapy after radical prostatectomy with or without androgen deprivation therapy. *Int J Radiat Oncol Biol Phys.* 2012;83(3):960–965.

25. King CR, Kapp DS. Radiotherapy after prostatectomy: Is the evidence for dose escalation out there? *Int J Radiat Oncol Biol Phys.* 2008;71: 346–350.

26. Shariat SF, Karakiewicz PI, Suardi N, Kattan MW. Comparison of nomograms with other methods for predicting outcomes in prostate cancer: A critical analysis of the literature. *Clin Cancer Res.* 2008 Jul 15;14(14):4400–4407.

27. Makarov DV, Trock BJ, Humphreys EB, et al. Updated nomogram to predict pathologic stage of prostate cancer given prostate-specific antigen level, clinical stage, and biopsy Gleason score (Partin tables) based on cases from 2000 to 2005. *Urology.* 2007 Jun;69(6):1095–1101.

28. Van der Kwast TH, Bolla M, Van Poppel H, et al. Identification of patients with prostate cancer who benefit from immediate postoperative radiotherapy: EORTC 22911. *J Clin Oncol.* 2007 Sep 20;25(27):4178–4186.

29. Freedland SJ, Humphreys EB, Mangold LA, et al. Death in patients with recurrent prostate cancer after radical prostatectomy: Prostate-specific antigen doubling time subgroups and their associated contributions to all-cause mortality. *J Clin Oncol.* 2007 May 1;25(13):1765–1771.

30. Pound CR, Partin AW, Eisenberger MA, et al. Natural history of progression after PSA elevation following radical prostatectomy. *JAMA.* 1999 May 5;281(17):1591–1597.

31. Freedland SJ, Humphreys EB, Mangold LA, et al. Risk of prostate cancer-specific mortality following biochemical recurrence after radical prostatectomy. *JAMA.* 2005 Jul 27;294(4): 433–439.

32. D'Amico AV, Chen MH, Sun L, et al. Adjuvant versus salvage radiation therapy for prostate cancer and the risk of death. *BJU Int.* 2010 Dec;106(11):1618–1622.

33. D'Amico AV, Moul JW, Carroll PR, et al. Surrogate end point for prostate cancer-specific mortality after radical prostatectomy or radiation therapy. *J Natl Cancer Inst.* 2003 Sep

17;95(18):1376–1383.

34. Zhou P, Chen MH, McLeod D, et al. Predictors of prostate cancer-specific mortality after radical prostatectomy or radiation therapy. *J Clin Oncol.* 2005 Oct 1;23(28):6992–6998.

35. Mohler JL, Armstrong AJ, Bahnson RR, et al. Prostate cancer, version 3.2012 featured updates to the NCCN guidelines. *J Natl Comp Canc Netw.* 2012 Sep 10:1081–1087.

36. Boorjian SA, Karnes RJ, Crispen PL, et al. Radiation therapy after radical prostatectomy: Impact on metastasis and survival. *J Urol.* 2009 Dec;182(6):2708–2714.

37. Cox JD, Gallagher MJ, Hammond EH, et al. Consensus statements on radiation therapy of prostate cancer: Guidelines for prostate re-biopsy after radiation and for radiation therapy with rising prostate-specific antigen levels after radical prostatectomy. American Society for Therapeutic Radiology and Oncology Consensus Panel. *J Clin Oncol.* 1999 Apr;17(4):1155.

38. King CR, Spiotto MT. Improved outcomes with higher doses for salvage radiotherapy after prostatectomy. *Int J Radiat Oncol Biol Phys.* 2008 May 1; 71(1):23–27.

39. Bernard JR Jr, Buskirk SJ, Heckman MG, et al. Salvage radiotherapy for rising prostate-specific antigen levels after radical prostatectomy for prostate cancer: dose-response analysis. *Int J Radiat Oncol Biol Phys.* 2010 Mar 1;76(3):735–740.

40. Nath SK, Sandhu AP, Rose BS, et al. Toxicity analysis of postoperative image-guided intensity-modulated radiotherapy for prostate cancer. *Int J Radiat Oncol Biol Phys.* 2010 Oct 1;78(2):435–441.

41. Michalski JM, Lawton C, El Naqa I, et al. Development of RTOG consensus guidelines for the definition of the clinical target volume for postoperative conformal radiation therapy for prostate cancer. *Int J Radiat Oncol Biol Phys.* 2010 Feb 1;76(2):361–368.

42. Connolly JA, Shinohara K, Presti JC Jr, Carroll PR. Local recurrence after radical prostatectomy: Characteristics in size, location, and relationship to prostate-specific antigen and surgical margins. *Urology.* 1996 Feb;47(2):225-31

43. Silverman JM, Krebs TL. MR imaging evaluation with a transrectal surface coil of local recurrence of prostatic cancer in men who have undergone radical prostatectomy. *AJR Am J Roentgenol.* 1997 Feb;168(2):379–385.

44. Harisinghani MG, Barentsz J, Hahn PF, et al. Noninvasive detection of clinically occult lymph-node metastases in prostate cancer. *N Engl J Med.* 2003 Jun 19;348(25):2491–2499.

45. Sosna J, Pedrosa I, Dewolf WC, et al. MR imaging of the prostate at 3 Tesla: Comparison of an external phased-array coil to imaging with an endorectal coil at 1.5 Tesla. *Acad Radiol.* 2004;11:857–862.

46. Shipley WU, Hunt D, Lukka HR, et al. Initial report of RTOG 9601, a phase III trial in prostate cancer: Effect of anti-androgen therapy (AAT) with bicalutamide during and after radiation therapy (RT) on freedom from progression and incidence of metastatic disease in patients following radical prostatectomy (RP) with pT2-3,N0 disease and elevated PSA levels. *J Clin Oncol.* 2011;29(Suppl 7):abstract #1.

47. Moul JW, Wu H, Sun L, et al. Early versus delayed hormonal therapy for prostate specific antigen only recurrence of prostate cancer after radical prostatectomy. *J Urol.* 2008 May; 179 (5 Suppl):S53–S59.

48. Levine GN, D'Amico AV, Berger P, et al. Androgen-deprivation therapy in prostate cancer and cardiovascular risk: A science advisory from the American Heart Association, American Cancer Society, and American Urological Association: Endorsed by the American Society for Radiation Oncology. *CA Cancer J Clin.* 2010 Feb 16; 21(6):833–840.

49. Nguyen PL, Je Y, Schutz FA, et al. Association of androgen deprivation therapy with cardiovascular death in patients with prostate cancer: A meta-analysis of randomized trials. *JAMA.* 2011 Dec 7;306(21):2359–2366.

50. Nguyen PL, Chen MH, Beckman JA, et al. Influence of androgen deprivation therapy on all-cause mortality in men with high-risk prostate cancer and a history of congestive heart failure or myocardial infarction. *Int J Radiat Oncol Biol Phys.* 2012 Mar 15;82(4):1411–1416.

51. Nanda A, Chen MH, Braccioforte MH, et al. Hormonal therapy use for prostate cancer and mortality in men with coronary artery disease-induced congestive heart failure or myocardial infarction. *JAMA.* 2009 Aug 26;302(8): 866–873.

52. Saylor PJ, Smith MR. Metabolic complications of androgen deprivation therapy for prostate cancer. *J Urol.* 2009 May;181(5):1998–2006; discussion 2007-8.

高危前列腺癌患者的治疗选择

临床问题

对于一些没有转移的高危前列腺癌患者(PSA>20,临床分期高于 T3,Gleason 评分≥8),我们一般考虑给予放疗[同期给予长疗程的内分泌治疗(HT)]或者行根治性手术(辅以术后放疗)。这组高危患者究竟应该手术还是行放疗才能获得更好的风险-获益比还存在争论。对于进行根治性放疗的患者,近距离放疗加量往往能取得最大的局部控制。目前还不清楚外照射放疗和粒子种植结合的方法是否比单纯提高剂量的外照射更好,因为在高危患者中离病灶较远的部位有更高的复发风险,而且更积极的局部治疗可能会引起更多的损伤发病率。接受近距离放疗加量的患者内分泌治疗的最佳疗程目前尚不清楚。

临床病例

一名 58 岁的患者,PSA 水平为 22ng/mL,前列腺活检病理为前列腺腺癌,Gleason 评分为 8(4+4),12 针穿刺有 6 针为前列腺癌。临床检查为 T2c 期。他没有其他医疗问题,且具有良好的泌尿和性功能。CT 显示没有可疑淋巴结转移,骨扫描没有发现骨转移。

治疗决策

- 对于高危前列腺癌,放疗为主的治疗与手术为主的治疗相对比,优势是什么?
- 当对高危前列腺癌患者采用放射治疗时,哪

些患者应该接受近距离放疗加量?
- 对于接受近距离放疗加量的患者,采用内分泌治疗的作用是什么?

主要观点

Richard G. Stock

对于高危前列腺癌,放疗为主的治疗和手术为主的治疗相对比优势是什么?

这个病例是一个典型的高危、高肿瘤体积的前列腺癌。假定患者全身骨扫描、腹盆腔 CT 提示没有转移,那么明显升高的 PSA 与高的局部肿瘤负荷有关。对于这种类型的肿瘤,我们初始治疗方法是三联疗法(内分泌治疗、外照射放疗和粒子永久植入前列腺近距离治疗)。这种方法是最优策略,因为在治疗前列腺癌的放射治疗中选用了两种目前先进的方法:剂量提高和辅助雄激素阻断治疗。另外,有别于外科手术之处在于,这种治疗不存在不小心会切割到肿瘤区域的风险,而且能够更好地覆盖超出前列腺范围的浸润病灶。

对于高危、高分级的前列腺癌,外科手术只能达到次优的生化控制率。对于根治性切除术,在病理标本上发现阳性切缘,或非器官局限性肿瘤可以看做是局部未控。在一个大样本的研究中,Gleason 评分为 8~10 的前列腺癌患者手术后切缘阴性和肿瘤局限在器官内的仅占 21%[1]。根治性手术后患者的生化复发率异常高,尤其是 Gleason 评分 8~10 的患者。法国

的 Henri Mondor 大学医院报道的结果：180 例 Gleason 评分 8~10 的患者 7 年无进展生存率只有 37%[2]。Mayo 临床中心的经验是，Gleason 评分 8~10 的患者 10 年无进展生存率是 36%[3]。两个经验丰富且患者众多的医疗中心：Sloan Kettering 癌症纪念中心（MSKCC）和圣路易斯华盛顿大学的报道显示，Gleason 评分 8~10 的患者根治术后 10 年生化控制率分别为 39% 和 37%[4,5]。Walz 等报道了一项大型的回顾性研究，来自三个研究中心的 4760 例高危前列腺癌患者接受了根治性切除术。术后 10 年，Gleason 评分 8~10 的患者实际的生化无复发率只有 20%[6]。高生化复发率很可能是因为手术无法切除所有的肿瘤病灶导致局部失败的结果。最近的西南肿瘤组织（SWOG）8794 临床试验的分析肯定了这个发现，这项试验检验了术后放疗在高危患者中的作用。参照手术治疗，这项研究的结论之一是："在高危患者中治疗失败的模式主要是局部复发，而远处转移的发生率惊人的低"[7]。

当对高危前列腺癌患者采用放射治疗，哪些患者应该接受近距离放疗加量？

高危病例的另一个治疗方法是外照射放疗。可惜的是，这种治疗方式给予的剂量可能太低不足以控制高危患者中典型的有较长病史、大体积的肿瘤。对于常规外照射放疗，评估局部控制效果的最好方法是治疗后的前列腺活检。放疗后前列腺活检的阳性率为 18%~62%[8-11]。Dugan 等的研究中，高级别肿瘤放疗后前列腺活检的阳性率为 64%[9]。外照射辅助的雄激素阻断治疗能够提高治疗效果，但是总的生化控制率仍然很低。在肿瘤放射治疗协作组（RTOG）92-02 试验中，持续的长期内分泌治疗（2 年）和 70Gy 的外照射组 8 年的无病生存率仅 40%[12]。即使欧洲癌症研究和治疗协作组（EORTC）的试验中，内分泌治疗时间最长（3 年）的一组，10 年的无进展生存率不到 50%[13]。

近距离放疗和外照射结合能给予局部最高的剂量，而放射剂量的重要性已经被随机和非随机的放射治疗临床试验报道过很多次。另外，与单纯近距离放疗或外照射放疗相比，两者结合的治疗方式能够给予局部更高的剂量[14]。例如，处方剂量为 100Gy 的 Pd-103 种植联合 45Gy 的外照射放疗可以使 α/β 等于 2 的肿瘤组织接受到生物有效剂量（BED）超过 200Gy 的照射[14]。这个剂量明显高于 81Gy 的调强放射治疗（IMRT）（采用同一个公式计算 BED=155Gy）。已发表的采用低剂量率近距离放疗和外照射结合，联合或不联合内分泌治疗的研究结果显示，这种治疗方案能够使高危患者获得最好的治疗效果。采用内分泌治疗、近距离放疗和外照射联合的治疗方案，Stock 的研究显示 360 例高危患者 7 年的生化控制率达到了 83%[15]。Dattoli 等发现，124 例高危患者 10 年的生化控制率达到了 70%[16]。Sylvester 等发现，高危患者 15 年的控制率达到了 68%[17]。Potters 等报道了 418 例高危患者（173 例接受了粒子种植和外照射），发现 12 年的生化控制率为 63%[18]。Merrick 等报道了 204 例高危患者采用联合放疗加或不加内分泌治疗的 10 年生化控制率为 86%[19]。在一个大样本的多中心研究中，Stone 等报道了 522 例高危患者，BED 剂量超过 200Gy（剂量明显由联合治疗给予）的患者 5 年的生化无复发率达 90%[20]。另外，在 Gleason 评分 8~10 的亚组患者中，结果同样非常好。Merrick 等报道，Gleason 评分高于 8 的患者 10 年 PSA 无复发率为 80% 和 89%（不加或加内分泌治疗）[19]。Stock 等对 181 例 Gleason 评分为 8~10 并接受联合治疗的患者研究发现，8 年实际的生化无复发率、无远处转移率、前列腺癌特异性生存率和总生存率分别为 73%、80%、87% 和 79%[21]。Sylvester 等发现 12

年的生存率为 61%[17]。Dattoli 等证实 Gleason 评分为 9 的患者 10 年生存率为 58%，评分为 8 的患者为 80%[16]。高危患者另一个亚组即 PSA 高于 20ng/mL 的患者，治疗后的生存率结果也很好。据报道这种治疗方案将生化控制率从 66% 提高到 72%[15-17]。与根治性手术相比，生化控制明显提高源于局部控制率的提高。Stock 等发现，对 70 例高危患者经过治疗后进行前列腺活检，活检组织的阴性率达到 97%[15]。最近一项来自监测、流行病学及预后 (SEER) 数据库的分析发现，近距离放疗比不联合近距离治疗的外照射放疗更能提高高级别前列腺癌放疗后的前列腺癌特异性生存率。单纯外照射放疗时 10 年前列腺癌特异性死亡率为 21.1%，近距离放疗为 11.3%，外照射放疗联合近距离放疗为 13.4%[22]。

对于接受近距离放疗加量的患者，采用内分泌治疗的作用是什么？

当近距离放疗和外照射放疗联合治疗可以给予前列腺极高的剂量时，应考虑是否需要附加内分泌治疗的问题。很显然，内分泌治疗可以降低放疗后活检阳性率[11,23]。这提示内分泌治疗用于联合治疗提高局部控制时是关键作用之一。如果可以给予病灶足够高的剂量，那么这种加强治疗是不是真正有必要？Stock 等在中危患者中检验了这个问题，并且发现当加到近距离放疗和外照射放疗的联合治疗中，内分泌治疗并未提高生化控制[24]。在高危患者中使用内分泌治疗可能有不同的获益。在这个联合方案中，内分泌治疗所提供的获益不是为了提高初始的局部控制，而是抑制全身的微转移。D'Amico 在对一项以社区为基础采用近距离治疗 1342 例患者的多中心研究进行回顾性分析时发现，三种治疗联合的方案 (内分泌治疗、近距离放疗和外照射放疗) 比近距离放疗联合内分泌治疗或近距离放疗联合外照射放疗更能降低前列腺癌特异性死亡率[25]。

治疗推荐

在 Mount Sinai 医疗中心，这名高危患者将先接受 3 个月的内分泌治疗，然后再接受处方剂量为 100Gy 的前列腺和精囊 Pd-103 粒子种植近距离放疗。粒子种植后 2 个月，前列腺和精囊局部用调强进行外照射 45Gy/25 次。总的内分泌治疗疗程为 9 个月。这个方案中内分泌治疗的精确疗程还不清楚。在单纯外照射放疗中，短疗程的内分泌治疗 (4~6 个月) 和长疗程的内分泌治疗 (2~3 年) 都已经由随机临床试验所验证。对于高级别前列腺癌 (Gleason 评分 8~10)，使用长疗程的内分泌治疗显示出了治疗获益。但这种获益是来源于对局部控制的提高还是远处转移的控制尚不清楚。我们医院从 1994 年开始就采用 9 个月的内分泌治疗联合近距离放疗和外照射放疗进行治疗，Gleason 评分 8~10 的患者治疗效果令人满意。这提示长疗程的内分泌治疗可能没有必要和高剂量的放射治疗一起使用。

学术评论

Andrew K. Lee

不管采用何种阐释，我认为这名患者如果采用单一的治疗会有很高的局部复发危险。临床分期为 T2c 期在一些风险分层方案中可能被认为是一种高危因素，Gleason 4+4 和 PSA 高于 20ng/mL 则表示病情的危险度更高。尽管 CT 和骨扫描检查结果都是阴性，但该患者单一治疗时会有很高的局部复发风险，并且有很大的风险存在前列腺以外的隐匿病灶。

为这个病例选择最优的治疗方案取决于确定容易发生治疗失败的局部病灶和远处转移。实际上，存在两种可能的情况：要么患者已经有远处转移，或者肿瘤仍然相对局限于前列腺及其周围区域。如果患者的肿瘤仅局限于局部，那么给予局部肿瘤尽可能彻底的局部治疗是最主要的,同时尽可能减小随后由原发肿瘤导致的远处转移的机会。如果患者已经发生显微镜下的微转移,那么局部治疗的作用仍然很重要,因为随机临床试验提供的证据显示接受局部治疗和内分泌治疗的生存获益要优于单纯内分泌治疗[26]。此外,针对局部原发肿瘤的治疗有可能有益于那些因为有远处转移而接受全身治疗的患者[28,29]。这个临床获益的确切机制尚不明确,但有可能与减少了最大体积肿瘤处的雄激素非依赖性细胞有关。

单一的手术治疗(如根治性前列腺癌切除术)为该患者提供的持久治愈的机会不超过65%,因此应当建议患者加入临床试验或者很可能需要后续的辅助治疗。将不考虑推荐根治性外科手术作为主要的独立的治疗,但是手术将有助于获得盆腔淋巴结和局部病灶周围扩散的病理信息。而且,术后放疗已经使具有病理不良因素(如手术切缘阳性和病理 T3 期的肿瘤)的患者取得了良好的临床效果[13,30],这名患者也能从这项治疗中受益。在术后病理淋巴结阳性患者的治疗方案中,早期辅助内分泌治疗是基于东部肿瘤合作组织(ECOG)的随机研究[31]。对于这些特殊的淋巴结阳性患者进行盆腔辅助放疗的获益尚不明确。需要衡量手术任何理论上的优势与潜在的手术并发症和术后副作用之间的利益−风险比。

另一个合理的治疗选择是联合长疗程的内分泌治疗(例如,至少 28 个月)和剂量提高的外照射放疗。基于随机研究数据,我们明确了以下的观点:①联合内分泌治疗和局部放疗优于单纯内分泌治疗[26,27]。②长疗程内分泌治疗优于短疗程的内分泌治疗,特别是对于 Gleason 评分较高的患者[32,33]。③较高的放疗剂量能够提高临床疗效但不影响总生存[34,35]。

在 RTOG 92-02 临床试验中,1554 例有高危因素和局部晚期的前列腺癌患者随机分为以下两组:4 个月的新辅助和同步总雄激素阻断治疗和放疗(45Gy 照射盆腔淋巴结和 65~70Gy 照射前列腺);或者同样的治疗再加上辅助 24 个月的单纯戈舍瑞林治疗。中位随访时间超过 11 年,长疗程的内分泌治疗组所有的临床终点(如局部进展、远处转移和生化复发)都有明显的获益。总生存率没有差异,除了那些 Gleason 评分为 8~10 的患者 10 年总生存率分别为 31.9% 和 45.1%(*P*=0.0061),这一结果支持长疗程内分泌治疗。尽管使用了相对较低剂量的放疗,但长疗程内分泌治疗组的局部进展绝对比率仅为 12.3%,相对比较低[32]。剂量提高的研究数据提示,采用较高放疗剂量的局部进展率较低(低于 5%)[34,36,37]。然而,尽管局部控制率提高了,没有随机研究的结果显示前列腺癌接受较高剂量的放疗能够提高总生存。

较低剂量的外照射放疗后,采用近距离放疗加量是提高总放疗剂量的有效方法,并且这种技术确实使前列腺接受到相对高的生物有效剂量(BED)。单中心的大样本研究显示,这种技术联合较短疗程的内分泌治疗(如少于 1 年)甚至在有高危因素的患者中也获得了很好的疗效[21,23,38]。然而,少数高危组的患者(不超过 10%)并不包括这类特殊患者高危因素的特点(如 T2c,Gleason 评分 8 和 PSA 22)。而且,这些患者的生化复发率仍然接近 30% 或更高。当这一结果可能比先前预测的更晚期患者使用较低剂量放疗的疗效更好时,他们似乎应当采用更现代的技术提高外照射的剂量(如高于 76Gy)[34,39,40]。外照射计划和照射技术的进步以及影像引导技术使放疗剂量得到安全的提高,同时副作用相对较低。这名患者采用现代的放疗技术治疗,不仅前列腺,前列腺周围的组织(前列腺外扩散的危险为 35%)和精囊(精囊受侵的危险大约为 30%)也能够接受到较高的放疗剂量。

采用三种方法治疗(如外照射放疗、近距离放疗和内分泌治疗)应该不会被排除,但是必须谨慎对待这种治疗所谓的超越现代高剂量外照射和内分泌治疗的临床优势。EORTC试验的随机研究数据已经显示 3 年内分泌治疗联合疗法的前列腺癌特异性生存率要优于 6 个月的内分泌治疗联合放疗。在缺乏随机的(或前瞻性的)数据对比长疗程内分泌治疗(时间超过 28 个月)和中长疗程的方案(如 9~12 个月)时,我们在推荐这个期别的患者接受少于 2~3 年的内分泌治疗时应当非常小心。当较短疗程的内分泌治疗可能适用于经过仔细筛选的高危前列腺癌患者,这名患者有几个不利的因素,2~3 年的辅助内分泌治疗可以考虑作为标准的治疗方案。在挽救治疗中无论持续或间歇性治疗,不能排除 2~3 年的辅助内分泌治疗有可能发生并发症,但并发症的发病率很可能比无限期的内分泌治疗的发病率要低。

此外,前瞻性的 RTOG 研究已经报道 EBRT 联合近距离放疗有明显的潜在并发症的发生率[41]。其他需要考虑的因素包括患者目前的泌尿功能、前列腺大小和解剖、可能存在的精囊受侵和患者个人的意愿。

我会让这名患者考虑选择以下一种治疗方案:①联合长疗程内分泌治疗至少 28 个月,使用 2 个月后同期行 EBRT,放疗范围为前列腺和精囊,累积剂量至少达 78Gy。②同样的内分泌治疗方案,联合剂量为 45~50Gy 的 EBRT 照射前列腺和精囊,而后近距离治疗加量(直肠内线圈 MRI 有助于评估前列腺外侵犯和精囊受侵)。③参与临床试验,接受加强的全身治疗,同时也包括局部治疗。

社区医生评论

Robert K. Takamiya

本例患者是高危前列腺癌。实际上,他具有三个高危因素中的两个:Gleason 评分为 8 分、PSA 超过 20,预后很差[42]。大多数医生认为这名高危患者局部病灶进展迅速、易复发,且容易发生区域淋巴结转移或早期的远处转移。

Partin 表[43]描述这名前列腺癌患者有 12% 的可能病灶局限在前列腺,33% 的机会发生前列腺外侵犯 (EPE),28% 的机会发生精囊受累(SVI),26% 的机会发生淋巴结转移(LNI)。尽管存在争议[44],但采用 Mack Roach 公式[45]可同样评估该病例中的局部晚期情况(发生 ECE 的风险 83%,SVI 为 42%,LNI 为 34%)。考虑到这名患者预后的情况,积极的近距离放疗为基础的治疗能够给患者带来最好的治愈机会。

对于高危前列腺癌患者,越来越多的文献支持近距离放疗为基础的治疗比手术的治愈率要高[1,3,21,46-49]。约翰·霍普金斯外科的研究[1]显示,在 Gleason 评分 8~10 的患者中,21% 的患者术后手术切缘阴性并且肿瘤局限于前列腺,而这些患者 10 年无生化复发生存率仅有 50%。相比之下,补充外照射放疗能够治疗受侵犯的前列腺的周围组织。最近一项多中心研究报道,补充前列腺永久性粒子植入(PPI)局部加量能够增加前列腺的有效生物剂量(BED),并已经在高危和中危前列腺癌患者中取得良好的疗效[46,47]。西奈山医疗中心发表了他们采用三种方法联合治疗 Gleason 评分 8~10 的患者的经验,包括总疗程为 8~9 个月的新辅助、同期和辅助雄激素阻断治疗(ADT),联合剂量为 45Gy 的外照射放疗和 PPI 加量,8 年无生化复发率为 73%[21]。西弗吉尼亚组采用同样的治疗计划证实了这些结果[10,11]。

应当考虑采用额外的方案检查患者。如果前列腺底部活检病理阳性,应考虑进行精囊活检。检查结果可以改变联合治疗中近距离放疗和外照射之间的剂量分配关系。MRI 检查也可以帮助决定治疗方案。如果看起来累及或怀疑累及精囊,粒子种植的计划靶体积(PTV)包括精囊腺及邻近 1.0~1.5cm 的组织是合理的。此外,这样一个 PSA 水平为 22、Gleason 评分为 8 的患者有发生盆腔淋巴结转移的危险。因此,尽管存在争议[50-52]和一项开放的随机试验(RTOG 0924)[53]的主题讨论,这例患者采用外照射治疗盆腔淋巴结还是合理的。影像引导下的 IMRT 有助于尽可能减小放疗毒性反应[54-56]。

这名患者应该接受放疗医生的经直肠超声（TRUS）检查并研究确认肿瘤的体积，制订近距离放疗计划。由于雄激素被抑制，在接近粒子种植时间和开始 ADT 治疗前至少 2 个月时安排 TRUS 检查是非常重要的，以保证检查时前列腺几何结构与真正种植时保持一致。连续 5mm 的断层（轴状位）影像扫描前列腺。在每层影像勾画前列腺的轮廓，从而形成前列腺的体积。前列腺的影像资料传输到近距离放疗计划系统。肿瘤靶区（前列腺）加上外扩部分可形成 PTV，外扩部分包括潜在的显微镜下受侵病灶和剂量吸收不确定的区域。前列腺的体积在每一个维度上增 3~5mm，一般在侧方和侧后方外扩大约 10mm，这是基于病理学研究确认这些部位是高危区域[56]。之前我们描述了西雅图前列腺研究院的技术，随后将要制订治疗计划[57]。有代表性的是 Pd-103 放射性粒子应用于处方剂量为 90~100Gy（NIST-99）的治疗。100% 的等剂量线覆盖超过 99% 的 PTV，通常还包括超过 PTV 的附加的外扩体积。通过对剂量分布的不均匀性和剂量"热点"的测量，PTV 150% 的体积和 100% 的体积分别依次为 50%~60% 和 10%~20%。接受 100% 处方剂量（RV100%）的直肠体积不超过 1mL，以保证最小的毒性反应。必须评估尿道的剂量，前列腺中央区的受照剂量保持在低于处方剂量的 120%。粒子的活性随着几何结构而改变；通常采用每个粒子的活性为 1.2mCi（范围为 1.1~1.3mCi）。

在整个疗程中，尿道周围插针和后排的粒子植入需要调整预先做计划[57]。用充气的 KY 胶体肉眼观察尿道对于尽可能减小尿道的剂量非常有帮助，尤其在前列腺的顶端。仔细评估后排的剂量对尽量减少直肠并发症同样重要[58]。PPI 术后，电磁信号转调器放置在前

列腺的右侧基底、左侧基底和尖端，以便在外照射治疗时提供实时基准的位置。荧光显微镜显像有助于保证转调器之间的适当间隔。膀胱镜检查用于评估尿道狭窄情况，并取出血块防止尿潴留。随后放置的 Foley 导尿管用以生理盐水灌注膀胱。患者逐渐恢复苏醒。当符合麻醉苏醒标准并且尿色转清，可拔除 Foley 导尿管。术后给予 5 天的抗生素治疗。可以预防性使用选择性 α 受体阻滞剂。麻醉药或非处方（OTC）非甾体抗炎药（NSAID）可以用于止痛和抗感染治疗。出院时要告知患者辐射安全防范措施、活动限制和饮食方面的建议。

放疗前进行基于 CT 的剂量学测定，以保证满足基准剂量。这表示前列腺水肿所致的最难确定靶区范围的情况下，所有需要照射的部位都包括在靶区剂量覆盖范围之内。一般来说，一个令人满意的种植标准包括前列腺 V100 达 80%~90%，D90 超过 90%，V150 低于 30%。RV100 最好低于 1mL，以使 2 级直肠炎发生风险最低[59]。如果检测出没有达到上述要求，还可以调整外照射治疗部分。

外照射模拟定位在种植术后 6 周进行，在 8 周后开始放疗。用一个"真空锁"袋固定患者的放疗体位。后方的外扩最小（超过前列腺外扩 1~2mm），两侧的边界充分外扩（大约 10mm）。精囊腺包括在靶体积内。在这个病例中，盆腔淋巴结也应包括在靶体积里。用"瞄准和出束"的静态调强放疗 7~9 个机架角度和 6 兆伏的光子进行治疗。两个拉弧的容积调强放疗计划有非常好的适形度，治疗时间也更短。剂量目标为 98% 的等剂量曲线覆盖 98% 的肿瘤体积，限制典型的剂量热点为超过处方剂量（45Gy/25 次）的 4%~6%。3% 的剂量热点实质上都局限在前列腺 PTV 内。邻近的股骨头、膀胱和直肠的剂量限值由 RTOG 0126[60]定义达到 45Gy 的标准。应告知患者低纤维素饮食，并在治疗前喝水。治疗时要保证直肠空虚和膀

胀充盈。每 3mm 一个层面进行实时电磁定位。

外照射的副作用包括尿急症状、肠道排便不规律和轻度疲劳。NSAID、α 受体阻滞剂和 OTC 如洛哌丁胺等都有助于处理副作用。ADT 在放疗前 2~3 个月开始，在 PPI 和外照射期间继续治疗，直至放疗结束后 3~4 个月，总疗程为 8~9 个月。临床随访并进行 PSA 监测。

总之，该病例的治疗推荐包括新辅助、同期和辅助 ADT 治疗 9 个月，PPI 局部加量和补充外照射治疗。尽管没有提及，我们认为用高剂量率（HDR）近距离放疗取代 PPI 是合理的。虽然存在争议，但给这个有高危预后因素的病例进行全盆腔放疗可能是有益的。

编者注

Stanley L. Liauw

接受根治性放射治疗的高危前列腺癌患者存在局部复发和远处转移的风险。所有作者都赞同给予提高剂量的放疗和同期内分泌治疗，但对近距离治疗的作用和内分泌治疗的疗程没有统一的意见。大家都接受近距离治疗加量的可行性。两位作者倾向于在近距离治疗加量的方案中仅给予 9 个月的 ADT，而一位作者推荐 28 个月的 ADT。在这个病例中，我倾向于在包括盆腔淋巴结的外照射治疗后进行近距离治疗加量，以尽可能提高局部控制。外照射治疗联合近距离放疗较单纯外照射治疗的局部并发症更多，较年轻的高危患者如果有良好的泌尿功能且远处转移的危险不高，可能可以从积极的局部治疗中取得最大的获益。另外，尽管没有正式地证实，外照射治疗联合近距离放疗可能会减小长疗程内分泌治疗的获益，并在较大空间里缩短 ADT 的治疗时间，并减少内分泌治疗的相关毒性。不巧的是，我们

还没有关于近距离治疗后 ADT 疗程长短的风险–利益比的充分数据。考虑到患者年纪较轻且没有医学并发症，但存在系统复发的风险，我倾向于总疗程 28 个月的 ADT 治疗。

（徐晓婷 何侠 译）

参考文献

1. Bastian PJ, Gonzalgo ML, Aronson WJ, et al. Clinical and pathologic outcome after radical prostatectomy for prostate cancer patients with a preoperative Gleason sum of 8 to 10. *Cancer.* 2008;107:1265–1272.
2. Rodrigues-Covarrubias F, Larre S, De La Taille A, et al. The outcome of patients with pathological Gleason score > or =8 prostate cancer after radical prostatectomy. *BJU Int.* 2008;101:305–307.
3. Lau WK, Bergstralh EJ, Blute ML, et al. Radical prostatectomy for pathological Gleason 8 or greater prostate cancer: Influence of concomitant pathological variables. *J Urol.* 2002;167:117–122.
4. Donohue JF, Bianco FJ, Kuroiwa K, et al. Poorly differentiated prostate cancer treated with radical prostatectomy: Long-term outcome and incidence of pathological downgrading. *J Urol.* 2006;176:991–995.
5. Desireddi NV, Roehl KA, Loeb S, et al. Improved stage and grade-specific progression-free survival rates after radical prostatectomy in the PSA era. *Urology.* 2007;70:950–955.
6. Walz J, Joniau S, Chun FK, et al. Pathological results and rates of treatment failure in high-risk prostate cancer patients after radical prostatectomy. *BJU Int.* 2011;107:765–770.
7. Swanson GP, Hussey MA, Tangen CM, et al. Predominant treatment failure in post-prostatectomy patients is local: Analysis of patterns of treatment failure in SWOG 8794. *J Clin Oncol.* 2007;25:2225–2229.
8. Crook J, Robertson S, Collin G, et al. Clinical relevance of trans-rectal ultrasound, biopsy and serum prostate-specific antigen following external beam radiotherapy for carcinoma of the prostate. *Int J Radiat Oncol Biol Phys.* 1993;27:31–37.
9. Dugan TC, Shipley WU, Young RM, et al. Biopsy

after external beam radiation therapy for adenocarcinoma of the prostate: Correlation with original histological grade and current prostate specific antigen levels. *J Urol.* 1991;146:1313–1316.

10. Kuban DA, El-Mahdi AM, Schellhammer P. The significance of post-irradiation prostate biopsy with with long-term follow-up. *Int J Radiat Oncol Biol Phys.* 1992;24:409–414.

11. Laverdiere J, Gomez, Jl, Cusan L, et al. Beneficial effect of combination therapy administered prior and following external beam radiation therapy in localized prostate cancer. *Int J Radiat Oncol Biol Phys.* 1997;37:247–252.

12. Hanks GE, Pajak TF, Porter A, et al. Phase III trial of long-term adjuvant androgen deprivation after neoadjuvant hormonal cytoreduction and radiotherapy in locally advanced carcinoma of the prostate: The Radiation Therapy Oncology Group Protocol 92-02. *J Clin Oncol.* 2003;21:3972–3978.

13. Bolla M, Van Tienhoven G, Warde P, et al. External irradiation with or without long-term androgen suppression for prostate cancer with high metastatic risk: 10-year results of an EORTC randomised study. *Lancet Oncol.* 2010;11:1066–1073.

14. Stock RG, Stone NN, Cesaretti JA, et al. Biologically effective dose values for prostate brachytherapy: Effects on PSA failure and post-treatment biopsy results. *Int J Radiat Oncol Biol Phys.* 2006;64:527–533.

15. Stock RG, Ho A, Cesaretti JA, et al. Changing the patterns of failure for high-risk prostate cancer patients by optimizing local control. *Int J Radiat Oncol Biol Phys.* 2006;66:389–394.

16. Dattoli M, Wallner K, True L, et al. Long-term outcomes after treatment with brachytherapy and supplemental conformal radiation for prostate cancer patients having intermediate and high-risk features. *Cancer.* 2007;110:551–555.

17. Sylvester JE, Grimm PD, Blasko JC, et al. 15-year biochemical relapse free survival in clinical stage T1-T3 prostate cancer following combined external beam radiotherapy and brachytherapy; Seattle experience. *Int J Radiat Oncol Biol Phys.* 2007;67:57–64.

18. Potters L, Morgenstern C, Calugaru E, et al. 12-year outcomes following permanent prostate brachytherapy in patients with clinically localized prostate cancer. *J Urol.* 2005;173:1562–1566.

19. Merrick GS, Butler WM, Wallner KE, et al. Androgen deprivation therapy does not impact cause specific survival or overall survival in high-risk prostate cancer managed with brachytherapy and supplemental external beam. *Int J Radiat Oncol Biol Phys.* 2007;68:34–40.

20. Stone NN, Potters L, Davis BJ, et al. Customized dose prescription for permanent prostate brachytherapy: Insights from a multicenter analysis of dosimetry outcomes. *Int J Radiat Oncol Biol Phys.* 2007;69:1472–1477.

21. Stock RG, Cesaretti JA, Hall SJ, Stone NN. Outcomes for patients with high-grade prostate cancer treated with a combination of brachytherapy, external beam radiotherapy and hormonal therapy. *BJU Int.* 2009 Dec;104(11):1631–1636.

22. Shen X, Keith SW, Mishra MV, et al. The impact of brachytherapy on prostate cancer-specific mortality for definitive radiation therapy of high-grade prostate cancer: A population-based analysis. *Int J Radiat Oncol Biol Phys.* 2012 Jul 15;83(4):1154–1159.

23. Stone NN, Stock RG, Cesaretti JA, Unger P. Local control following permanent prostate brachytherapy: Effect of high biologically effective dose on biopsy results and oncologic outcomes. *Int J Radiat Oncol Biol Phys.* 2010;76:355–360.

24. Stock RG, Yalamanchi S, Hall SJ, Stone NN. Impact of hormonal therapy on intermediate risk prostate cancer treated with combination brachytherapy and external beam irradiation. *J Urol.* 2010;183:546–550.

25. D'Amico AV, Moran BJ, Braccioforte et al. Risk of death from prostate cancer after brachytherapy alone or with radiation, androgen suppression therapy, or both in men with high-risk disease. *J Clin Oncol.* 2009;27:3923–3928.

26. Widmark A, Klepp O, Solberg A, et al. Endocrine treatment, with or without radiotherapy, in locally advanced prostate cancer (SPCG-7/SFUO-3): An open randomised phase III trial. *Lancet.* 2009;373:301–308.

27. Warde P, Mason M, Ding K, et al. Combined androgen deprivation therapy and radiation therapy for locally advanced prostate cancer: A randomised phase 3 trial. *Lancet.* 2011;378:2104–2111.

28. Zagars GK, Pollack A, von Eschenbach AC. Addition of radiation therapy to androgen ablation improves outcome for subclinically node-positive prostate cancer. *Urology.* 2001;58:233–239.

29. Tzelepi V, Efstathiou E, Wen S, et al. Persistent, biologically meaningful prostate cancer after 1 year of androgen ablation and docetaxel treatment. *J Clin Oncol.* 2011;29:2574–2581.

30. Thompson IM, Tangen CM, Paradelo J, et al. Adjuvant radiotherapy for pathological T3N0M0 prostate cancer significantly reduces risk of metastases and improves survival: Long-term followup of a randomized clinical trial. *J Urol.* 2009;181:956–962.

31. Messing EM, Manola J, Yao J, et al. Immediate versus deferred androgen deprivation treatment

in patients with node-positive prostate cancer after radical prostatectomy and pelvic lymphadenectomy. *Lancet Oncol.* 2006;7:472–479.

32. Horwitz EM, Bae K, Hanks GE, et al. Ten-year follow-up of radiation therapy oncology group protocol 92-02: A phase III trial of the duration of elective androgen deprivation in locally advanced prostate cancer. *J Clin Oncol.* 2008;26:2497–2504.

33. Bolla M, de Reijke TM, Van Tienhoven G, et al. Duration of androgen suppression in the treatment of prostate cancer. *N Engl J Med.* 2009;360:2516–2527.

34. Kuban DA, Levy LB, Cheung MR, et al. Long-term failure patterns and survival in a randomized dose-escalation trial for prostate cancer. Who dies of disease? *Int J Radiat Oncol Biol Phys.* 2011;79:1310–1317.

35. Peeters ST, Heemsbergen WD, Koper PC, et al. Dose-response in radiotherapy for localized prostate cancer: Results of the Dutch multicenter randomized phase III trial comparing 68 Gy of radiotherapy with 78 Gy. *J Clin Oncol.* 2006;24:1990–1996.

36. Eade TN, Hanlon AL, Horwitz EM, et al. What dose of external-beam radiation is high enough for prostate cancer? *Int J Radiat Oncol Biol Phys.* 2007;68:682–689.

37. Pahlajani N, Ruth KJ, Buyyounouski MK, et al. Radiotherapy doses of 80 Gy and higher are associated with lower mortality in men with Gleason score 8 to 10 prostate cancer. *Int J Radiat Oncol Biol Phys.* 2012 Apr 1;82(5):1949–1956.

38. Martinez AA, Gonzalez J, Ye H, et al. Dose escalation improves cancer-related events at 10 years for intermediate- and high-risk prostate cancer patients treated with hypofractionated high-dose-rate boost and external beam radiotherapy. *Int J Radiat Oncol Biol Phys.* 2011;79(2):363–370.

39. Jacob R, Hanlon AL, Horwitz EM, et al. Role of prostate dose escalation in patients with greater than 15% risk of pelvic lymph node involvement. *Int J Radiat Oncol Biol Phys.* 2005;61:695–701.

40. Zelefsky MJ, Eastham JA, Cronin AM, et al. Metastasis after radical prostatectomy or external beam radiotherapy for patients with clinically localized prostate cancer: a comparison of clinical cohorts adjusted for case mix. *J Clin Oncol.* 2010;28(10):1508–1513.

41. Lee WR, Bae K, Lawton C, et al. Late toxicity and biochemical recurrence after external-beam radiotherapy combined with permanent-source prostate brachytherapy: Analysis of Radiation Therapy Oncology Group study 0019. *Cancer.* 2007;109:1506–1512.

42. Stenmark MH, Blas K, Halverson S, et al. Continued benefit of androgen deprivation therapy for prostate cancer patients treated with dose-escalated radiation therapy across multiple definitions of high risk disease. *Int J Radiat Oncol Biol Phys.* 2011;81:e335–e344.

43. Makarov DV, Trock BJ, Humphreys EB, et al. Updated nomogram to predict pathologic stage of prostate cancer given prostate-specific antigen level, clinical stage, and biopsy Gleason score (Partin tables) based on cases from 2000 to 2005. *Urology.* 2007;59:1095–1101.

44. Yu JB, Makarov DV, Gross C. A new formula for prostate cancer lymph node risk. *Int J Radiat Oncol Biol Phys.* 2011;80(1):69–75.

45. Roach M, Marquez C, You HS, et al. Predicting the risk of lymph node involvement using the pretreatment prostate specific antigen and Gleason score in me with clinically localized prostate cancer. *Int J Radiat Oncol Biol Phys.* 1994;28:33–37.

46. Stone NN, Potters L, Davis BJ, et al. Customized dose prescription for permanent prostate brachytherapy: Insights from a multicenter analysis of dosimetric outcomes. *Int J Radiat Oncol Biol Phys.* 2007;69:1472–1477.

47. Stone NN, Potters L, Davis BJ, et al. Multicenter analysis of effect of high biologic effective dose on biochemical failure and survival outcomes in patients with Gleason score 7-10 prostate cancer treated with permanent prostate brachytherapy. *Int J Radiat Oncol Biol Phys.* 2009;73:341–346.

48. Taira AV, Merrick GS, Butler WM, et al. Long term outcome for clinically localized prostate cancer treated with permanent interstitial brachytherapy. *Int J Radiat Oncol Biol Phys.* 2011;79:1336–1342.

49. Fang LC, Merrick GS, Butler WM, et al. High risk prostate cancer with Gleason score 8-10 and PSA level </=15 ng/ml treated with permanent interstitial brachytherapy. *Int J Radiat Oncol Biol Phys.* 2011;81:992–996.

50. Nguyen PL, D'Amico AV. Targeting pelvic lymph nodes in men with intermediate and high-risk prostate cancer despite two negative randomized trials. *J Clin Oncol.* 2008;26:2055–2056.

51. Nguyen PL, Chen MH, Hoffman KE, et al. Predicting the risk of pelvic node involvement among men with prostate cancer in the contemporary era. *Int J Radiat Oncol Biol Phys.* 2009;74:104–109.

52. Aizer AA, Yu JB, McKeon AM, et al. Whole pelvic radiotherapy versus prostate only radiotherapy in the management of locally advanced or aggressive prostate adenocarcinoma. *Int J Radiat Oncol Biol Phys.* 2009;75:1344–1349.

53. http://www.rtog.org/ClinicalTrials/ProtocolTable/StudyDetails.aspx?study=0924

54. Chan LW, Xia P, Gottschalk AR, et al. Proposed rectal dose constraints for patients undergoing definitive whole pelvic radiotherapy for clinically localized prostate cancer. *Int J Radiat Oncol Biol Phys.* 2008;72:69–77.

55. Chung HT, Xia P, Chan LW, et al. Does image guided radiotherapy improve toxicity profile in whole pelvic-treated high-risk prostate cancer? Comparison between IG-IMRT and IMRT. *Int J Radiat Oncol Biol Phys.* 2009;73:53–60.

56. Chao KK, Goldstein NS, Yan D, et al. Clinico-pathologic analysis of extracapsular extension in prostate cancer: Should the clinical target volume be expanded posterolaterally to account for microscopic extension? *Int J Radiat Oncol Biol Phys.* 2006;65:999–1007.

57. Sylvester JE, Grimm PD, Eulau SE, et al. Permanent prostate brachytherapy pre-planned technique: The modern Seattle method step by step and dosimetric outcomes. *Brachytherapy.* 2009;8:197–206.

58. Pinkawa M, Asadpour B, Piroth MD, et al. Rectal dosimetry following prostate brachytherapy with stranded seeds – Comparison of transrectal ultrasound intra-operative planning (day 0) and computed tomography-postplanning (day 1 vs. day 30) with special focus on sources placed close to the rectal wall. *Radiother Oncol.* 2009;91:91–207.

59. Snyder KM, Stock RG, Hong SM, et al. Defining the risk of grade 2 proctitis following 125I prostate brachytherapy using a rectal dose-volume histogram analysis. *Int J Radiat Oncol Biol Phys.* 2001;50:335–341.

60. http://www.rtog.org/ClinicalTrials/Protocol Table/StudyDetails.aspx?study=0126

第 6 章

■ 头颈部肿瘤 ■

Wade Thorstad

病例 1:局部晚期喉癌治疗中喉的保留

临床问题

临床病例

主要观点:Shyam S. Rao,Nancy Y. Lee

学术评论:Andrew J. Hope,John N. Waldron,Laura A. Dawson,Brian O'Sullivan

社区医生评论:James Piephoff

编者注:Wade Thorstad

病例 2:舌癌淋巴结复发的治疗

临床问题

临床病例

主要观点:Kenneth Hu

学术评论:W. Ken Zhen

社区医生评论:Kimberly Creach

编者注:Wade Thorstad

病例 3:原发灶不明的颈部转移癌治疗

临床问题

临床病例

主要观点:Adam S. Garden,Steven J. Frank

学术评论:Christopher L. Hallemeier,Yolanda I. Garces

社区医生评论:Najeeb Mohideen

编者注:Wade Thorstad

病例 1

局部晚期喉癌治疗中喉的保留

临床问题

一些随机的临床 3 期研究有助于指导喉鳞状细胞癌患者的治疗。尽管患者和医生都非常赞同保留发音功能，但全喉切除术依然是一种有效的治疗选择。在 RTOG 的 3 期研究 99-11 中，T4 以上的患者被认为不适合做全喉切除术。

临床病例

患者为一名 58 岁的销售员，有 35 年的吸烟史，患有慢性阻塞性肺病，伴有逐渐加重的慢性嘶哑和劳力性呼吸困难。在慢性阻塞性肺病治疗失败后至耳鼻喉科治疗。喉镜检查显示声门上区大面积软组织增厚，左声带麻痹和舌根侵犯。气管狭窄但不需要行紧急气管切开术。同时双侧 Ⅱ 区和 Ⅲ 区触诊有 2~3cm 的活动性淋巴结。CT 和 PET/CT 扫描确认声门上区大面积软组织增厚，伴随双侧颈部淋巴结转移，无远处转移。肿瘤侵犯大部分左甲状软骨并包括部分左甲状腺。肿瘤上界侵及舌根（图 6.1.1 和图 6.1.2）。外科医生建议进行全喉切除术、双侧颈部淋巴结清扫术及术后放化疗。患者肺功能不佳，但判断可行手术。患者同意手术，但从家属处获悉非手术治疗方式，随后拒绝手术，转入放疗医生处治疗。

治疗决策

- 对于肿块较大的可手术 T4 期喉癌患者，当

患者希望避免手术治疗时，如何给出治疗建议？
- 对于肿块较大的喉癌患者，保留喉部是否有循证学依据？
- 化疗在提高器官保留效果方面有怎样的作用？

主要观点

Shyam S. Rao，Nancy Y. Lee

由于喉在说话、吞咽和呼吸活动中占有重要地位，头颈部肿瘤治疗中对喉的保留研究有数十年历史。目前关于晚期喉癌治疗方式的框架来源于两个里程碑式的研究。一个是 1985 年退伍士兵事务部喉癌研究协作组（VA）发起的多中心随机研究，该研究将保留喉功能的诱导化疗+放化疗方案与全喉切除术及术后放疗进行比较[1]。332 例 Ⅲ 期或 Ⅳ 期的喉鳞状细胞癌患者被随机分为两组，一组为手术+术后放疗，另一组先行 3 周方案的顺铂和 5-FU（5-氟尿嘧啶）诱导化疗。诱导化疗两周期后，若原发灶在体积上消退至少 50%并且无颈部进展，患者开始第三个周期的化疗以及随后的放疗。但如果患者肿瘤消退不明显，则行喉切除术和术后放疗。未行手术的患者如果复发，则可行挽救性喉切除术。

两组间的患者 2 年生存率无明显统计学差异（68%），进行序贯化放疗的患者能够避免进行喉切除术（64%）。诱导化疗的患者局部复发率较高，但发生远处转移概率较低。两组患者的局部淋巴结复发率相同。尽管差异并不是

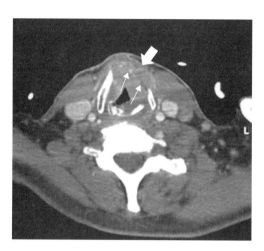

图 6.1.1 CT 扫描显示左侧和部分前端甲状软骨（细箭）破坏和肿瘤侵犯至颈部软组织（粗箭）。

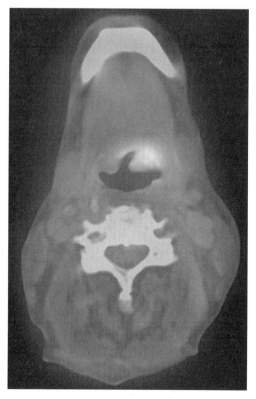

图 6.1.2 PET/CT 显示肿瘤前界侵犯到左侧舌根。CT 图像、临床检查及内窥镜评价未显示舌根侵犯。（见彩图）

非常明显，相对于声门上区肿瘤、声带活动、无软骨侵犯的患者，声门区肿瘤、声带固定和肿瘤侵犯软骨的患者通常更加需要挽救性喉切除术。随访研究发现，对喉部进行保留的患者生活质量明显较高，反映在疼痛减轻和情感完整性方面，而非言语功能[2]。这项研究表明喉部保留是治疗晚期喉癌的合理选择。

第二个具有里程碑意义的研究以上一个研究为基础，1992 年 RTOG 和头颈部协作组进行了 RTOG 99-11 研究来比较在放疗中三种喉保留方法的差异[3]。患者被随机分到三组：一组接受顺铂+5-FU 诱导化疗+放疗，一组接受放疗和同步顺铂化疗，一组单纯接受放疗。研究共包括 547 例 III~IV 期的声门区或声门上区鳞状细胞癌患者。需要说明的是，T1 原发灶或者大肿块 T4 病灶即肿瘤侵犯软骨或者侵犯舌根部大于 1cm 的患者被剔除。与 VA 研究相似，未达到 PR 的患者予以喉切除术，PR 的患者行第三周期诱导化疗和放射治疗。三组的放疗处方剂量均为 70Gy/35 次，共 7 周。

研究结果显示，尽管三组患者的 2 年总体生存率相近，但放疗和同步顺铂化疗组患者的保喉率（88%）明显高于诱导化疗+放疗（75%）和单纯放疗组（70%）。同步放化疗组的局部控制率（78%）亦好于诱导化疗+放疗（61%）和单纯放疗（56%）。两组化疗患者的无瘤生存率较高，远处转移率较低，但治疗毒性较大。此项研究将同步放化疗作为晚期喉癌保喉治疗的标准治疗方法。尽管三组总体生存率无显著差异，但长期随访发现同步放化疗患者的生存率恶化存在无明显统计学意义的上升趋势，表明放化疗的长期毒性有可能被低估[4]。

对于这例 T4aN2c 的声门上区喉癌患者，治疗方案有：①手术+术后放疗±化疗；②根治性放疗+化疗；③诱导化疗+同步放化疗。尽管希望保喉，但仍有一些因素的限制。如上所述，因考虑到其预后较差，RTOG 91-11 剔除了侵犯软骨的 T4 病灶患者。在 VA 的研究中，T4

伴肿瘤侵犯软骨的患者通常更需要挽救性喉切除术,而且总体生存率更低[5]。其他研究报道称T4行根治性放疗较行手术治疗的患者具有更低的总体生存率和局部控制率[6-8]。基于此观点及ASCO和NCCN中对于T4伴软骨侵犯的治疗指南,我们建议该患者行全喉切除术+术后放疗+化疗(如有可能)[9]。

鉴于软骨的侵犯与否具有重要的临床意义,影像学在治疗决策中起着越来越关键的作用。近期研究显示,CT不能准确判断肿瘤是否侵犯了软骨[10,11],这使得部分学者提出,对软骨侵犯的过高估计会让部分患者失去保喉的机会。

除了伴有广泛软骨侵犯和甲状腺累及的局部晚期肿瘤,患者仍有其他值得注意的问题。在VA喉癌研究中,伴随着软骨侵犯,声门上区肿瘤和声带固定的患者需要行挽救性喉切除术的趋势并不显著。而且,治疗后仍吸烟的患者保喉的成功率和总体生存率都有所降低[12]。基于该患者的吸烟史,应明确告知患者吸烟的不良后果。最后,需要考虑患者COPD的病史,尤其是COPD加重。喉癌患者有呼吸困难的风险且放疗可能使风险增加[13]。呼吸困难可能致命,尤其在有潜在呼吸疾病的患者。对于此类患者,喉切除术通过消除胃肠道和呼吸牵引之间的关联,是能够防止呼吸困难的唯一治疗方式。

很明显,对于此例患者,有众多理由支持喉部切除而非保喉。但是,喉切除术对于生活质量影响重大,因此许多患者拒绝接受该治疗方式。如果患者在深入考虑这些风险之后仍坚持拒绝手术,仍有其他治疗方式可选。一种可行的治疗方式为:先行诱导化疗,然后根据结果确定进一步治疗方案。若肿瘤能够达到PR,则行同步放化疗;若不缓解,则行喉切除术。需要注意的是,该方案在诱导化疗后为同步放化疗方式,不同于RTOG 91-11中诱导化疗后给予单纯放疗的治疗方法。这种治疗策略在一项2期研究和一系列关于伴有软骨侵犯的T4喉癌患者的回顾性研究中均显示了较好的成功率[14,15]。

一种新的诱导治疗方案——化疗前使用顺铂+5-FU+多烯紫杉醇——目前被认为相对于传统的顺铂+5-FU化疗方案能够提高局部控制率、生存率和保喉率[16,17]。肿瘤在诱导化疗后常迅速缓解,有利于气道通畅,从而可能避免对于大肿块常需进行的气管造口术。尽管这项新的诱导化疗方案潜在性提高了肿瘤缓解率,但该方案的治疗毒性更高。诱导化疗之后,仍然可以选择同步放化疗或者单纯放疗。但需要注意的是,这些保喉措施并不能解决长期的呼吸困难风险。

总之,该患者患有T4aN2c声门上喉鳞状细胞癌,有众多征象提示保喉治疗方案较为复杂。我们认为尽管全喉切除术在肿瘤的局部控制和避免呼吸困难方面具有优势,能够使患者获得最好的总体生存率,但若诱导化疗后能达到PR,则继以同步放化疗也是一种合理的治疗方案。

学术评论

Andrew J. Hope, John N. Waldron, Laura A. Dawson, Brian O'Sullivan

本例患者为一名销售员,由于工作需要言语交流,故拒行手术。在"主要观点"部分,基于气道保护和肿瘤局部控制考虑,建议首选全喉切除术,而将保喉治疗作为备选方案。对于晚期喉癌患者来说,相对于保喉治疗方案,全喉切除术的影响深远,能够导致患者的生活质量明显下降[2,18]。为了判断外科治疗对该患者生活质量的影响是否正当(医疗损害的正当性),最重要的是证明手术能够为患者带来更多的获益。如果无法明确此获益,且希望治疗后能够保留较好的喉部功能(例如,吞咽、呼吸和言语),那么器官保留方案将作为首选治疗方案。

"主要观点"表明为晚期喉癌患者选择治

疗方案时存在一定的地域偏好趋势。除了肿瘤的进展程度，医生的学术专长和执业地点也在很大程度上决定了医生们对于手术与非手术方案的选择[19]。值得注意的是，比较监测、流行病学及预后（SEER）项目中的美国人群数据与加拿大安大略省的人群数据，发现对于晚期声门上区与声门区癌治疗方式的选择存在巨大差异，美国更倾向于手术治疗[20-22]。与本病例更加相关的是，在第三年，SEER 项目中 66% 的 T4 声门上癌患者进行了喉切除术，而在安大略省只有 33% 的该类患者进行了喉切除术。然而，尽管治疗方式不同，患者的 5 年总体生存率相同（分别为 29.1% 和 28.5%）[22]。

在 VA 的喉癌研究中，保喉方案组（诱导化疗+放疗）与初始手术组的总体生存率没有明显差异[1]。大部分患者患有声门上区肿瘤（63%）、声带固定（57%），部分患者有软骨侵犯（9%），与本病例类似。由于 VA 研究人群为退伍军人，很多患者在治疗后继续吸烟[1]（尤其是保喉组），所以增加了局部控制失败的风险[23]。尽管如此，多数患者被纳入保喉组进行保留喉部（64%）和序贯放疗。

RTOG 91-11 研究表明，与诱导化疗+放疗相比，同步放化疗患者的喉部保留率显著提高（分别为 75%，88%）[4]。虽然 RTOG 91-11 研究没有包括类似本病例的舌根侵犯患者，但对与其相类似的声门上区肿瘤伴有舌根侵犯的患者，采用诱导化疗继以同步放化疗治疗的总体生存率无差异，且保喉率高（61%）[14]。另一项关于手术与器官保留放化疗的随机对照研究也报道了相似的保喉率（68%）[24]。若使用更强的同步化疗方案（紫杉醇+5-FU+羟基脲）结合放疗（1.5Gy，每天 2 次，隔周放疗，至剂量增至 73Gy）能够避免 85% 的喉切除术[25]。近来，诱导化疗（多烯紫杉醇/顺铂）结合新药化疗或生物放射治疗显示出类似的 18 个月时的喉部保留率（82%~86%）[26]。

若选择保喉方案为初始治疗方案，则需要考虑挽救性喉切除术与原发性喉切除术之间的地位和结果差异。在 VA 的喉癌研究中，T4 喉癌或者有软骨侵犯的患者显得更常需要行挽救性喉切除术，而声门上区原发肿瘤则更少需要行喉切除术[1]。多项回顾性研究对放化疗+挽救性喉切除术和初始喉切除术两种治疗方式的差异进行了比较，结果显示挽救性喉切除术的咽瘘和发声障碍并发症的发生率略微升高[27,28]。然而，即使与原发性喉切除相比，挽救性喉切除存在这些风险，也仅仅影响到无法保喉的一小部分患者。在行初始保喉治疗方案的大样本研究中，其挽救性喉切除术总体外科并发症的发生率可能与类似研究中行初始喉切除术的总体外科并发症的发生率类似。无论如何，早期或晚期挽救性喉切除患者的生活质量无差异[18]。

在本病例中，没有证据提示喉部有治疗中塌陷可能或者治疗前的吞咽困难或呼吸困难（手术前评估显示肺功能良好）。尽管放化疗可能带来呼吸困难的风险，但如能改善治疗前就已查明的呼气问题，则可使治疗中及治疗后呼气困难和吞咽困难的风险得到控制[13,29,30]。尽管器官保留方案存在肺炎的风险[29]，但其总体生存率与喉切除术患者相似[1,4,24]。

喉切除术会导致患者对公开场合进食的反感[23]，这与外科手术的生理学影响（例如气门）有关，亦对患者的社交活动产生影响[31,32]，对于销售员的潜在影响较大。此外，喉部发音质量优于非喉部发音质量[18]；即使有声带麻痹，甲状软骨成形术也可以提高治疗后的发声质量。

总之，本病例属于高危、大肿瘤、T4aN2c 声门上区喉癌患者，需要充分告知患者保喉治疗与手术治疗的利与弊，由患者选择最终的治疗方案。如果能够保留喉部，患者治疗后的生活质量相对较高且仍能继续从事现在的销售工作。由于两种治疗方案的总体生存率无差异，我们推荐初始治疗采取诱导化疗+放化疗或者同步放化疗的方式进行保喉的尝试。目前报道中的喉部保留率至少为 60%。在包含新同步疗法的临床研究中，喉部保留率能够达到 80% 或更高，且保喉成功率还在逐步提高。随着保喉治疗方式的不断发展，喉切除术应留作挽救性手术方案。

社区医生评论

James Piephoff

本病例提醒我们，作为肿瘤放疗医生，我们并不是治疗癌症本身，而是治疗罹患癌症的患者。我们在帮助患者们做出治疗选择时，必须了解对于患者个体来说哪些因素是重要的。

本病例为 T4aN2cM0 声门上区癌，我首先会与患者讨论全喉切除术+术后放疗±化疗的治疗方案。此方案被认为能获得最好的总体生存率[9]。全喉切除术也能够降低呼气困难的风险，而呼气困难对于本例患者可能是致命的事件。需要对患者阐明由于其 COPD 病史而可能导致呼气困难的风险，而全喉切除术能够有效减少该风险的发生。为了缓解患者对于正常声音丧失的担忧，患者将接受语音病理学诊断，并与已行全喉切除术的患者见面。希望通过这些方法，患者能意识到失去喉并不意味着失去发音能力。

如果患者无法接受全喉切除术+放疗(±化疗)的治疗方案，我将推荐他放疗+大剂量顺铂的同步化疗方案。虽然 RTOG 91-11[3,4]研究使该治疗方案成为晚期喉癌中保喉的标准治疗方案，但研究中并未包括有显著甲状软骨破坏的患者。其他研究也表明，当出现甲状软骨侵犯和声带固定时，该方案有较低的总体生存率和较高的需挽救性喉切除的发生率[4-7]。这些是患者必须了解的因素。如果肿瘤科医生和我都认为患者很难忍受同步大剂量的顺铂化疗，则另一合理的选择是用西妥昔单抗替代顺铂[34]。如果患者不是应用顺铂或西妥昔单抗的适宜人选，或者患者拒绝接受上述两种治疗，则推荐单纯放疗[8]。我们还需要关注该患者的烟草

滥用史。患者吸烟史 35 年，但不清楚该患者现在是否戒烟。如果他仍在吸烟，需要向患者强调戒烟的重要性。喉部保留率和总体生存率的下降与持续的烟草滥用相关[12]。

近来，诱导化疗再度成为研究热点。最初将保喉作为一种可以接受的治疗方式的研究所采用的是诱导化疗继以单独放疗的方案[1,3,4]。目前诱导化疗的焦点在于后续治疗中使用放化疗结合的方式。抛开指南，我一般不推荐使用诱导化疗+同步放化疗，因为在总体生存率没有明显提高的情况下毒性作用增强[35]。即使没有诱导化疗，患者也很难度过放疗和同步大剂量顺铂化疗。在诱导化疗后，许多患者无法耐受大剂量的顺铂治疗，而在我看来，大剂量顺铂同步化疗应当是晚期喉癌患者保喉的标准治疗方案。我认为诱导化疗+同步放化疗的治疗方案仅适用于那些需要进行全喉切除术，但有强烈意愿保留喉部自然发声，且一般状态良好、愿意在诱导化疗无效时接受全喉切除术的患者。在本例，除了已知他是一个 COPD 患者，肺功能"刚好满足外科手术要求"之外，一般状态未知，但患者拒绝接受手术治疗。

总之，这是一个 T4aN2cM0 声门上肿瘤患者，临床特征提示他不是一个非常理想的保喉治疗人选。如果他不能接受全喉切除术+放疗(±化疗)，我会推荐他使用放疗+同步大剂量顺铂的方案，若治疗效果不佳，则用西妥昔单抗替代顺铂治疗。对于一个无法接受全喉切除术的患者来说，这种治疗方案较为合理，尽量保持了肿瘤治疗的有效性与患者个体的最佳治疗之间的平衡。

编者注

Wade Thorstad

治疗大肿块喉癌对医生来说是一种非比寻常的挑战。我赞同上述作者就风险、获益和预期副作用方面对不同疗法进行细致入微的

探讨，从而使得患者能够在获取充分信息的情况下做出选择。在美国，喉切除术是对于类似本例的患者最广泛应用的治疗方案[20-22]。对于拒绝手术的患者，将支持临床医生对患者采用如 RTOG 91-11 研究中同步放化疗的治疗方案[3,4]。在前述概论中介绍了包括诱导化疗+同步放化疗或者根据诱导化疗结果选择有效的患者进行非手术后续治疗的新方法，该新方法得到了小样本二期和回顾性研究的支持，可能较为适合部分患者[14,15]。在"学术评论"部分，加拿大学者据理反对大部分大肿块喉癌患者行手术治疗。对于美国的医务工作者来说，可以通过对这些问题的争论来活跃肿瘤治疗的讨论。

参考文献

1. Induction chemotherapy plus radiation compared with surgery plus radiation in patients with advanced laryngeal cancer. The Department of Veterans Affairs Laryngeal Cancer Study Group. *N Eng J Med.* 1991;324(24):1685–1690.

2. Terrell JE, Fisher SG, Wolf GT. Long-term quality of life after treatment of laryngeal cancer. The Veterans Affairs Laryngeal Cancer Study Group. *Arch Otolaryngol Head Neck Surg.* 1998;124(9):964–971.

3. Forastiere AA, Zhang Q, Weber RS, et al. Long-term results of RTOG 91-11: A comparison of three nonsurgical treatment strategies to preserve the larynx in patients with locally advanced larynx cancer. *J Clin Oncol.* 2013;31(7):845–852.

4. Forastiere AA, Goepfert H, maor M, et al. Concurrent chemotherapy and radiotherapy for organ preservation in advanced laryngeal cancer. *N Engl J Med.* 2003;349(22):2091–2098.

5. Bradford CR, Wolf CT, Carey TE, et al. Predictive markers for response to chemotherapy, organ preservation, and survival in patients with advanced laryngeal carcinoma. *Otolaryngol Head Neck Surg.* 1999;121(5):534–538.

6. Gourin CG, Conger BT, Sheils WC, et al. The effect of treatment on survival in patients with advanced laryngeal carcinoma. *Laryngoscope.* 2009;119(7):1312–1317.

7. Patel UA, Howell LK. Local response to chemoradiation in T4 larynx cancer with cartilage invasion. *Laryngoscope.* 2011;121(1):106–110.

8. Mendenhall WM. T3-4 squamous cell carcinoma of the larynx treated with radiation therapy alone. *Semin Radiat Oncol.* 1998;8(4):262–269.

9. American Society of Clinical Oncology, Pfister DG, Laurie SA, et al. American Society of Clinical Oncology clinical practice guideline for the use of larynx-preservation strategies in the treatment of laryngeal cancer. *J Clin Oncol.* 2006;24(22):3693–3704.

10. Beitler JJ, Muller S, Grist WJ, et al. Prognostic accuracy of computed tomography findings for patients with laryngeal cancer undergoing laryngectomy. *J Clin Oncol.* 2010;28(14):2318–2322.

11. Li B, Bobinski M, Gandour-Edwards R, et al. Overstaging of cartilage invasion by multidetector CT scan for laryngeal cancer and its potential effect on the use of organ preservation with chemoradiation. *Br J Radiol.* 2011;84(997):64–69.

12. Rodriguez CP, Adelstein DJ, Rybicki LA, et al. Clinical predictors of larynx preservation after multiagent concurrent chemoradiotherapy. *Head Neck.* 2008;30(12):1535–1542.

13. Nguyen NP, Frank C, Moltz CC, et al. Aspiration rate following chemoradiation for head and neck cancer: An underreported occurrence. *Radiother Oncol.* 2006;80(3):302–306.

14. Urba S, Wolf G, Eisbruch A, et al. Single-cycle induction chemotherapy selects patients with advanced laryngeal cancer for combined chemoradiation: A new treatment paradigm. *J Clin Oncol.* 2006;24(4):593–598.

15. Worden FP, Kumar B, Lee JS, et al. Chemoselection as a strategy for organ preservation in advanced oropharynx cancer: Response and survival positively associated with HPV16 copy number. *J Clin Oncol.* 2008;26(19):3138–3146.

16. Pointreau Y, Garaud P, Chapet S, et al. Randomized trial of induction chemotherapy with cisplatin and 5-fluorouracil with or without docetaxel for larynx preservation. *J Natl Cancer Inst.* 2009;101(7):498–506.

17. Posner MR, Hershock DM, Blajman CR, et al. Cisplatin and fluorouracil alone or with docetaxel in head and neck cancer. *N Engl J Med.* 2007;357(17):1705–1715.

18. Fung K, Lyden TH, Lee J, et al. Voice and swallowing outcomes of an organ-preservation trial for advanced laryngeal cancer. *Int J Radiat Oncol Biol Phys.* 2005;63:1395–1399.

19. O'Sullivan B, Mackillop W, Gilbert R, et al. Controversies in the management of laryngeal cancer: Results of an international survey of patterns of care. *Radiother Oncol.* 1994;31:23–32.

20. Groome PA, Mackillop WJ, Rothwell DM, et al. Management and outcome of glottic cancer: A population-based comparison between Ontario, Canada and the SEER areas of the United

States. Surveillance, Epidemiology and End Results. *J Otolaryngol.* 2000;29:67–77.

21. Groome PA, O'Sullivan B, Irish JC, et al. Glottic cancer in Ontario, Canada and the SEER areas of the United States. Do different management philosophies produce different outcome profiles? *J Clin Epidemiol.* 2001;54:301–315.

22. Groome PA, O'Sullivan B, Irish JC, et al. Management and outcome differences in supraglottic cancer between Ontario, Canada, and the Surveillance, Epidemiology, and End Results areas of the United States. *J Clin Oncol.* 2003;21:496–505.

23. Browman GP, Wong G, Hodson I, et al. Influence of cigarette smoking on the efficacy of radiation therapy in head and neck cancer. *N Engl J Med.* 1993;328:159–163.

24. Soo KC, Tan EH, Wee J, et al. Surgery and adjuvant radiotherapy vs concurrent chemoradiotherapy in stage III/IV nonmetastatic squamous cell head and neck cancer: A randomised comparison. *Br J Cancer.* 2005;93:279–286.

25. Knab BR, Salama JK, Stenson KM, et al. Definitive chemoradiotherapy for T4 laryngeal squamous cell carcinoma. *Int J Radiat Oncol Biol Phys.* 2006;66(3):S14.

26. Lefebvre J, Pointreau Y, Rolland F, et al. Sequential chemoradiotherapy (SCRT) for larynx preservation (LP): Results of the randomized phase II TREMPLIN study. ASCO Meeting Abstracts. *J Clin Oncol.* 2011;29(Suppl):abstract 5501.

27. Furuta Y, Homma A, Oridate N, et al. Surgical complications of salvage total laryngectomy following concurrent chemoradiotherapy. *Int J Clin Oncol.* 2008;13:521–527.

28. Starmer HM, Ishman SL, Flint PW, et al. Complications that affect postlaryngectomy voice restoration: Primary surgery vs salvage surgery. *Arch Otolaryngol Head Neck Surg.* 2009;135:1165–1169.

29. Eisbruch A, Lyden T, Bradford CR, et al. Objective assessment of swallowing dysfunction and aspiration after radiation concurrent with chemotherapy for head-and-neck cancer. *Int J Radiat Oncol Biol Phys.* 2002;53:23–28.

30. Rosenthal DI, Lewin JS, Eisbruch A. Prevention and treatment of dysphagia and aspiration after chemoradiation for head and neck cancer. *J Clin Oncol.* 2006;24:2636–2643.

31. Mohide EA, Archibald SD, Tew M, et al. Postlaryngectomy quality-of-life dimensions identified by patients and health care professionals. *Am J Surg.* 1992;164:619–622.

32. DeSanto LW, Olsen KD, Perry WC, et al. Quality of life after surgical treatment of cancer of the larynx. *Ann Otol Rhinol Laryngol.* 1995;104:763–769.

33. Tirado Y, Lewin JS, Hutcheson KA, et al. Office-based injection laryngoplasty in the irradiated larynx. *Laryngoscope.* 2010;120:703–706.

34. Buiret G, Combe C, Favrel V, et al. A retrospective, multicenter study of the tolerance of induction chemotherapy with docetaxel, cisplatin, and 5-fluorouracil followed by radiotherapy with concomitant cetuximab in 46 cases of squamos cell carcinoma of the head nad neck. *Int J Radiat Oncol Biol Phys.* 2010 Jun;77(2):430–437.

35. Hitt R, Grau JJ, Lopez-Pousa A, et al. Final results of a randomized phase III trial comparing induction chemotherapy with cisplatin/5-FU or docetaxel/cisplatin/5-FU follow by chemoradiotherapy (CRT) versus CRT alone as first-line treatment of unresectable locally advanced head and neck cancer (LAHNC) [abstract]. *J Clin Oncol.* 2009; 27(Suppl 15):abstract 6009

舌癌淋巴结复发的治疗

临床问题

舌癌是继唇癌之后发病率排名第二的头颈部恶性肿瘤。外科手术切除是最常用的治疗方式,需根据肿瘤侵犯范围决定是否行淋巴结(LN)清扫术。一项 2 期研究表明,对于肿瘤浸润深度小于 4mm 的舌癌,颈淋巴结转移风险低。但是,应当如何治疗在舌癌术后 1 年内颈部复发的患者呢?

临床病例

患者为 47 岁女性, 左侧舌部溃疡疼痛 2 个月,临床检查发现有 2cm×1cm 的浅表溃疡病变,活检病理证实为鳞状细胞癌(SCC)。颈部 CT 扫描显示无舌部或颈部异常。超声检查(USG)显示浸润深度为 3mm 的病变。行局部扩大切除术,术后病理检查证实是 SCC,浸润深度不超过 3.5mm,除嗜神经侵犯外,无其他高危因素。手术切缘距肿瘤 5mm 以上。医生建议颈部观察随访, 未推荐她进行其他辅助治疗。5 个月后,患者发现下颌有一肿块。CT 扫描显示左侧 ⅠB区 2cm 淋巴结和左侧 Ⅱ区 1.7cm 淋巴结(图 6.2.1)。行选择性颈部淋巴结清扫(ⅠB区到Ⅳ区),术后病理显示两处淋巴结均为转移性 SCC,ⅠB区有淋巴结外浸润(ECE),Ⅱ区无淋巴结外浸润。其余 28 个淋巴结均为阴性。现在推荐她进行术后辅助治疗。

治疗决策

- "正确"的颈部治疗范围应包括哪些淋巴引流区?
- 不同的颈部淋巴引流区分别需要多少剂量?
- 同侧或对侧的颈部淋巴引流区是否需要治疗?
- CTV 是否应包括舌部?

主要观点

Kenneth Hu

患者为 47 岁女性,患有早期舌癌,已行局部扩大切除术,手术边界合适。多个中心研究数据显示,对于浅表侵犯的肿瘤,因淋巴结转移率低,故不需要对颈部采取相应措施[1-3]。各机构推荐需要进行颈部处理的原发肿瘤浸润深度的阈值不同,部分推荐 2mm,而部分机构推荐 4~5mm。对于该患者,所采纳的进行颈部观察标准为浸润深度 4mm, 但肿瘤的复发提示应当采纳阈值更为严格的 2mm 标准[4]。有人会反驳说本病例中需要辅助放疗是因为有中度复发风险的嗜神经侵犯[5,6]。对于有中度复发风险的患者,RTOG 0920 目前正在进行研究放疗同步西妥昔单抗相对于单纯的术后放疗是否能够提高疗效。疼痛是在临床判断辅助治疗时机时的软性因素之一。年轻患者中那些非吸烟的早期口腔癌患者(<30 岁)的侵袭性更强,但此观点并未在文献中得到广泛证实[7]。

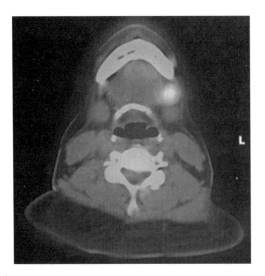

图 6.2.1　PET/CT 扫描显示左侧 I B 区淋巴结复发。患者系浅表 T1 SCC 舌癌术后 5 个月，行原发灶切除，随访观察颈部情况，无辅助治疗。(见彩图)

已有两项随机研究探讨了确定早期口腔癌颈部处理标准的意义。随机研究表明，接受预防性颈淋巴清扫术的患者与那些先接受颈部观察，若有淋巴结转移则行挽救性颈淋巴切除术的患者相比，其生存率并未提高。在其中一项研究中，原发灶使用内照射治疗，而另一项研究中原发灶使用根治性手术的方案[8,9]。在 Vandenbrouck 等的研究中，行颈淋巴结预防性清扫术的患者中有 49% 的淋巴结复发率，而颈部观察组中为 47%[10]。相对于那些行预防性颈淋巴结清扫的患者，颈部观察组患者的淋巴结外浸润发生率更高(25% 比 13%)，淋巴结恶性度也更高，其中 10% 的患者无法进行手术。但是，两组间无明显的生存率差异。在本病例中，患者有多发颈部淋巴结转移和淋巴结外浸润，需要进行更强的辅助治疗。

目前对于伴有淋巴结外浸润的淋巴结复发患者，标准的术后治疗方案为辅助放疗+同步顺铂化疗。欧洲 EORTC 22931 和美国的RTOG 95-01 是两项独立开展的标志性研究[11,12,37]。两项研究都探讨了三个周期的大剂量顺铂同步化疗+传统分割的术后放疗是否能够降低患者

的复发风险。顺铂剂量为每三周 100mg/m²，RTOG 放疗处方剂量为 60~66Gy，EORTC 放疗处方剂量为 66Gy。两项研究对于高危因素都包含了淋巴结外浸润和切缘阳性，但每项研究不尽相同，例如 RTOG 95-01 中对多发淋巴结转移的定义，EORTC 22931 中原发于口腔癌/口咽癌中淋巴血管侵犯、嗜神经侵犯、III/IV 期以及 IV 区和 V 区淋巴结转移的定义。RTOG 的研究终点为肿瘤局部控制率(LRC)，而 EORTC 研究终点为无进展生存率(PFS)。表 6.2.1 对比了两组研究的患者特征和结果。早期研究中口腔癌都占患者总数的 1/4。RTOG 研究中包含了更多的 N2/3 期患者(94% 比 57%)。两项研究中淋巴结外浸润发生率类似 (RTOG 53% 比 EORTC 57%)。但 EORTC 中有更多的手术切缘阳性患者(29% 比 RTOG 10%)，而且 EORTC 研究中大部分患者受照剂量为 66Gy，而 RTOG 中仅有 1/10 的患者接受 66Gy 的照射。EORTC 和 RTOG 的中位随访期分别为 60 个月和 46 个月，研究结果表明，化疗提高了研究终点(RTOG-LRC 和 EORTC-PFS)。两项研究均显示在肿瘤局部控制率和无瘤生存率 (DFS)方面有 9%~13% 的提高，远处转移率无差异。总体生存率(OS)数据显示，在 EORTC 研究中 5 年生存率有 13% 的提高，而 RTOG 的 4 年生存率有 9% 的提高。

Bernier 等人将两项研究进行合并分析[13]。总共纳入 750 例患者，相对于单纯放疗组，同步放化疗组提高了 LRC(HR=0.581)、DFS(HR=0.772)和 OS(HR=0.776)。在 479 例有淋巴结外浸润或手术切缘阳性的患者中，同步放化疗的优点在三个方面更加明显：LRC (HR=0.524)，DFS(HR=0.695，P=0) 和 OS(HR=0.702，P=0)。但是对于 RTOG 中有多淋巴结转移的患者，同步放化疗组并未在上述三个方面有所提高，E-ORTC 中无淋巴结外浸润或无手术切缘阳性的患者具有 LRC 获益 (HR=0.42，P=0.10)和 OS 获益(HR=0.75，P=0.06)，在远处转移方面

表 6.2.1 三期研究术后患者同步放化疗与单纯放疗的比较

	RTOG 95-01	EORTC 22931
病例数	459	334
患者特征		
OPX/OC/LX/HPX	42%/27%/21%/10%	30%/26%/22%/20%
% T3~4	61%	66%
% N2~3	94%	57%
高危范围		
存在 ECE 切缘阴性	49%	41%
无 ECE 的切缘阳性	6%	13%
存在 ECE 和切缘阳性	4%	16%
存在 ECE 和(或)切缘阳性	59%	70%
RT 接受 66Gy	13%	91%
三期急性毒性以上(CT/RT 比 RT)	77% 比 34%($P<0.0001$)	44% 比 21%($P=0.001$)
所有的晚期毒性(CT/RT 比 RT)	21% 比 17%($P=0.29$)	38% 比 41%($P=0.25$)
平均随访期	46 个月	60 个月
结果(CT/RT 比 RT)		
局部治疗失败	3 年:22% 比 33%($P=0.01$)	5 年:18% 比 31%($P=0.007$)
DFS	3 年:47% 比 36%($P=0.04$)	5 年:47% 比 36%($P=0.04$)
OS	3 年:56% 比 47%($P=0.09$)	5 年:53% 比 40%($P=0.02$)
远处转移率	3 年:20% 比 23%($P=0.46$)	5 年:21% 比 24%($P=0.61$)

CT,化疗;DFS,无瘤生存率;ECE,淋巴结外浸润;HPX,下咽;LX,喉;OPX,口咽;OC,口腔;OS,总体生存率;RT,放射治疗。

无明显差异。一项后续 2 期研究 RTOG 0234 针对高危的术后患者,对比研究了术后放疗+同步每周紫杉醇/西妥昔单抗治疗与标准的术后放疗+顺铂周化两种治疗方式,结果显示 LRC 无差异,但紫杉醇/西妥昔单抗组远处转移率从 26% 下降到 13%,从而生存率有所改善[14]。紫杉醇/西妥昔单抗组对比 RTOG 95-01 中同步放化组数据,生存率方面可能有优势,但至今未被前瞻性随机研究证实。

改变术后放疗的分割方式

对于术后高危而又无法接受同步放化疗的患者,接受手术和辅助放疗的总疗程时间对达到最佳的局部控制率和生存率至关重要。两项研究说明了加速分割术后放疗在减少总的治疗时间(定义为从手术到完成辅助放疗的时间)方面的价值。Ang 等人报道了多中心的随机研究结果[15],患者根据前述研究中的风险因素进行分级,无病理风险因素的被分到低危组,不接受术后放疗(PORT)。一个病理风险因素患者分到中危组,给予常规分割放疗,57.6Gy/6.5w。伴有淋巴结外浸润或者 2 个或以上病理风险因素患者分到高危组,给予高剂量常规分割放疗,63Gy/7w,或者后程加速分割 63Gy/5w。中位随访期为 59 个月,低危组和中危组都取得了极高的 5 年局部控制率,分别为 90% 和 94%,而高危组 5 年局部控制率为 68%,生存率为 42%。其中,接受术后加速分割照射的患者在局部控制率($P=0.11$)和生存率($P=0.08$)上无显著改善。加速治疗的意义在于,无论患者接受常规分割放疗或者加速分割放疗,都能够减少治疗时间至 11 周或更短。因此,如果使用常规分割方式,治疗应当在术后 4 周内开始,并控制总治疗时间在 11 周以内。Sunwinski 报道了另一研究,对比术后加速分割放疗每周治疗 7 天与常规分割放疗,结果显示对于口腔癌/口咽癌患者,接受加速分割放疗能够提高肿瘤的局部控制。如果高危患者不能在术后 4 周内开始治疗,可以考虑加速分割放疗[16]。

靶区范围和剂量

至于放疗的细节问题,靶区必须包括同侧颈部 ⅠA～Ⅴ区、茎突后淋巴结至颅底颈静脉孔水平,并预防性照射对侧 ⅠA～Ⅲ区淋巴结及部分茎突后淋巴结。彻底的颈部清扫应作为这些治疗的基础(表 6.2.2 和表 6.2.3)。对于舌尖部侵犯的肿瘤患者,由于舌尖部可以越过颈静脉前淋巴直接引流至Ⅳ区淋巴结,故应考虑预防性照射(ENI)Ⅳ区淋巴结[17,18]。在淋巴结阴性的口腔肿瘤中同侧Ⅴ区淋巴结转移并不多见,发生率低于 1%,并不需要选择性照射该淋巴结区域。但是,随着Ⅰ区到Ⅲ区或者Ⅳ区淋巴结的转移增多,对于Ⅴ区侵犯的风险加大,因此需要预防性照射该区域。考虑到没有咽后淋巴结(RP)外科手术治疗的文献,但我推荐照射靶区需要包括同侧咽后淋巴结,这只

表 6.2.2　临床检查淋巴结呈阴性,选择性颈淋巴结清扫术后病理学检查呈阳性的淋巴结分布部位及概率[19]

	Ⅰ	Ⅱ	Ⅲ	Ⅳ	Ⅴ
口咽 n=48	2	25	19	8	2
口腔 N=192	20	17	9	3	0.5

表 6.2.3 临床检查淋巴结呈阳性, 根治性颈淋巴结清扫术后病理学检查呈阳性的淋巴结分布部位及概率[17]

	Ⅰ	Ⅱ	Ⅲ	Ⅳ	Ⅴ
口咽 n=165	14	71	42	28	9
口腔 N=324	46	43	33	15	3

需要对茎突后间隙淋巴结区进行一个相对较小的外扩即可。鉴于有嗜神经侵犯的存在,我考虑让患者再行 MRI 检查来确定没有新的病灶出现。考虑到淋巴引流的因素,靶区应包括原发灶及口底、口底邻近骨性结构等可能侵犯的范围。鉴于手术瘢痕可能包含在射野内且该患者有淋巴结外浸润,我会考虑使用补偿膜照射同侧 Ⅰ/Ⅱ 区皮肤。

Peters 报道了一项提高术后放疗剂量的前瞻性随机研究。302 例术后患者依据局部复发率风险被分为低危、中危和高危组,局部复发率风险的判断标准是通过评价切缘状况、分期和病理因素得到的经验性的评分体系[20]。患者瘤床随机接受四个剂量水平的治疗 52.2Gy、57.6Gy、63Gy 和 68.4Gy,而非手术治疗区域的亚临床病灶给予 54Gy 的剂量。对 240 例患者进行随访,中位随访期为 45 个月,分析结果显示淋巴结外浸润是局部复发首要的风险因素(30% 比 19%,P=0.04)。对于 110 例有淋巴结外浸润的患者,63Gy 的剂量比≤57.6Gy 的剂量效果更好,局部复发率分别为 26% 和 48%,但 68.4Gy 的剂量对患者并无显著效果,局部控制率为 28%,而并发症有所增多。对于分到高危组的患者,比较接受 63Gy 剂量和 68.4Gy 剂量的患者颈部控制率,结果无显著改善(84% 比 77%)。尽管这些结果可能证据不是十分充足,但也可以得出结论:对于高危风险的术后瘤床应至少给予 63Gy 的剂量。该研究显示如果存在 2 个或多个风险因素,预示患者有高复发风险。基于此项研究推荐术后放疗至少应给予整个手术瘤床 57.6Gy 的剂量,对于高风险区域,尤其是有淋巴结外浸润的情况应推量至 63Gy。至于剂量分布,63Gy/35 次应覆盖高风险区域、同侧 Ⅰ 区和 Ⅱ 区淋巴结,60Gy 覆盖术后瘤床,54Gy 覆盖选择性照射区域。或者考虑 60Gy/30 次的 IMRT 计划,使用 CBCT 图像引导减少外放边界。

总之,术后放疗依旧是对高风险术后口腔

癌患者治疗的重要组成部分。淋巴结结外浸润是影响局部复发率的主要因素。本病例中患者有颈部复发，已行选择性颈淋巴清扫术和病理检查发现淋巴结外浸润的迹象，因此治疗方案需要考虑将该患者作为术后高复发风险患者。I 类证据表明需要使用术后同步放化疗，以减少局部复发并提高生存率。对于接受手术治疗的患者，尤其是那些考虑行术后放疗者，建议放疗科与外科医生在术前共同评估病情以减少治疗的延误。若患者无法耐受同步化疗则采用加速分割方式，标准的术后放疗仍然是常规分割方式，给予高风险区域 60~66Gy 的剂量。

学术评论

W. Ken Zhen

　　本病例说明了在治疗临床颈部阴性（N0）的早期舌鳞状细胞癌患者时存在诸多困难和争议。支持颈部观察方案的理由是在早期舌癌患者中，只有 20%~30% 的患者有淋巴结转移，而且预防治疗——无论是预防性颈淋巴结清扫术还是放疗，都将造成大多数患者的过度治疗，而没有明显的生存率提高。但支持预防性治疗方案的理由是预防性治疗能够降低亚临床病灶的复发率，从而使治疗更加有效。同时，预防性颈淋巴清扫术能够为更强的辅助治疗方案提供更好的患者选择，预后更佳。Lydiatt 等人对比了舌切除术加或者不加颈淋巴结清扫的 T1/T2N0 期舌鳞状细胞癌患者，结果表明行颈淋巴结清扫的患者有更好的 LRC（91% 比 50%）和生存率（55% 比 31%）[21]。Wendt 等人报道了 T1/T2N0 期舌鳞状细胞癌的患者若不行颈淋巴结照射，颈部复发率为 44%。而做颈部照射后，若剂量 <40Gy，颈部复发率可降低至 27%；剂量 ≥40Gy，颈部复发率降至 11%[22]。近年来，恶性度较高肿瘤的颈部复发问题越来越受到关注。Andersen 等人的研究表明在临床

N0 患者中如术后进行颈部观察，有高达 77% 的患者行挽救性手术时发现预后不良因素，其中 49% 为淋巴结外浸润[23]。在 Lydiatt 的研究中，患者术后进行颈部观察，淋巴结外浸润的发生率为 58%。另一项研究表明，T1/T2N0 舌鳞状细胞癌患者当颈部复发时再行挽救性颈淋巴结清扫，5 年生存率从 80.5% 降为 44.8%[24]。

　　有嗜神经侵犯被认为会造成舌鳞状细胞癌预后差、局控率低和生存率下降。Brown 等人的研究表明，在 N0 口腔鳞状细胞癌的患者中，嗜神经侵犯的发生率为 30%[5]。在有嗜神经侵犯的患者中，71% 最终发展为肿瘤区局部复发，而无嗜神经侵犯的患者有 36% 的颈部复发。口腔癌患者有嗜神经侵犯的 2 年生存率为 52%，无嗜神经侵犯的 2 年生存率为 82%。因此，嗜神经侵犯的存在与否应作为是否进行选择性颈淋巴结清扫或者放疗的重要依据。对于本病例，由于存在多重淋巴结中度复发风险因素，我偏向于在术后行预防性放射治疗。这些风险因素包括：一个侵犯深度为 4mm 的 T2 溃疡性肿瘤，伴有嗜神经侵犯（同时考虑低分化病理分级和淋巴血管侵犯作为中度风险因素）。但对于该患者而言，因她年纪尚轻，有意愿避免早期舌癌的综合治疗，也可进行选择性颈部清扫术。

　　至于需要照射的颈部淋巴结区域，照射范围包括双侧颈部非常重要，包括受累侧的术后放疗和对侧颈部的预防野照射。当出现如本例所示的一侧多个淋巴结区域受累时，对侧颈淋巴结转移风险将显著加大。Kurita 等人的研究结果显示，当一侧多个淋巴结受累时，对侧淋巴结转移概率为 50%，而一侧单个淋巴结受累时，对侧淋巴结转移概率仅为 26%。结果表明了对颈淋巴结阳性的患者行双侧颈部放疗的重要性[25]。

　　我同意 Hu 医生对于靶区范围和剂量的意见。但我不会推荐患者行 MRI 扫描检测是否存在嗜神经侵犯。我认为 MRI 对于检测微

小的无症状的嗜神经侵犯灵敏度不高。至于 IMRT 的剂量分布，我不会使用 63Gy/35 次剂量，因为当给予预防照射区域 54Gy 剂量时，可能导致分次剂量不足（1.54Gy/次）。我会使用 63~64Gy/30 次照射同侧颈部 I 区和 II 区，同侧其他受累区域给予 60Gy，对侧颈部给予 54Gy 的剂量。尽快开始术后放疗非常重要，最好在术后 4 周内进行，从而将放疗效果最大化。安排患者在术前行牙科检查也很重要，这样任何坏牙可以在术中进行拔除，不会影响到术后的放疗。当行放射治疗时，使用牙垫——最好是定制的牙垫来固定舌头，这样在治疗中不仅可以减少舌部的运动，而且能够将口腔上壁和上嘴唇远离高剂量区，减少硬腭和上颊黏膜/嘴唇黏膜炎的发生。

社区医生评论

Kimberly Creach

正如 Hu 医生和 Zhen 医生在上文中所讨论，目前对于临床 N0 的浅表舌癌患者，术后颈部采取何种的治疗方式存在争议[26,27]。对于该患者的初始治疗方案是否合适有所争议，无论如何，该患者已有局部复发，需要进一步的治疗。

该患者的术后病理表明切除的淋巴结有淋巴结外浸润，依据既往的辅助治疗临床研究，她将从同步放化疗中获益。EORTC 和 RTOG 均单独进行了临床研究，对顺铂+放疗对于头颈部切除肿瘤后仍有高风险因素的患者的治疗效果进行研究。尽管每项研究对高危因素的定义不同，但定义中都包括淋巴结外浸润。EORTC 研究发现同步放化疗不仅在局部控制率上有所提高，在总体生存率上也有改善[12]。RTOG 初始发表的研究结果也一致 [11]。RTOG 近日更新了 10 年随访数据，总体评价两组数据，同步放化疗组无显著性获益；但是，一项计划外的亚组分析显示，对于有淋巴结外浸润或

手术切缘阳性的患者，同步放化疗组在局部控制率和无瘤生存率上有所改善[37]。

就经典的外科研究来看，对颈部淋巴结阳性的患者来说，同侧颈部 I A~V 区存在受累风险，I B 区和 II 区风险最高，分别为 34% 和 89%[28]。另一方面，对侧的颈部淋巴结阳性的概率较低：所有区域的淋巴结阳性率均在 10% 以下。更多的近期研究也支持这项结果[29]。但是，如 Zhen 医生指出那样，对侧淋巴结受累风险或复发率随着同侧淋巴结侵犯的增多而增大[25,30,31]。因此，我推荐该患者照射双侧颈部。我认为照射范围应为同侧 I A~V 区和对侧 I A~IV 区，对侧不考虑照射二腹肌后缘与颈静脉后缘交界以上的 II 区淋巴结引流区。这样可以在不增加淋巴结阴性的对侧颈部淋巴结复发风险情况下降低对侧腮腺的剂量[32]。治疗范围也包括同侧咽后淋巴结，上界至颅底[32]。如果在 II、III、IV 区发现有淋巴结外的淋巴结浸润，后边界将放到受侵的淋巴结区域至颈阔肌，从而保证靶区覆盖胸锁乳突肌周围区域。即使是在淋巴结外浸润的情况下，我也不会对头颈部 IMRT 患者使用组织填充物。

至于原发灶，尽管舌部放疗急性毒性较大，我还是会将原发灶纳入治疗范围内。尽管我们没有数据分析局部复发后再发风险，但目前已知颈部淋巴结转移的患者在原发灶处有高复发风险[4,33,32]。淋巴结外浸润与局部复发率正相关，嗜神经侵犯与局部复发率相关[34]。而且平均复发时间大于 7 个月（本病例中患者尚未达到该时间点）[34]。

最后，如果该患者在颈部放疗后局部复发，她的再治疗方式受限。为了限制一些急性反应，我赞同使用定制的牙垫，这样考虑了嘴唇、口腔黏膜和硬腭与舌空间上的位移，将会降低这些器官的剂量，从而限制急性口腔黏膜炎。

我推荐使用的剂量为瘤床处和受侵犯的颈部 I B 和 II 区 66Gy，2Gy/次。其余治疗范围给予 54Gy，1.64Gy/次，采用同步照射技术。已

有研究表明这种照射方式能够取得很好的局部控制率[34-36]。

编者注

Wade Thorstad

基于该患者的病理风险因素和前瞻性随机研究的数据，我同意同步放化疗的治疗方案，我也认同由本文的作者们为本病例勾画的靶区。如果本病例患者颈部复发发生在术后24个月后而不是5个月，那我认为不应将原发灶作为靶区，因为大多数局部复发都发生在2年的时间内。

非常有趣的是，三位作者使用了稍有不同的剂量分割方式，我同意 Zhen 医生的方案，54Gy/35 次，但也会考虑其他指南的剂量分割方式。在 RTOG 0920 研究中，对术后高风险区域使用 60Gy/30 次剂量分割方式，分次剂量为200cGy/d，低风险区域为 56Gy/30 次，分次剂量为 180cGy/d。本病例中 66Gy/30 次的分割方式（220cGy/d）可以接受。由于舌癌治疗的毒副作用，我偏向于对口腔的高风险区域选择不超过 200cGy/次的分次剂量。实践中，我使用与社区医生评论部分作者 Creach 类似的剂量分割方案。

参考文献

1. Spiro RH, Huvos AG, Wong GY, et al. Predictive value of tumor thickness in squamous carcinoma confined to the tongue and floor of the mouth. *Am J Surg.* 1986 Oct;152(4):345–350.
2. Byers RM, El-Naggar AK, Lee YY, et al. Can we detect or predict the presence of occult nodal metastases in patients with squamous carcinoma of the oral tongue? *Head Neck.* 1998 Mar;20(2):138–144.
3. Shim SJ, Cha J, Koom WS, et al. Clinical outcomes for T1-2N0-1 oral tongue cancer patients underwent surgery with and without postoperative radiotherapy. *Radiat Oncol.* 2010 May 27;5:43.
4. Ganly I, Patel S, Shah J. Early stage squamous cell cancer of the oral tongue-clinicopathologic features affecting outcome. *Cancer.* 2011 Jun; 118(1):101–111.
5. Brown B, Barnes L, Mazariegos J, et al. Prognostic factors in mobile tongue and floor of mouth carcinoma. *Cancer.* 1989;64:1195–1202.
6. Rahima B, Shingaki S, Nagata M, Saito C. Prognostic significance of perineural invasion in oral and oropharyngeal carcinoma. *Oral Surg Oral Med Oral Pathol Oral Radiol Endod.* 2004 Apr;97(4): 423–431.
7. Popovtzer A, Shpitzer T, Bahar G, et al. Squamous cell carcinoma of the oral tongue in young patients. *Laryngoscope.* 2004 May;114:915.
8. Spiro RH, Guillamondegui O Jr, Paulino AF. Pattern of invasion and margin assessment in patients with oral tongue cancer. *Head Neck.* 1999 Aug;21(5):408–413.
9. Fakih AR, Rao RS, Borges AM, et al. Elective versus therapeutic neck dissection in early carcinoma of the oral tongue. *Am J Surg.* 1989; 158(4):309–313.
10. Vandenbrouck C, Sancho-Garnier H, Chassagne D, et al. Elective versus therapeutic radical neck dissection in epidermoid carcinoma of the oral cavity: Results of a randomized clinical trial. *Cancer.* 1980;46(2):386–390.
11. Cooper JS, Pajak TF, Forastiere AA, et al. Postoperative concurrent radiotherapy and chemotherapy for high-risk squamous-cell carcinoma of the head and neck. *N Engl J Med.* 2004;350(19):1937–1344.
12. Bernier J, Domenge C, Ozsahin M, et al. Postoperative irradiation with or without concomitant chemotherapy for locally advanced head and neck cancer. *N Engl J Med.* 2004;350(19):1945–1952.
13. Bernier J, Cooper JS, Pajak TF, et al. Defining risk levels in locally advanced head and neck cancers: A comparative analysis of concurrent postoperative radiation plus chemotherapy trials of the EORTC (#22931) and RTOG (#9501). *Head Neck.* 2005;27(10):843–850.
14. Kies M. et al. RTOG 0234: Phase II randomized trial of post-op chemoradiation plus C225 for high Risk SCC of head and neck. ASTRO 2009.
15. Ang KK, Trotti A, Brown BW, et al. Randomized trial addressing risk features and time factors of surgery plus radiotherapy in advanced head-and-neck cancer. *Int J Radiat Oncol Biol Phys.* 2001;51(3):571–578.
16. Suwinski R, Bankowska-Wozniak M, Majewski W, et al. Randomized clinical trial of 7-days-week postoperative radiotherapy for high-risk squamous cell carcinoma. *Radiat and Oncol.* 2008;87:155–163.

17. Shah JP. Patterns of cervical lymph node metastasis from squamous carcinomas of the upper aerodigestive tract. *Am J Surg.* 1990;160(4):405–409.

18. Byers RM, Weber RS, Andrews T, et al. Frequency and therapeutic implications of "skip metastases" in the neck from squamous carcinoma of the oral tongue. *Head Neck.* 1997;19(1):14–19.

19. Shah JP, Candela FC, Poddar AK. The patterns of cervical lymph node metastases from squamous cell carcinoma of the oral cavity. *Cancer.* 1990 Jul 1;66(1):109–113.

20. Peters LJ, Goepfert H, Ang KK, et al. Evaluation of the dose for postoperative radiation therapy of head and neck cancer: First report of a prospective randomized trial. *Int J Radiat Oncol Biol Phys.* 1993;26(1):3–11.

21. Lydiatt DD, Robbins KT, Byers RM, et al. Treatment of stage I and II oral tongue cancer. *Head Neck.* 1993;15:308–312.

22. Wendt CD, Peters LJ, Delclos L, et al. Primary radiotherapy in the treatment of stage I and II oral tongue cancers: importance of the proportion of therapy delivered with interstitial therapy. *Int J Radiat Oncol Biol Phys.* 1990;18: 1287–1292.

23. Andersen PE, Cambronero E, Shaha AR, et al. The extent of neck disease after regional failure during observation of the N0 neck. *Am J Surg.* 1996;172:689–691.

24. Haddadin KJ, Soutar DS, Oliver RJ, et al. Improved survival for patients with clinically T1/ T2, N0 tongue tumors undergoing a prophylactic neck dissection. *Head Neck.* 1999;21(6):517–525.

25. Kurita H, Koike T, Narikawa JN, et al. Clinical predictors for contralateral neck lymph node metastasis from unilateral squamous cell carcinoma in the oral cavity. *Oral Oncol.* 2004;40: 898–903.

26. Yuen AP, Ho CM, Chow TL et al. Prospective randomized study of selective neck dissection versus observation for N0 neck of early tongue carcinoma. *Head Neck.* 2009;31(6):765–772.

27. Lim YC, Lee JS, Koo BS et al. Treatment of contralateral N0 neck in early squamous cell carcinoma of the oral tongue: Elective neck dissection versus observation. *Laryngoscope.* 2006;116(3):461–465.

28. Linberg R. Distribution of cervical lymph node metastases from squamous cell carcinoma of the upper respiratory and digestive tracts. *Cancer.* 1972;29(6):1446–1449.

29. Mukherji SK, Armao D, Joshi VM. Cervical nodal metastases in squamous cell carcinoma of the head and neck: What to expect. *Head Neck.* 2001;23(11):995–1005.

30. Gonzalez-Garcia R, Naval-Gias L, Rodriguez-Campo FJ, et al. Contralateral lymph neck node metastasis of squamous cell carcinoma of the oral cavity: A retrospective analytic study in 315 patients. *J Oral Maxillofac Surg.* 2008;66(7): 1390–1398.

31. Capote-Moreno A, Naval L, Munoz-Guerra MF. Prognostic factors influencing contralateral neck lymph node metastases in oral and oropharyngeal carcinoma. *J Oral Maxillofac Surg.* 2010;68(2):268–275.

32. Eisbruch A, Marsh LH, Dawson LA, et al. Recurrences near the base of skull after IMRT of head-and-neck cancer: Implication for target delineation in high neck and for parotid gland sparing. *Int J Radiat Oncol Biol Phys.* 2004;59(1): 28–42.

33. Goldstein DP, Bachar GY, Lea J, et al. Outcomes of squamous cell cancer of the oral tongue managed at the princess margaret hospital. *Head Neck.* 2012 (epub ahead of print).

34. Yao M, Dornfeld KJ, Buatti JM, et al. Intensity-modulated radiation treatment for head-and-neck squamous cell carcinoma – the University of Iowa experience. *Int J Radiat Oncol Biol Phys.* 2005;63(2):410–421.

35. Yao M, Chang K, Funk GY, et al. The failure patterns of oral cavity squamous cell carcinoma after intensity-modulated radiotherapy-the university of Iowa experience. *Int J Radiat Oncol Biol Phys.* 2007;67(5):1332–1341.

36. Chao KS, Ozyigit G, Tran BN, et al. Patterns of failure in patients receiving definitive and postoperative IMRT for head-and-neck cancer. *Int J Radiat Oncol Biol Phys.* 2003;55(2):312–321.

37. Cooper JS, Zhagn Q, Pajak TF, et al. Long-term follow-up of the RTOG 9501/Intergroup Phase III trial: Postoperative concurrent radiation therapy and chemotherapy in high-risk squamous cell carcinoma of the head and neck. *Int J Radiat Oncol Biol Phys.* 2012;84(5):1198–2205.

原发灶不明的颈部转移癌治疗

临床问题

咽部黏膜的鳞状细胞癌有时表现为无临床症状的颈部转移性癌,在出现初始症状的时候,许多患者都被诊断为原发灶不明的颈部转移癌。

临床病例

患者为一名 52 岁的男性,有着 15 年的吸烟史,但已在 7 年前戒烟,日前发现有右颈部的无痛性淋巴结肿大。他于儿童时期行双侧扁桃体切除术,无其他手术史。对他的检查项目包括临床检查、鼻咽镜检查、CT 增强扫描和全身的 PET/CT 扫描,结果显示右侧 II 区有一个 4.5cm 的淋巴结,但原发灶不明 (图 6.3.1)。行三次内视镜检查均未发现黏膜异常。鼻咽部、双侧舌根和咽喉部的定向活检均为阴性结果。

淋巴结的活检病理证实为鳞状细胞癌,提示须行改良根治性颈部清扫术。最终的病理结果提示 36 个淋巴结中的 2 个阳性,为低分化鳞状细胞癌,并出现了淋巴结外浸润(ECE)。免疫组化(IHC)染色 p16 基因呈阳性,与人乳头状瘤病毒引发的癌症相符(图 6.3.2)。

治疗决策

- 临床靶区 CTV 包括哪些?除颈部外是否包括咽部黏膜?
- 哪些部位的黏膜需要治疗?

- 手术瘤床的照射剂量是多少?
- 亚临床病灶的照射剂量是多少?
- 如果要治疗黏膜区,那么本例中能否根据 HPV 病毒的状态和扁桃体已经切除的病史而不治疗舌根?

主要观点

Adam S. Garden,Steven J. Frank

本病例属于 HPV 阳性的口咽癌和颈部原发灶不明转移癌的相对典型病例。患者为 50 多岁男性,出现了无症状性的淋巴结肿大。该

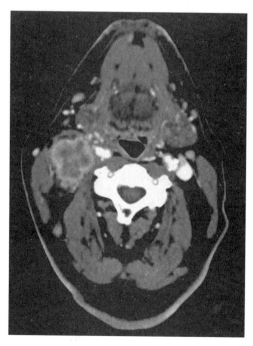

图 6.3.1 增强 CT 扫描显示右侧 II 区有一个 4cm 的淋巴结,原发灶不明。

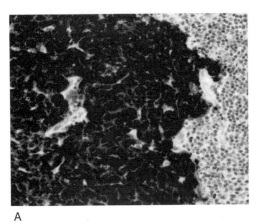 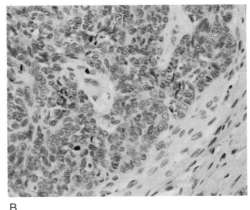

图 6.3.2 (A)通过免疫组化分析 p16 阳性肿瘤显示核和细胞质异常(×400)。(B)p16 阴性肿瘤的免疫组化分析(×400)。

患者虽有吸烟史,但现已戒烟。

对于原发灶不明的颈部转移癌的诊断标准众多,但是这些患者应该接受完整的检查,包括头部与颈部的影像诊断。一般情况下如果原发灶难以确定,那么可以采用麻醉状态下的咽部多区域定向活检和扁桃体切除术来寻找原发灶。在本病例中,患者应根据 NCCN(美国国立综合癌症网络)共识指南[1]进行完整的分期评价。如果患者留有扁桃体,那么作为诊断检查的一部分建议将其切除。

通常情况下,原发灶位于扁桃体或者舌根处,而这些部位的淋巴组织使该处疾病难以被发现。根据观察的结果,HPV 阳性的口咽癌患者的首发症状为淋巴结肿大,并且大部分患者的原发灶都较小 (Tis)。因此,对于原发灶不明的 HPV 阳性的颈部转移癌患者,其原发灶可能还是在咽部。

NCCN 指南认为还没有 I 类证据表明对于这些患者存在特效的疗法[1]。指南推荐了许多可选的治疗方案,包括颈淋巴结清除术±放射治疗(±同步化疗)、同步放化疗、单纯放疗或者是诱导化疗+放射治疗(±同步化疗)。如果在非手术治疗后仍有残留病灶,则要进行颈部淋巴结清扫。这 4 种选择方案包括了已成为共识的颈部清扫和仍然存在分歧的单纯放疗或者

诱导化疗。

在化学治疗作为头颈部肿瘤的常规治疗方法之前,对于原发灶不明的肿瘤患者,主要争议在于颈部淋巴结清扫和先行放射治疗哪种是更好的选择。文献报道不尽相同,有些赞成外科手术方法,有些赞成放射治疗方法,还有一些不支持任何一种选择,正如之前提到的,特别是我们的机构[2]。放射治疗的结果或许有偏差,因为接受放射治疗的患者通常包括了那些已不能进行手术治疗的患者。在得克萨斯大学 MD 安德森癌症中心(UTMDACC)和其他的一些机构,出于保护器官功能的原因,治疗选择从之前的手术治疗变为更多地使用放射治疗,这种情况在喉癌和口咽癌患者中更为普遍。在 HPV 及其与预后的关系被阐明之前,甚至曾出现过这种普遍的理念:T0N+癌症患者的自然病程与口咽癌类似,因此这些患者接受放射治疗治疗效果较好,若颈部有残留病灶行颈部淋巴结清扫术。

目前化疗常用于治疗晚期头颈部癌症[3]。许多随机研究中,入组患者包括 T3~T4 期患者,而常常将 T1 期患者排除在外,所以对于那些患有原发灶不明(T0)疾病的患者,特别是那些没有大淋巴结的患者,是否必须化疗现仍存在争议。我们对于原发灶不明的肿瘤

患者较少使用化疗,即使如此,局部控制率也大于 90%[4]。

在本病例中,患者已行颈部淋巴结清扫术。是否需要放疗应依据患者术后的情况判断,且在肿瘤原发灶不明的情况下,是否放疗应依据颈部的手术和病理结果来决定。放疗的适应证包括多个淋巴结侵犯,淋巴结直径超过 3cm 和淋巴结外浸润,因此应推荐该患者做放疗。

两篇有影响力的文献都强烈支持对于已有淋巴结外浸润的头颈部恶性肿瘤术后患者,进行术后的同步放化疗(2 个周期的高剂量顺铂)[5,6,27]。尽管研究表明已经有 I 类证据支持增加同步化疗,但两项研究都不包括原发灶不明的患者。当我们回顾研究颈部淋巴结清扫术和放射治疗的原发灶不明肿瘤患者(大部分在 20 世纪 70 年代到 80 年代)时,发现淋巴结外浸润是复发的高危因素[7]。虽然我们相信 HPV 阳性患者对放疗更加敏感,并且 HPV 阳性患者化疗并不像随机研究报道的那样有更多的获益,还是应根据患者的影像资料、有无淋巴结外浸润等情况来个体化决定是否使用同步化疗。

一旦确定需要接受放射治疗,那么下一个问题将是“治疗范围应包括哪些区域?”治疗靶区应仅限于有病灶的单侧颈部还是包括双侧颈部以及推定的黏膜原发灶在内?NCCN 指南[1]认为两者中任一种都可以,尽管专家组存在不同意见,但仍推荐照射单侧区域。就此问题报道不一,大部分的文献推荐常规行 PET 检查和扁桃体切除术,以此进行肿瘤分期。随着诊断技术的不断提高,黏膜部位未接受治疗的情况下,最终原发灶发展为肿瘤的患者略低于此前文献。2000 年,Nieder 及其同事总结了原发灶不明的颈部转移性肿瘤的治疗方式,并将只进行单侧颈部治疗的报道和包括黏膜和双侧颈部的扩大野治疗的报道进行了比较[8]。部分报道指出那些接受单侧颈部治疗的患者

有更高的复发率和更低的生存率,与此同时另一些报道指出单侧的颈部治疗效果与扩大野治疗效果相当。关于疾病的控制,尚没有文献支持扩大野治疗劣于单侧颈部治疗的说法。因此,问题就转变为“考虑到更多的急性和远期毒性的发生率,扩大野治疗是否还有价值?”

Nieder 及其同事曾提议进行一项随机研究,将单侧颈部治疗同扩大野治疗进行比较,但是这项研究并未组织成功[8]。导致其失败的其中一项原因是调强放射治疗(IMRT)的出现,因为这项技术理论上可以使扩大野治疗治疗所出现的放射毒性损伤降低。本机构与其他一些协作组织已采用 IMRT 技术,虽然也出现了一定的急性放射毒性损伤和迟发性的口腔干燥,但其中一部分研究已取得较好结果[4]。

尽管许多组织提倡全面的扩大野治疗,但关于哪些黏膜组织需要接受照射仍存在争议。在 20 世纪 80 年代晚期,提倡沿整个咽部轴线进行照射[9]。近来,有些研究机构建议取消对喉及下咽部的照射,因为这些部位是原发肿瘤低发区域,并且对这些部位进行照射还会增加副反应[10]。在 UTMDACC 认为是否对咽喉部进行照射时应视具体情况而定。例如,对于无吸烟史和淋巴结转移病灶位于颈部 2 区的患者,不考虑照射下咽和喉部。现在,对 HPV 阳性和 p16 阳性的患者也不考虑照射。在本病例中,在考虑治疗靶区时,虽然患者有吸烟史,但已戒烟,且 HPV 呈阳性,因此不对喉及下咽部进行照射。

在 HPV 阳性的情况下是否应当对鼻咽部进行照射?我们仍然对鼻咽部进行照射,原因有两点。第一,照射咽后淋巴结时,大部分鼻咽部组织也会受到照射;第二,近来已有研究发现,部分鼻咽癌患者 HPV 检测为阳性[11],这说明尽管大部分肿瘤发生在扁桃体和舌根处,但是整个韦氏环都有发生 HPV 相关肿瘤的风险。当我们在治疗原发灶不明的肿瘤过程中勾画鼻咽区域时,我们只勾画鼻咽部组织,靶区

相对于 T1 期鼻咽癌患者要小,T1 期鼻咽癌患者靶区要包括部分的翼状肌、鼻窦和斜坡。

理论上来说,软腭患 HPV 相关肿瘤的风险很低,所以我们将来可以在邻近硬腭的上中和前中部位缩小治疗体积,但该方案还未被作为常规方案。甚至对于在儿童期已经进行过扁桃体切除术的患者,我们依然会对扁桃体窝进行治疗。扁桃体术后通常会存在残余组织,有时这些组织会覆盖到舌根上,特别是在闭口状态下,咽后壁通常会被纳入到靶区当中。

当使用 IMRT 时,常规分次为 30 次。因为大多数研究支持超过 60Gy 的剂量,所以术前瘤床剂量为 60Gy,但有包膜外侵犯时,会在局部小范围追加剂量至 63~66Gy,其余的手术区域给予 57Gy 的剂量,未出现病灶的对侧颈部(不包括 I 区淋巴结)和推定的黏膜病灶需要接受 54Gy 的剂量。在此剂量方案下单独使用放射治疗,照射野内的黏膜区域发生肿瘤的概率和颈部复发率都很低。但是,如果出现了 ECE 就必须将同步化疗纳入考虑。提高剂量并不能提高疗效,特别是最新的数据提示 HPV 相关肿瘤对放疗相当敏感。

总而言之,对于原发灶不明的颈部转移性癌,需要使用多学科相关的方法来达到最佳治愈率及治疗后生活质量。最常用的治疗方式是放射治疗,但是,适时采用化疗和颈部手术治疗可作为治疗方案的补充。我们采取包括双侧颈部和整个咽部的扩大野放射治疗(除非根据情况应做出改变)来治疗患者,不对 HPV 阳性患者的喉部和下咽部进行照射。

对于该 T0pN2b 期 p16 阳性鳞状细胞癌患者,推荐行术后放疗。尽管存在争议,但我们倾向于对双颈部、鼻咽部和口咽部进行照射。瘤床剂量 60Gy,手术区域 56~57Gy,其余未出现病灶及未清扫的颈部区域给予 54Gy 剂量。目前来看,尽管已有回顾性研究数据显示,对于 p16 阳性和淋巴结外浸润患者来说同步化疗的治疗增益并不明显,但鉴于该患者有颈部淋巴结外浸润,仍然建议增加同步顺铂化疗。

学术评论

Christopher L. Hallemeier, Yolanda I. Garces

经过全面检查,活检病理证实为原发灶不明的颈部转移性鳞状细胞癌患者有两种不同的治疗方式。一种是手术进行颈部肿瘤切除,可选术后放疗(±化疗);另一种是放射治疗±化疗,若初始恶性肿瘤体积较大(N2c 或 N3 期)或者放疗后淋巴结肿瘤有残留,才进行颈部淋巴结清扫。由于没有 I 类证据指导选择哪种初始治疗方式,2012 版 NCCN 认为两种方式均可行。

在本机构中,如本病例所示,若患者能够耐受手术,则行手术治疗。采用这种方式,肿瘤被全部切除,可以进行精准的病理分期,从而根据不同的风险制订合适的后续治疗方案。对于较为早期的无 ECE 的患者(例如单个淋巴结直径小于 3cm),本机构和其他机构研究数据显示,在不进行后续治疗的情况下,淋巴结局部复发率很低,密切观察随访即可[7,12]。这部分患者可以不用接受放疗,也不会有放疗的并发症。而对于更晚期或者有淋巴结外浸润的患者来说,局部复发率和远处转移率都更高,因此有必要对这些患者进行放疗±化疗[7,12]。

对于原发灶不明的头颈部转移性鳞状细胞癌患者,我们使用 IMRT 技术使复发风险不同的 CTV 接受不同的剂量。此外,回顾性研究表明,相对于传统放疗技术,IMRT 能减少周围正常组织受量,副反应更轻[4,13]。放疗应在术后 4~6 周开展,30 次,6 周。高危 CTV 63Gy(2.1Gy/次),中危 CTV 60Gy(2.0Gy/次),低危 CTV 54Gy(1.8Gy/次)。高危 CTV 应根据术前影像检查进行勾画,包括原发颈部淋巴结以及淋巴结外浸润区域并外放 1cm。此剂量是基于 MD 安德森的一项前瞻性研究,该研究对象为接受术后放疗的头颈部鳞状细胞癌患者,研究结果显示 63Gy 或者更高的剂量能够提高有淋巴结外浸润患者的肿瘤控制率 [14]。中危 CTV 包括同侧颈部淋巴结清扫区。低危 CTV 包括对侧颈部 II ~ V 区淋巴结、双侧咽后淋巴结、双侧翼突内侧板和计划照射的咽部黏膜区(详见后述)。在对侧颈部,CTV 的上界到二腹肌后缘与颈动脉交界处,从而尽可能减少对侧腮腺的受照剂量[15]。

我们同意黏膜部分 CTV 应包括口咽(包括扁桃体床)和鼻咽部。若 p16 免疫组化呈阳性,则黏膜部分 CTV 不应包括喉和下咽部。佛罗里达大学的研究数据也表明,CTV 不包括喉和下咽部并不会造成肿瘤控制率下降[16]。鉴于该患者没有 I B 区淋巴结侵犯,CTV 不应包括口腔黏膜,因为此处病灶的发生率极低,若有复发易于监测,且存在照射相关的急性毒性反应。

正如 Garden 和 Frank 所述,对于高危头颈部鳞状细胞癌患者,有 I 类证据显示相对于单纯的术后放疗,术后高剂量顺铂(每 3 周 100mg/m²)同步放化疗能够显著降低局部复发风险,提高无瘤生存率[5,10],对于有淋巴结外浸润和手术切缘阳性的患者,治疗获益尤其明显。尽管这些研究未包括原发灶不明的患者,没有理由相信这些结果不适用于本病例中的情况。在一项单中心的回顾性分析研究中,对于原发灶不明的头颈部鳞状细胞癌患者,若有淋巴结外浸润,行手术+术后放疗(无化疗)的颈部复发率为 16%~38% [7,17]。因此,对于该患者,年纪尚轻,身体其他机能良好,存在高危因素,我们强烈推荐放疗同步高剂量的顺铂化疗,从而最大限度地提高局部控制率和无瘤生存率。

社区医生评论
Najeeb Mohideen

来源于头颈部的原发灶不明的颈部转移

性鳞状细胞癌(HUSCCUP)患者并不常见,对于诊断和治疗都是一个挑战。通过彻底的影像学诊断和内窥镜活检可能发现大约 40% 患者的原发灶,其中大部分在口咽部(43%在扁桃体,39%在舌根)[18]。颈部淋巴结转移性癌患者的 HPV 呈阳性表明原发灶很可能在口咽部。约翰·霍普金斯大学医院的研究表明,所有术后颈部淋巴结样本行原位杂交(ISH)发现 HPV-16 阳性的患者,其原发灶均在口咽部,且从其他部位转移的淋巴结均无 HPV 阳性[19]。鉴于 HPV 与病毒转录相关蛋白的结合能引起 p16 的过表达,因此 p16 通常作为 HPV 的标记物。一项研究将 p16 IHC 与 HPV-16 ISH 进行对比,二者结果仅有 7%不一致,且这种差异大部分为 HPV-16 ISH 阴性而 p16 IHC 阳性。在 1/3 有差异的病例中,由于非 HPV-16 亚型的存在,p16 存在高表达,被 HPV ISH 证实为另一种癌基因[20]。其余有差异的样本可能说明 p16 作为标记物的不完全性。在本病例中应注意这点,该患者可能有其他致癌因素,例如 15 包/年的吸烟史。

治疗靶区如何定义?

这是一个极具争议的部分。经典的放疗靶区应包括所有可能的黏膜病变区域和双侧的淋巴结。而实际上,照射该靶区可导致明显的远期副反应,例如,口腔干燥和吞咽困难,这促使学者们研究对于某些患者减少该区域的照射。佛罗里达大学和威茨康星大学的学者最近报道了他们的联合研究结果,该研究成功地将喉部和下咽部排除在照射的黏膜区范围之外(除非 III 区淋巴结有转移),放疗后 5 年的黏膜控制率为 92%[10]。尽管中位颈部复发率(从多个回顾性研究中计算得到)在单侧颈部照射和双侧颈部照射中分别为 51.5% 和 19%,双侧颈部照射的复发率更低,但这可能是由于在多个研究中存在患者选择的差异和预后判断方法的差异[8]。EORTC 24001-22005 研究中,

HNSCCUP 患者随机被分到单侧颈部照射、双侧颈部照射和全黏膜照射组。该研究结果将可能有助于回答上述问题,但是该研究因收效甚微被关闭。由于 IMRT 的出现,且原发灶在喉部概率较低,因此可减少双侧颈部和全黏膜的照射,降低扩大野照射带来的放疗副反应,为本病例中患者提供了较好的解决方案。

该 HNSCCUP 患者有一个 4.5cm 的 Ⅱ 区淋巴结转移灶,治疗方案可依照上述作者提供的方法及 NCCN 指南。本机构常用的治疗方案为手术+术后同步放化疗。考虑采用化疗的主要原因是 ECE 的存在。EORTC 和 RTOG 的术后放化疗研究中不包括原发灶不明的患者,也未考虑 HPV 是否阳性。但是,亚组分析显示同步放化疗最大的受益人群为手术切缘阳性和淋巴结外浸润的患者。

给予手术瘤床和亚临床病灶的处方剂量应为多少?

对于本例患者,放疗靶区应勾画如下:高危 CTV 为瘤床加外放 1cm 区域,中危 CTV 为同侧 Ⅰ、Ⅱ、Ⅲ 区淋巴结、同侧扁桃体窝和舌根,低危 CTV 为同侧Ⅳ、Ⅴ区淋巴结、对侧淋巴结和口咽残留黏膜表面(包括对侧扁桃体窝和舌根)以及鼻咽部。除接近淋巴结的区域外,不应包括喉部、下咽部以及口腔。处方剂量为:高危 CTV 63Gy/30 次,中危 CTV 57Gy/30 次,低危 CTV 54Gy/30 次,采用 IMRT 同步顺铂化疗。

部分患者经活检病理证实后,行同步放化疗仍有颈部残余病灶,需行颈部清扫术。对于这些患者,高危 CTV 为 GTV(在临床和影像学检查中可触及且肉眼可见)外放 1.5cm,中低危 CTV 与术后放疗相同。处方剂量为:低危 CTV 57.75Gy/35 次,中危 CTV 63Gy/35 次,高危 CTV 70Gy/35 次,采用 IMRT 同步顺铂化疗。若同步放化疗后临床和影像学检查未见残留病灶,可不行颈部手术。已有大量研究支持这一治疗方案[22]。

如果照射区域包括黏膜区,根据 HPV 状态和扁桃体摘除术,本病例中仅照射舌根部是否可行?

由于 HPV 的易感部位是韦氏环下部覆盖在上皮组织表面的淋巴组织,HPV 相关的鼻咽癌可能是由腭扁桃体和肿大的扁桃体中的 HPV 导致。已有许多文献报道了 HPV 阳性的口咽以外的头颈部肿瘤[22-25]。这些口咽以外的原发灶,可以通过临床检查、影像学检查和内镜下活检确定。鼻咽部咽隐窝也是潜在的原发灶,不易被发现,需要通过影像学和内窥镜引导的活检(而不是盲目取组织活检)来仔细检查。如上文所述,最近文献表明,在颈部结节中 HPV-16 是有效的生物标记物,用以区别原发灶是否在口咽部[19]。鉴于治疗效果持续提高,我们需要考虑患者的生活质量,降低长期副反应。这需要重新评估低危的黏膜及淋巴结靶区及照射剂量,减少对侧腮腺和咬肌的剂量,从而减少口腔干燥和吞咽困难的发生。可能的治疗方案包括减少鼻咽区照射范围,对合适的患者避免喉部和口腔的照射,避免对侧上颈部淋巴结照射,控制低危黏膜剂量在 60Gy 以下,明确判断化疗方式而不是常规使用,根据临床、病理学、生物学和技术因素综合考虑,为患者提供个体化的治疗方案。同时在治疗过程中,及时优化治疗计划设计与实施,从而提高患者的疗效。

编者注

Wade Thorstad

对类似本病例中原发灶不明的颈部转移癌患者的治疗方案存在争议,且随着 HPV 相关疾病的流行病学研究进展,治疗方案也在改进。在本病例中,患者已行手术,病理检查发现颈部有淋巴结外浸润,基于已有的随机研究数据,我同意作者给出的放疗或者同步放化疗的治疗方案。关于 HPV 相关性疾病的靶区范围,所有作者都推荐照射双侧颈部和口咽部到鼻咽部的黏膜,而不照射喉部与下咽部。

不同的是,在华盛顿大学圣路易斯分校,我们常对此类患者行颈部手术+同侧颈部放疗(±同步化疗)。近期小样本的研究结果显示同侧颈部照射与扩大野照射在疗效上并无差异[26]。如前所述,2012 版 NCCN 指南推荐了两种方式(单侧颈部照射和扩大野照射)均可接受,尽管目前许多机构的研究结果不尽相同[1]。但如前所示,对单侧照射与扩大野照射对比的随机研究并未完成[8]。

(秦颂兵 何侠 译)

参考文献

1. Head and Neck Cancers (Version 2.2012, NCCN Clinical Practice Guidelines in Oncology, NCCN.org, 2012 (Accessed at http://www.nccn.org)

2. Wang RC, Goepfert H, Barber AE, et al. Unknown primary squamous cell carcinoma metastatic to the neck. *Arch Otolaryngol Head Neck Surg.* 1990;116:1388–1393.

3. Pignon JP, le Maitre A, Maillard E, et al. Meta-analysis of chemotherapy in head and neck cancer (MACH-NC): An update on 93 randomised trials and 17,346 patients. *Radiother Oncol.* 2009;92:4–14.

4. Frank SJ, Rosenthal DI, Petsuksiri J, et al. Intensity-modulated radiotherapy for cervical node squamous cell carcinoma metastases from unknown head-and-neck primary site: M. D. Anderson Cancer Center outcomes and patterns of failure. *Int J Radiat Oncol Biol Phys.* 2010;78:1005–1010.

5. Bernier J, Domenge C, Ozsahin M, et al. Postoperative irradiation with or without concomitant chemotherapy for locally advanced head and neck cancer. *N Engl J Med.* 2004;350:1945–1952.

6. Cooper JS, Pajak TF, Forastiere AA, et al. Post-operative concurrent radiotherapy and chemotherapy for high-risk squamous-cell carcinoma of the head and neck. *N Engl J Med.* 2004;350:1937–1944.

7. Colletier PJ, Garden AS, Morrison WH, et al. Postoperative radiation for squamous cell carcinoma metastatic to cervical lymph nodes from an unknown primary site: Outcomes and patterns of failure. *Head Neck.* 1998;20:674–681.

8. Nieder C, Gregoire V, Ang KK. Cervical lymph node metastases from occult squamous cell carcinoma: Cut down a tree to get an apple? *Int J Radiat Oncol Biol Phys.* 2001;50:727–733.

9. Carlson LS, Fletcher GH, Oswald MJ. Guidelines for radiotherapeutic techniques for cervical metastases from an unknown primary. *Int J Radiat Oncol Biol Phys.* 1986;12:2101–2110.

10. Wallace A, Richards GM, Harari PM, et al. Head and neck squamous cell carcinoma from an unknown primary site. *Am J Otolaryngol.* 2011;32(4):286–290.

11. Lo EJ, Bell D, Woo JS, et al. Human papillomavirus and WHO type I nasopharyngeal carcinoma. *Laryngoscope.* 2010;120:1990–1997.

12. Coster JR, Foote RL, Olsen KD, et al. Cervical nodal metastasis of squamous cell carcinoma of unknown origin: Indications for withholding radiation therapy. *Int J Radiat Oncol Biol Phys.* 1992;23:743–749.

13. Chen AM, Li BQ, Farwell DG, et al. Improved dosimetric and clinical outcomes with intensity-modulated radiotherapy for head-and-neck cancer of unknown primary origin. *Int J Radiat Oncol Biol Phys.* 2011;79:756–762.

14. Peters LJ, Goepfert H, Ang KK, et al. Evaluation of the dose for postoperative radiation therapy of head and neck cancer: First report of a prospective randomized trial. *Int J Radiat Oncol Biol Phys.* 1993;26:3–11.

15. Eisbruch A, Marsh LH, Dawson LA, et al. Recurrences near base of skull after IMRT for head-and-neck cancer: Implications for target delineation in high neck and for parotid gland sparing. *Int J Radiat Oncol Biol Phys.* 2004;59:28–42.

16. Barker CA, Morris CG, Mendenhall WM. Larynx-sparing radiotherapy for squamous cell carcinoma from an unknown head and neck primary site. *Am J Clin Oncol.* 2005;28:445–448.

17. Iganej S, Kagan R, Anderson P, et al. Metastatic squamous cell carcinoma of the neck from an unknown primary: Management options and patterns of relapse. *Head Neck.* 2002;24:236–246.

18. Mendenhall WM, Mancuso AA, Amdur RJ, et al. Squamous cell carcinoma metastatic to the neck from an unknown head and neck primary site. *Am J Otolaryngol.* 2001;22(4):261–267.

19. Begum S, Gillison ML, Ansari-Lari MA, et al. Detection of human papillomavirus in cervical lymph nodes: A highly effective strategy for

localizing site of tumor origin. *Clin Cancer Res.* 2003;9:6469–6475.

20. Singhi A, Westra WH. Comparison of human papillomavirus in situ hybridization and p16 immunohistochemistry in the detection of human papillomavirus associated head and neck cancer based on a prospective clinical experience. *Cancer.* 2010 May 1;116(19):2166–2173.

21. Bernier J, Cooper JS, Pajak TF, et al. Defining risk levels in locally advanced head and neck cancers: A comparative analysis of concurrent postoperative radiation plus chemotherapy trials of the EORTC (#22931) and RTOG (#9501). *Head Neck.* 2005 Oct;27(10):843–850.

22. Ferlito A, Corry J, Silver CE, et al. Planned neck dissection for patients with complete response to chemoradiotherapy: A concept approaching obsolescence. *Head Neck.* 2010 Feb;32(2):253–261.

23. Maxwell JH, Kumar B, Feng FY, et al. HPV-positive/p16-positive/EBV-negative nasopharyngeal carcinoma in white North Americans. *Head Neck.* 2010;32(5):562–567.

24. Punwaney R, Brandwein MS, Zhang DY, et al. Human papillomavirus may be common within nasopharyngeal carcinoma of Caucasian Americans: investigation of Epstein-Barr virus and human papillomavirus in eastern and western nasopharyngeal carcinoma using ligation-dependent polymerase chain reaction. *Head Neck.* 1999;21(1):21–9.

25. Bozdayi G, Kemaloglu Y, Ekinci O, et al. Role of human papillomavirus in the clinical and histopathologic features of laryngeal and hypopharyngeal cancers. *J Otolaryngol Head Neck Surg.* 2009;38:119–125

26. Perkins SM, Spencer CR, Chernock RD, et al. Radiotherapeutic management of cervical lymph node metastases from an unknown primary site. *Arch Otolaryngol Head Neck Surg.* 2012;138: 656–661.

27. Cooper JS, Zhagn Q, Pajak TF, et al. Long-term follow-up of the RTOG 9501/Intergroup Phase III trial: Postoperative concurrent radiation therapy and chemotherapy in high-risk squamous cell carcinoma of the head and neck. *Int J Radiat Oncol Biol Phys.* 2012:84(5);1198–1205.

第7章

胸部肿瘤

Gregory Videtic

高危局限期小细胞肺癌

临床问题

对于局限期小细胞肺癌(L-SCLC)患者,其临床或肿瘤的特征应该是不适合 3 期试验(如身体状况受损、肺功能损害、大肿瘤影响到放射治疗的"安全"实施),放射治疗的最佳时间、剂量、分次以及与化疗联合应用的顺序仍存在争议。

临床病例

患者为 62 岁女性,有吸烟史,因左肩胛下疼痛放射至左臂中部尺神经分布区而入住急诊科,心脏疾病被排除,但胸部 X 线片检查显示:左肺上叶肺尖部有一个 8cm×4cm 毛刺状肿块并延伸至纵隔。随后进行了胸部 CT 检查,显示在前纵隔部位一个 7.8cm×6cm 浸润性软组织块,延伸至中纵隔和左肺门,包裹住纵隔结构,形成阻塞性肺炎。体格检查的显著特征是身体质量指数(BMI)41.5。胸部检查无特征性体征。血生化和全血细胞计数(CBC)正常。血清乳酸脱氢酶(LDH)是 234,轻微升高(正常值≤220)。

支气管镜检查示:肿块位于左支气管树,经支气管对左上叶肿块针吸活检符合小细胞未分化癌。未行肺功能检查。患者接受了分期检查:脑部 MRI 扫描未见转移病灶。PET/CT 显示一个强高代谢的纵隔大肿块,延伸至左肺上叶和左肺门,包裹住左上叶支气管,左上叶萎缩,与原先的小细胞肺癌诊断一致,无远处高代谢疾病的证据(图 7.1.1)。

由于患者有明显的症状且肿块大、病变范围广,最初接诊的肿瘤内科医生在和她讨论病情的第二天给她进行了化疗。

治疗决策

- 肿瘤内科医生立即决定进行化疗,对此你作何评价?
- 非常大的肿块对治疗、放疗的时机、顺序有何影响?
- 如果几个周期化疗后进行放疗,放疗体积怎么确定?

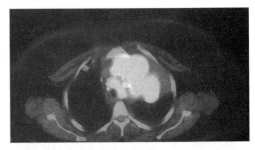
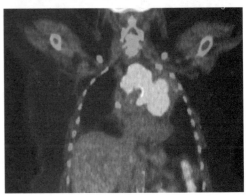

图 7.1.1 典型的轴位和冠状位 FDG-PET/CT 扫描融合图像,62 岁老年小细胞肺癌患者,显示左上肺叶延伸至纵隔内强高代谢摄取。(见彩图)

- 肿瘤体积和部位对放疗有何影响？发生放射性肺炎以及其他毒性反应如神经丛毒性的危险性又是如何？
- 肺功能检查(PFT)在制订治疗决策中有何作用？
- 在治疗管理计划中何时是预防性颅脑照射(PCL)的合适时机？

主要观点

Paul D. Aridgides, Jeffrey A. Bogart

　　这是一例具有挑战性和普遍性 L-SCLC 患者。决定一个治疗计划最相关的因素是疾病的程度和患者耐受积极治疗的能力。该患者有利的是 FDG-PET 确认为局限期病变，然而现有资料中大多数患者认为其属于局限期是依据传统的影像(CT 影像、放射性核素骨显像和胸部 X 线片)。纵观已发表的一系列资料，如果依据 FDG-PET 影像结果，大约 10% 的患者病期将上升为广泛期[1]。另一个有利信号是似乎患者的全身状况较好 [有趣的是，大多数 L-SCLC 3 期研究包括东部肿瘤协作组纳入的是身体状况评分(ECOG PS)为 2 的患者]，因此有实施同期联合治疗的可能，患者体重没有减轻，而且她许多年前就停止了吸烟，这对于预后的判断、治疗的耐受性及治疗的连续性都具有积极的意义。另一方面，肿瘤的局部侵袭和大体积的特性在评估大肿瘤体积和神经、呼吸方面的危害时要引起注意。本例患者由于肿块直接延伸至纵隔，辨别 T、N 分期状态存在困难。因此，并不明确是否存在与肿瘤相连的单独的纵隔淋巴结，考虑到小细胞肺癌的特点，这种可能性极大。

　　需要着手处理的一个问题是患者在最初治疗之前是否需要进行其他的评估。可见这时明显被忽略的检查是 PFT(肺功能检查)。尽管 PFT 能给我们一些有关患者耐受胸部放疗能力的提示，但我认为在这些肺功能已明显受到肿瘤危害但看起来状态很好的患者中，其指导治疗的价值很小，我不会为了获得 PFT 而延迟治疗。一旦原发肿瘤对治疗有效，将不再阻塞上叶支气管(希望这将使肺左上叶复张)。也就是说，我会计划去获得患者"基线"PFT，包括一氧化碳扩散能力。事实上 L-SCLC 是一种严重的疾病，5 年生存率为 20%~25%[2]，即使 PFT 差，积极的联合治疗亦应予以考虑。只要患者理解和接受治疗的风险，我通常会否定纯粹基于 PFT 的同期联合治疗。与序贯放化疗相比，同期放化疗能提高生存[3]，我推测联合治疗对这例大体积肿瘤患者的影响可能更大。

　　与肿瘤内科医生讨论后需要作出的第一个主要决定是胸部放疗的时机，患者是一开始仅予以全身化疗(延迟胸部放疗的开始时间)，还是化疗同步胸部放疗。相关问题是，是否同步治疗开始越早将提高肿瘤的治疗反应和(或)增加长期生存时间。虽然我们普遍认为加上放疗能更快地解决局部的症状和体征，但是很少有资料证明小细胞肺癌患者能达到这一效果。目前，患者几乎没有呼吸道症状，其疼痛经使用适量麻醉药品后控制良好。如果肿瘤的客观反应与改善疼痛控制的可能性均良好，我将乐于选择开始时予以单独化疗。例如，癌症和白血病 B 组(CALGB)研究显示：2 周期诱导化疗后超过 75% 的患者至少在影像学上将取得部分缓解[4]。也就是说，应该密切观察患者，当症状得不到解决时应考虑及时放疗。我不会要求肿瘤内科医生延迟化疗，因为要有充足的时间进行合适的模拟定位、制订放疗计划。

　　胸部放疗的时机及放疗对生存的影响仍有争论。研究协作组 0096 研究(INT 0096)在化疗第一周期即行胸部放疗，支持化疗一周期后行放疗作为标准治疗方法的资料很少。证明早期胸部放疗提高生存的开创性研究是由加拿大国家癌症研究所的临床试验组进行的，他们对第二周期化疗后和第六周期化疗后予以放疗的患者进行了比较[5]。虽然第二周期化疗后予以放疗明显提高生存,但研究结果受到试验开始时肿瘤分期的局限性(CT 影像并不要求)和治疗计划(常规应用的脊髓挡块遮挡了大肿瘤)的影响。有趣的是,这项研究设计被伦敦肺癌组(LLCG)进行了重复,研究显示早期放射治疗并没有带来更好的生存结果[6]。不过 LLCG 的研究有一个重要方面要予以批评,在早期放疗组,他们减少了化疗的强度。总的来说,多篇有关放射治疗时机的文献显示,早期放疗与提高生存有关,尤其是给予强度大的胸部放疗[7-9]。至于我们正在讨论的这名患者,我考虑在化疗第二或第三周期肿瘤负荷有所降低后予以胸部放疗。几个前瞻性的协作组研究放疗选择在第三周期化疗后开始,没有观察到明显损伤。目前美国一个 3 期随机研究(CALGB 30610/RTOG 0538)允许在第一周期或第二周期化疗时进行放疗,但是欧洲一项评估放疗剂量及时间安排的 3 期研究(CONVERT)要求放疗在化疗第二周期时进行。

有关放射治疗剂量和分割方式的问题在上文提到的美国和欧洲的研究试验中正在进行。即便如此,我强烈支持给予患者 1.5Gy,每天两次,总剂量 45Gy,而不再进行试验。事实上,那项显示每天两次放疗优于每天一次放疗的 3 期试验(INT 0096)是为数不多的有关放疗分割方式的研究,尤其是在与化疗衔接及对总体生存的影响方面[1]。每天两次放疗使 5 年生存由 16%上升至 26%,对于这一结果应该认真对待,作出给患者每天治疗一次方案的医生是否做了错误的决定?反对使用每天两次放疗的主要论点是 3 期试验中标准组使用每天一次相对中等的放疗剂量。然而,最近的试验显示高至 70Gy 的剂量进行每天一次放疗是可行的,但仍然缺乏令人信服的证据证明每天一次高剂量放疗与每天两次 45Gy 照射方案的疗效相当或更优[4]。也许从肿瘤放射治疗协作组(RTOG)0617 最近报道的研究结果中能受到启示,试验结果已经证明更高剂量(74Gy)的常规分割放疗并没有比标准剂量(60Gy)的常规分割放疗获得更好的疗效[10]。由 RTOG 指导的同期加量的第三套方案在 CALGB 30610/RTOG 0538 试验中进行了检验。尽管这一方案的最初结果显示出一定的前景,但是 RTOG 2 期试验报道的结果有点令人失望,如果不是进行临床试验,我不愿意使用这一方案[11,12]。每天两次放疗方案关心的主要问题是严重的食管炎,治疗过程中应非常关注支持治疗(疼痛的药物治疗、营养咨询、静脉补液等)。

治疗体积与选择的放疗剂量和分割次数有关。虽然非小细胞肺癌患者每天一次放疗的剂量/体积关系的证据越来越多,但局限性小细胞肺癌的资料却很少。在某种程度上是因为已经进行的(和递呈的)采用适形计划技术的前瞻性试验很少。因此,每天照射两次的肺 V20(接受 20Gy 照射的肺的体积百分数)阈值尚未确定,这个参数与肺毒性反应是否有很好的相关性也不明了。最近 CALGB 试验的一项分析显示,实际上使用每天一次的高剂量(如 70Gy)放疗,V20 的阈值更高(与非小细胞肺癌的资料比较),但很少发生严重的肺毒性事件[13]。即便如此,我们仍应尽最大努力减少被照射的正常组织。CT 模拟应常规应用,考虑应用 4D CT 来测量肿瘤随呼吸的运动幅度。我们通常将 FDG-PET 与计划 CT 进行融合,以便于制订治疗计划。当应用每天两次总量 45Gy 的方案时,与每天一次的高剂量照射相比,面对可接受剂量限值,对于某些组织结构已几乎没有挑战性,如臂丛。对于肺尖的肿瘤,我会毫不犹豫地把部分臂丛包括在整个治疗过程的照射范围内(或包括同侧锁骨上淋巴结),但进行每天一次的高剂量照射时,通常我会把臂丛剂量限制在 66Gy 以内。另一方面,我会严格把握脊髓的耐受剂量,这是非常重要的,通常每天两次,每次 1.5Gy,脊髓最大剂量限制在 36Gy。结合适形放疗技术,可能允许一个治疗计划贯穿整个治疗过程,而不是在最后 2 周的治疗中需要在下午一次放疗时完全遮挡脊髓（这在 INT 0096 中强制要求执行）。

有关新辅助化疗后的延迟放疗，照射靶体积根据化疗后肿瘤体积来确定是否合适这一问题已经进行了相当详细的研究。具有开创意义的美国西南肿瘤协助组（SWOG）的 III 期随机试验结果显示，按照化疗后体积治疗的患者生存不降低，但骨髓抑制很少[14]。近年来自中国的前瞻性随机研究使用同期放化疗，也证实了这一结果[15]。另外，根据化疗后肿瘤体积进行放疗计划设计的研究显示，边缘复发极少。所以我肯定会利用诱导化疗来减少肿瘤负荷。然而，按照目前 CALGB 30610/RTOG 0538 研究，即使诱导化疗后受累淋巴结区完全缓解，我将把最初受累的淋巴结区作为大体肿瘤体积（GTV）的一部分。有关靶体积要考虑的问题还有如何处理临床上未累及的淋巴结区域和如何适当地外扩靶体积。尽管在过去的 3 期试验中纵隔淋巴结通常包括在治疗体积内，但现有文献表明当利用 FDG-PET/CT 来确定靶体积时，孤立的纵隔复发不常见。结合使用现有的先进技术在限定靶体积外扩方面至关重要。我常规用影像来指导，较合适的是每天使用锥形束 CT。这样可允许靶体积外扩在有限范围之内，尤其是肺实质肿瘤，同时锥形束 CT 也可在放疗过程中评价肿瘤对射线的效应。对于这名患者，我会考虑"自适应放疗"，并根据肿瘤对放疗的反应速度在放疗期间重复模拟定位。这对早期即开始放疗的患者非常有价值，但是有关小细胞肺癌的自适应放疗尚无前瞻性研究资料，从理论上讲采用缩野技术来保护肺实质与采用化疗后肿瘤体积作为放疗体积的原理是相似的。CALGB 30610 研究中允许各个试验组放疗时重新模拟定位一次。

这名患者完成 4 个周期化疗及胸部放疗后，需行胸部、腹部 CT 检查和脑部 MRI 检查对其病情进行重新评估，决定是否进行脑部预防性照射（PCI）。一些研究者认为尽早进行

PCI 有益，但依据我的经验，在多少个化疗周期后进行 PCI 是一个困难的选择。尽管随机研究的荟萃分析提示 PCI 局限于初始治疗后完全缓解（CR）患者[16,17]，但大多数治疗方案认为对于较好的部分缓解（PR）患者也可进行 PCI。根据美国和欧洲最近的随机研究资料，PCI 的标准剂量似乎是 2500cGy/10 次，因为放疗剂量 3600cGy（每天 1~2 次）脑转移的发生率（2 年时）与 2500cGy/10 次相似，但死亡率明显增高[18]。分析 RTOG 0212 试验发现，年龄以及剂量的增加与发生慢性神经毒性危险性增加有关[19]。老年不是要考虑的因素，但在讨论患者是否选择 PCI 时应考虑与老年伴随的内科疾病，包括缺血性心脏疾病、高血压、长期的糖尿病以及动脉粥样硬化疾病。

功能影像（FDG-PET）在早期评估疗效方面是否发挥作用尚未进行充分研究，但是一项小型的前瞻性研究显示诱导化疗（胸部放疗前的化疗）后 FDG-PET 的反应可预测局限期小细胞肺癌患者的生存[20]。这一点似乎值得进一步进行前瞻性研究，因为对诱导化疗的早期反应有助于确定胸部放疗的强度和系统治疗的选择。FDG-PET/CT 影像在所有治疗结束后的随访中同样具有价值，尤其是有肿瘤残留的患者（和本例患者一样具有大肿瘤者残留的可能性更大）。因为前瞻性研究显示，许多 CT 评价为部分缓解的患者并未出现局部复发。

学术评论

Thomas J. Dilling

Bogart 医生做了一个有关局限性小细胞肺癌治疗的医学文献概述。作为一名研究型放射肿瘤专家，针对他的评述，我的观点如下：

我完全同意 Bogart 医生前面讲到的 PFT 并非必须。烟瘾很大的患者通常伴有非阻塞性肺疾病（COPD）。大体积肿瘤也常常引起呼吸损害。然而积极治疗后肿瘤退缩（并且快速）也

很明显,因此初始治疗后通常主观上肺功能也得到改善。人们不禁会问,治疗前 PFT 与治疗的开展是否有相关性?但我肯定不会因为要进行 PFT 检查而延迟治疗。

我坚信,几乎所有病例都应采用同期放化疗。在过去 5 年里,在我们机构治疗的 50~60 例 L-SCLC 患者,大概仅 3~4 例给予序贯治疗,其余患者按照研究团队的方案给予放疗剂量 45Gy,每天两次,每次 150cGy[2]。重要的是要记住这是唯一一个在美国已完成的大样本、多中心同期放化疗治疗 L-SCLC 的 Ⅲ 期临床试验。随着患者治疗期间积极全面的管理,患者很可能顺利完成这一高强度的治疗。

每天一次的放疗方案是否可以取得同样甚至更好的疗效还有待时间来验证。有证据表明 70Gy/35 次的放疗剂量可以容易地完成,且没有过度副作用[21]。但是在随机研究中并未证实与 45Gy、每天两次的放疗可获得同样的疗效。当然这并不是说 45Gy、每天两次的放疗是完美的——在研究团队的试验中,该方案的局部控制率仅 36%[2]。目前注册进行的 CALGB 30610/RTOG 0538 试验对照研究了同期加量方案与 45Gy、一天两次以及 70Gy、一天一次放疗方案。这项试验将提供极具价值的见解。

这些肿瘤通常有很快的倍增时间。因此,我们通常的做法是尽快开始第一周期的化疗。最常见的情况是,第一周期化疗时我们即行模拟定位,2 周或 2 周后在第二周期化疗的第一天开始放射治疗。这给放疗计划的设计提供了充足的时间。如果患者无症状(如这例患者),可以先模拟定位,然后在第一周期化疗时同期进行放疗,当然这样做要保证没有明显延后治疗时间。为本例患者制订一个限定在标准治疗剂量范围内的方案应该并不困难。否则,可以考虑先给予 1~2 个周期的化疗,然后在第二个周期化疗中开始放疗。化疗将明显减少肿瘤细胞。

医学院担当科研责任的胸部放射肿瘤学家对于 SCLC 普遍进行选择性淋巴结照射。采用 PET/CT 扫描来确定 GTV 非常必要[22,23]。在这些病例中,应格外仔细地分析锁骨上淋巴结,因为存在单纯这一区域淋巴结治疗失败的风险[23]。另外,仅凭 CT 扫描来确定和评估存在病变的区域是不合适的,因为这会提高治疗体积外淋巴结失败的风险[24]。我采用 PET/CT 扫描来确定 GTV,偶尔会把 PET 阴性但 CT 扫描上增大的淋巴结纳入 GTV,这基于 PET 和 CT 具有各自独立的评判标准。我会把 PET/CT 扫描上可见的轻微增高的锁骨上淋巴结也纳入治疗范围。

在化疗后进行模拟定位/治疗时,采用治疗前的 PET/CT 进行分期以确定放射治疗体积非常重要。即使在放疗前淋巴结已"消失",只要先前淋巴结增大且 PET 为阳性,那么淋巴结所在位置仍然要进行照射。化疗后的肿瘤体积也会被采用,用以缩减总的照射范围,但是先前累及的区域不可以从选择的照射野中删掉[25]。此外,我会特别仔细地分析最初 PET/CT 扫描上显示的锁骨上窝区可能的病变。

治疗过程中积极管理这些患者非常重要。在我们中心,他们每周会跟营养师碰面,我强调的是患者治疗期间体重不能下降,这点非常重要。他们普遍建议使用有关营养补充剂增加热量摄取。我会积极治疗放射性食管炎,必要时可以自由选用短效和长效麻醉药物。对于推测患有食管糜烂的患者,我也有一个非常低的治疗持续时间阈值(氟康唑最少 15 天)。

在我们中心,患者在完成第四个周期化疗后大约一个月会重新进行分期(通常在放疗完成后 10~12 周)。我们会复查脑部 MRI(如果不能进行 MRI 则行 CT 检查作对照)和胸部 CT。如果有证据显示患者完全缓解或接近完全缓解,且脑部没有转移病灶,则进行 PCI。当然还要关注神经系统后遗症的可能性,不过 PCI 可提高总生存这一点已非常明确[17]。我治疗患者的剂量是 2500cGy/10 次,每次 250cGy。制订治疗计划时尽量减少热点,我使用 CT 定位和

"野中野"技术(通常 3~4 个控制点),使照射剂量的均匀性更好，由此减少潜在的治疗毒副作用。

社区医生评论

Stephen T. Lutz

临床方案的描述与评估通常是以社区医院为背景呈现的。临床治疗方案的恰当选择包括有关影响因素的评估,这些因素包括:患者方面(年龄、身体状况、体重减轻情况、肺功能、伴发疾病)、肿瘤方面(分期、肿瘤体积、淋巴结状况)、患者和陪护人员对肿瘤治疗的承受力及寻求积极治疗的意愿。尽管 L-SCLC 患者的生存期得到了大幅度延长，但根据目前标准的治疗,这名患者的生存期不容乐观。尽管如此,根治性治疗适合于一些经过选择的病例,因为该治疗方案给疾病的局部控制带来了最大希望。

由于患者左肺上叶支气管被阻塞,准确预测其肺功能基线非常困难。尽管如此,依据正常肺组织被照射的体积,放疗前行 PFT 可能提供有关肺功能储备能力、长时间气促的危险性或者对氧的依赖性的信息。如果患者的肺储备功能很小,我可能更倾向于放疗根据化疗 2 周期或 3 周期后的肿瘤体积进行,而不是依据最初时的肿瘤体积进行放疗。在这种情形下,我可能会更明智地对 PET 非阳性的纵隔淋巴结数量作出判断,并将其包括在临床治疗体积内。通常,我不会进行序贯放化疗,除非患者的身体状况由于第一或第二周期化疗的毒副作用而急剧下降。无论怎样,如果患者经过初始化疗后出现症状或影像显示化疗效果不佳或进展,我将紧急给予放疗。

虽然我认识到每天两次的放疗与每天一次的放疗相比患者的生存在统计学上有明显的改善,作为社区医生,我的经验是患者通常倾向于选择每天一次的放疗,因为患者觉得每天一次便利,另外担心每天两次放疗会增加急性毒副作用。因此,当我提议进行每天两次的放疗,并向患者解释进行放疗剂量分配计划理由时,不会让患者感觉到如果他们选择每天一次放疗方案是一种不正确的选择。

如果她愿意选择每天两次的放疗,我给予的放疗处方是：放疗剂量 45Gy,36Gy 后保护脊髓，治疗期间重新 CT 模拟定位 2~3 次,依据 CT 提示如果肿瘤退缩明显将减少治疗体积。对于本例患者,我倾向于每天一次的照射方案,依据脊髓、正常肺组织、臂丛的剂量限定,总剂量设在 60~66Gy。整个化疗结束时如果患者完全缓解或接近完全缓解,我建议进行 PCI,剂量 25Gy/10 次。虽然有证据提示 PCI 应在第四个化疗周期结束后尽早进行,但大多数患者有与治疗相关的疲劳,导致他们延迟 PCI 直到所有化疗结束后才进行。

最后考虑到现实的问题,该患者可能会被证明是致命性的疾病。作出最初诊断后,应召开讨论会为其设计姑息性治疗方案,我认为这一点非常重要。这样的会议能提供一些非常有价值的关怀患者的意见,包括这类疾病最易产生的情绪反应、姑息治疗团队帮助管理疾病和治疗相关反应的可能性、治疗失败或最终复发患者如何过渡到临终关怀服务。此外,尽管我们获得的是有关非小细胞肺癌的资料,但文献提示晚期肺癌患者在根治治疗的同时接受积极的姑息治疗生存期会更长[26]。

编者注

Gregory Videtic

我同意上述不同作者所述的所有方法。我通常计划化疗 2 周期后开始放射治疗,并确保在放射治疗前进行基线 PFT（常常包括弥散量）。我的做法是：使用加拿大国家癌症中心 SCLC Ⅲ 期试验中描述的大分割放疗方案[5],事实上是 2 周期化疗后放疗,加速分割,治疗结果与 Turrisi 等试验结果相似[2]。

参考文献

1. Thomson D, Hulse P, Lorigan P, Faivre-Finn C. The role of positron emission tomography in management of small cell lung cancer. *Lung Cancer.* 2011;73:121–126.

2. Turrisi, AT III, Kim K, Blum R, et al. Twice-daily compared with once-daily thoracic radiotherapy in limited small-cell lung cancer treated concurrently with cisplatin and etoposide. *N Engl J Med.* 1999;340:265–271.

3. Takada M, Fukuoka M, Kawahara M, et al. Phase III study of concurrent versus sequential thoracic radiotherapy in combination with cisplatin and etoposide for limited-stage small-cell lung cancer: Results of the Japan Clinical Oncology Group Study 9104. *J Clin Oncol.* 2002 Jul 15;20:3054–3060.

4. Bogart JA, Herndon JE 2nd, Lyss AP, et al. 70 Gy thoracic radiotherapy is feasible concurrent with chemotherapy for limited-stage small-cell lung cancer: Analysis of Cancer and Leukemia Group B study 39808. *Int J Radiat Oncol Biol Phys.* 2004 1;59:460–468.

5. Murray N, Coy P, Pater JL, Hodson I, et al. Importance of timing for thoracic irradiation in the combined modality treatment of limited-stage small-cell lung cancer. The National Cancer Institute of Canada Clinical Trials Group. *J Clin Oncol.* 1993;11:336–344.

6. Spiro SG, James LE, Rudd RM, et al. Early compared with late radiotherapy in combined modality treatment for limited disease small-cell lung cancer: A London Lung Cancer Group multicenter randomized clinical trial and meta-analysis. *J Clin Oncol.* 2006 Aug 20;24:3823–3830.

7. Pijls-Johannesma MC, De Ruysscher D, Lambin P, et al. Early versus late chest radiotherapy for limited stage small cell lung cancer. *Cochrane Database Syst Rev.* 2005;(1):CD004700.

8. Fried DB, Morris DE, Poole C, et al. Systematic review evaluating the timing of thoracic radiation therapy in combined modality therapy for limited stage small-cell lung cancer. *J Clin Oncol.* 2004;22:4837–4845.

9. De Ruysscher D, Pijls-Johannesma M, Vansteenkiste J, et al. Systematic review and meta-analysis of randomised, controlled trials of the timing of chest radiotherapy in patients with limited-stage, small-cell lung cancer. *Ann Oncol.* 2006;17:543–552.

10. RTOG Broadcast, June 17, 2011. Accessed online at: http://ww6.rtog.org/LinkClick.aspx?fileticket=tN4D8xvlHW4%3D&tabid=290

11. Komaki R, Swann RS, Ettinger DS, et al. Phase I study of thoracic radiation dose escalation with concurrent chemotherapy for patients with limited small-cell lung cancer: Report of Radiation Therapy Oncology Group (RTOG) protocol 97-12. *Int J Radiat Oncol Biol Phys.* 2005 Jun 1;62:342–350.

12. Komaki R, Paulus R, Ettinger DS, et al. A phase II study of accelerated high-dose thoracic radiation therapy (AHTRT) with concurrent chemotherapy for limited small cell lung cancer: RTOG 0239. *J Clin Oncol.* 2009;27:15s.

13. Salama JK, Hodgson L, Pang H, et al. Predictors of pulmonary toxicity in limited-stage (LS) small cell lung cancer (SCLC) patients treated with concurrent chemotherapy (CTX) and high-dose (70 Gy) daily radiotherapy (RT): A pooled analysis of three CALGB studies. *J Clin Oncol.* 2011;29:(suppl; abstr 7078).

14. Kies MS, Mira JG, Crowley JJ, et al. Multimodal therapy for limited small-cell lung cancer: A randomized study of induction combination chemotherapy with or without thoracic radiation in complete responders; and with wide-field versus reduced-field radiation in partial responders: A Southwest Oncology Group Study. *J Clin Oncol.* 1987;5:592–600.

15. Hu X, Bao Y, Zhang L, et al. Omitting elective nodal irradiation and irradiating postinduction versus preinduction chemotherapy tumor extent for limited-stage small cell lung cancer interim analysis of a prospective randomized noninferiority trial. *Cancer.* 2012 Jan 1;118(1):278–287.

16. Arriagada R, Le Chevalier T, Borie F. Prophylactic cranial irradiation for patients with small-cell lung cancer in complete remission. *J Natl Cancer Inst.* 1995; 87:183–190.

17. Auperin A, Arriagada R, Pignon JP. Prophylactic cranial irradiation for patients with small-cell lung cancer in complete remission. Prophylactic Cranial Irradiation Overview Collaborative Group. *N Engl J Med.* 1999;341:476–484.

18. Le Pechoux C, Dunant A, Senan S, et al. Standard-dose versus higher-dose prophylactic cranial irradiation (PCI) in patients with limited-stage small-cell lung cancer in complete remission after chemotherapy and thoracic radiotherapy (PCI 99-01, EORTC 22003-08004, RTOG 0212, and IFCT 99-01): A randomised clinical trial. *Lancet Oncol.* 2009;10:467–474.

19. Wolfson AH, Bae K, Komaki R, et al. Primary analysis of a phase II randomized trial radiation therapy oncology group (RTOG) 0212: Impact of different total dose schedules of prophylactic cranial irradiation on chronic neurotoxicity

and quality of life for patients with limited-stage small-cell lung cancer. *Int J Radiat Oncol Biol Phys.* 2011;81:77–84.

20. Yamamoto Y, Kameyama R, Murota M, et al. Early assessment of therapeutic response using FDG PET in small cell lung cancer. *Mol Imaging Biol.* 2009;11:467–472.

21. Choi NC, Herndon JE 2nd, Rosenman J, et al. Phase I study to determine the maximum-tolerated dose of radiation in standard daily and hyperfractionated-accelerated twice-daily radiation schedules with concurrent chemotherapy for limited-stage small-cell lung cancer. *J Clin Oncol.* 1998;16:3528–3536.

22. Shirvani SM, Komaki R, Heymach JV, et al. Positron emission tomography/computed tomography-guided intensity-modulated radiotherapy for limited-stage small-cell lung cancer. *Int J Radiat Oncol Biol Phys.* 2012 Jan 1;82(1):e91–e97.

23. vanLoon J, De Ruysscher D, Wanders R, et al. Selective nodal irradiation on basis of (18)FDG-PET scans in limited-disease small-cell lung cancer: A prospective study. *Int J Radiat Oncol Biol Phys.* 2010;77:329–336.

24. DeRuysscher D, Bremer R-H, Koppe F, et al. Omission of elective node irradiation on basis of CT-scans in patients with limited disease small cell lung cancer: A phase II trial. *Radiother Oncol.* 2006;80:307–312.

25. Liengswangwong V, Bonner JA, Shaw E, et al. Limited-stage small-cell lung cancer: Patterns of interathoracic recurrence and the implications for thoracic radiotherapy. *J Clin Oncol.* 1994;12:496–502.

26. Ternel J, Greer J, Muzinkansky A, et al. Early palliative care for patients with metastatic non-small-cell lung cancer. *N Engl J Med.* 2010;363:733–742.

病例 2

早期非小细胞肺癌切除术后复发

临床问题

早期非小细胞肺癌(NSCLC)有效治疗后如何处理区域复发性淋巴结尚不明确且存在争议。在这种情况下放射治疗单独应用还是与化疗联合应用?如果放化疗联合应用,如何安排治疗顺序才恰当? 这些都不明了。

临床病例

患者为 72 岁男性, 曾于 2006 年因 pT1aN0M0 Ⅰ期腺癌行右上肺叶切除术,目前右侧纵隔有一新出现的孤立的复发性病灶,建议予以放射治疗。最初术后病理显示 R4、R7、L4、L9 和 R11 淋巴结阴性,右肺手术标本病理为黏液性支气管肺泡腺癌, 具有腺泡成分,淋巴血管浸润,切缘阴性。未行辅助治疗。2009年 7 月监测胸部 CT, 显示这段时间内纵隔淋巴结增大有发展,最大淋巴结位于右侧气管支气管角处,大小为 2.1cm × 2.6cm。超声引导下右支气管旁淋巴结活检显示为腺癌。进行了PET 检查以便重新分期,PET 显示仅右支气管旁有一 2.7cm × 1.7cm 大淋巴结,FDG 摄取增高,最大标准摄取值(SUV)=3.7。另外,右肺门淋巴结有 FDG 活跃,SUVmax=3.6。脑 MRI 阴性。肺功能检测显示用力肺活量(FVC)3.46L或预计值73%,用力呼气量(FEV1)2.43L或预计值68%。患者全身状况良好,体格检查没有发现其他值得注意的地方。

治疗决策

- 什么是区域复发性肺癌的优化管理? 患者、肿瘤和治疗情况这些可变因素如何影响下一步治疗决策?
- 治疗的预期目标是什么?
- 手术、化疗和放疗在处理我们所述的这名患者中有什么作用?
- 放射治疗的理论基础是什么? 如果进行放疗,放疗体积怎样确定? 放疗推荐的剂量/分割方案如何?

主要观点

Ronald C. McGarry

NSCLC 的治疗常有争议, 甚至在非常明显的早期病例中亦是如此。管理决策不仅取决于原发肿瘤,重要的管理决策往往要根据纵隔淋巴结累及情况而定。区域淋巴结的失败难以预测,这取决于患者,同时治疗决策的确定也比较困难。

术前纵隔分期的金标准是纵隔镜检查,然而 PET 和 CT 扫描后是否需要纵隔镜检查还在进行尝试。最近一项荟萃分析评估了纵隔淋巴结大小与恶性可能性的关系[1]。PET 扫描阴性、CT 扫描上淋巴结在 10~15mm 的患者,N2 的可能性仅 5%。确实,肺部病变为 T1 期、患者身体状况良好、PET 扫描阴性且 CT 扫描淋巴结小于 10mm 的肺癌患者, 倾向外科手术,术前不进行有创淋巴结取样检查, 因为 PET 扫描具有高阴性预测值[1]。

肿瘤术后病理显示淋巴血管浸润,切缘阴性。对于淋巴血管浸润应引起人们重视,它是淋巴播散的危险因素。病理报告显示肺门(10水平)、4R 和 4L 水平(右侧及左侧气管)以及9L 水平(左侧肺韧带)三处淋巴结取样检查结果,这些部位均未见转移。东部肿瘤协作组(ECOG)进行了前瞻性随机研究,通过分析纵隔淋巴结系统采样(SS)与纵隔淋巴结清扫术,比较了单独放疗与联合放化疗对患者的影响。系统采样定义为下述淋巴水平至少切除一个淋巴结:在右侧开胸术中 4、7 和 10 水平,左侧开胸术中 5、6 和 7 水平。显然纵隔淋巴结清扫术需要将这些水平的淋巴结完全切除。如果进行了合适的淋巴结区采样,纵隔淋巴结清扫术与纵隔淋巴结系统采样检查比较似乎无明显优势。目前国际综合癌症网络(NCCN)指南提出了 N1、N2 的分布图,建议标准淋巴结采样切除淋巴结最低数为 N2 位置 3 个或完全淋巴结切除[2]。从病理报告来看,我们研究的这名患者仅接受了合适的淋巴结采样术,采样淋巴结大多数来自对侧。虽然对侧淋巴结转移并不罕见,这种情况下大多数淋巴结失败可能发生在同侧。这提示要取得更好的外科分期,7 水平(隆突下)淋巴结也应包括在内。左侧肺癌较右侧肺癌具有更高的双侧纵隔淋巴结转移发生率[3]。

肺的淋巴系统十分丰富,由胸膜和肺实质淋巴网络系统组成。胸膜淋巴管穿过壁层和脏层胸膜表面,向中间引流至肺门附近。肺门淋巴结引流至纵隔,但是纵隔引流路径依肿瘤起源的肺叶而变化。右上肺叶损伤通常引流至右侧气管旁和前纵隔淋巴结。右中叶和下叶肿瘤通常引流至隆突下淋巴结,然后至气管旁和前纵隔淋巴结。左上叶肿瘤引流至主动脉下和主动脉旁淋巴结,而左下叶肿瘤引流至隆突下和主动脉下淋巴结[3]。跳跃式 N2 淋巴结转移是指没有出现肺门淋巴结,其发生率为 15%~22%。外科医生有必要对危险区域淋巴进行精确分期[4]。在 PET 扫描之前,20%的分期有潜在

不正确的可能性,很显然这是不能接受的,因此强制要求进行纵隔探查。PET/CT 在探查淋巴转移方面非常有用。在早期的一项研究中,美国肿瘤外科医生协会(ACSOG)[5]发现在进行肺癌分期过程中 PET 在探查淋巴方面明显优于 CT,使每 5 例患者中有 1 例免受不必要的开胸术。

NSCLC 的组织病理学亚型关系到治疗决策的确定,因为特定治疗方案有不同的效能,尤其是腺癌。如果肿瘤具有甲状腺转录因子 1(TTF-1)免疫反应性,可诊断其来源于肺。TTF-1 通常与肺癌的诊断相关,尤其是腺癌[6]。一项 103 例细针穿刺活检标本的回顾性分析显示,TTF-1 阳性与腺癌高度相关[7]。在 1/2 印戒细胞腺癌(Ad-SRCC)中观察到 TTF-1 和 p63 弥漫性共表达,显示出有相当数量的肿瘤病例(在小样本研究中有 40%的病例)隐藏有间变性淋巴瘤激酶(ALK)易位。这在将来化疗效应的研究中具有重要意义,尤其是我们正在讨论的这个发生新转移灶或进一步将会有局部失败的病例[8]。

鉴于上面提到的总体情况,接下来需要判断化疗和(或)放疗是否必须。Ⅰa 期 NSCLC患者肺叶切除术后的预期 5 年生存为 60%~70%[9]。常规每 4~6 个月进行胸部 CT 扫描监测,因为发生第二肺癌的危险每年高达 2%~3%[10]。在最初诊断为肺癌后 2 年左右,监测 CT上发现右侧气管支气管角处纵隔淋巴结增大。CT 报告没有全面描述观察到的腺癌,仅仅是"最大"淋巴结位于右侧气管支气管角(4R 水平),这对放射科医生非常重要,可明确其他水平的淋巴结亦有增大。PET/CT 可显示右侧气管旁和肺门区恶性病变范围的摄取情况(经常截取 SUV 3.0~4.0 的范围),右下肺还有几个新的 FDG 不增高的磨玻璃样病变(GGO),同样注意到左肺有几个 FDG 不增高的结节,推测这些是新发的。这些发现的重要意义尚不能确定。

患者进行了支气管内超声(EBUS)检查，同时对右侧气管旁肿大的淋巴结进行了活检，病理证实是腺癌。有趣的是，最初肺叶切除时对这个区域进行了取样检查。最初切除的肿瘤病理记录是肿瘤有支气管肺泡癌(BAC)的成分。通常认为是腺癌的一个病理亚型，特征是具有沿气道播散的能力。在肺部CT影像上，支气管肺泡癌BAC可表现为磨玻璃样，通常FDG不增高。GGO的鉴别诊断包括炎症过程、磨玻璃样变化，常常具有不确定性，因此需要连续影像随访。无论如何，根据临床疑似点可通过切除活检(楔形切除)作出诊断。

在分析失败类型中，Kelsey等[3]回顾了61例患者，他们在杜克大学进行了NSCLC手术切除。纵隔失败部位具有相当的可预测性，对于右上肺叶病灶切除的患者，最常见的淋巴结复发部位是4R水平淋巴结，这相当于气管支气管角水平，与我们报道的这个病例的部位一致。右上肺叶病变其他最常见的预期复发部位是支气管残端和7水平淋巴结(隆突下)。其他不常见的孤立复发性病灶在整个纵隔内均可见。复发的中位间隔时间为12个月。

治疗推荐

总之，这名72岁的男性NSCLC患者肺叶切除及纵隔淋巴结解剖术后2年，活检病理证实纵隔淋巴结复发。肺储备功能良好，FEV-1为预计值68%，几乎没有相关的并发疾病。在我看来，他经过明确定性治疗后有治愈的潜在可能。根据NCCN指南，局部区域复发患者，如身体状况良好，可选择化疗联合放疗。有许多化疗方案可用于晚期或转移性病变，然而更新的方案/与铂类联合的方案总有效率(25%~35%)、疾病进展时间(4~6个月)、中位生存(8~10个月)、1年生存率(30%~40%)及2年生存率(身体状况良好的患者为10%~15%)似乎到达了平台期[2]。对于这个局限的纵隔淋巴结复发病例，化疗效果比较乐观，我期待其生

存与Ⅲa NSCLC更接近，能在20个月左右。

总的来说，患者似乎能够耐受放化疗联合治疗。顺铂可以与其他一些药物联合应用，最常用药物有依托泊苷或吉西他滨，具有较好的效果。基于患者从未接受过化疗和身体状况相对健康，最常用的化疗和标准的治疗是顺铂联合依托泊苷加上剂量为60Gy的纵隔放疗。至于剂量限制器官如脊髓，常规予以剂量限制。化疗应给予4~6个周期[2]。如果进行了EML4-ALK检测，且存在表皮生长因子受体(EGFR)突变，还可以考虑加用靶向药物进行维持治疗[2]。

放疗重点在纵隔和右肺门，尽管许多患者的控制失败发生在支气管残端和隆突区，但该患者主要是出现了淋巴结。放疗照射野的大小是一个悬而未决的问题。目前大多数放射肿瘤医生将治疗肿瘤密集区，并把高危险区域包括在临床靶体积内。在此情况下，也就是说Ⅰ期原发性肺癌切除术后淋巴结失败，没有明确的放疗范围。尽管如此，有几项研究显示，选择性淋巴结照射与仅给予累及野照射相比，治疗效果无明显提高[11,12]。通常治疗纵隔病变，最先采用前后平行对穿野照射大约40Gy，然后避开脊髓照射至规定剂量。也可采用调强放疗，但肿瘤放疗医生应限制肺剂量，尤其是较低等剂量线包含的肺体积，因为调强放疗会照射更多的肺体积。

放疗处方剂量的选择应和任何Ⅲ期NSCLC选择联合放化疗一样，NCCN指南[2]建议放疗剂量在60~70Gy。没有随机性研究显示剂量高于60Gy可明显提高生存。人们必须记住，同期放化疗的部分原理是假定顺铂这类化疗药物可提高放射敏感性。另外，纵隔放疗剂量可因食管和脊髓剂量的限定而被限制，限定被照射肺的V20，将V20降到尽可能低的水平，放射性肺炎可明显降低。本例患者的预期毒副作用很可能包括食管炎、照射野内的皮肤红斑、疲劳及其他一些罕见的毒性危险。

总之，患者身体状况良好、有孤立的淋巴结复发、接受同期放化疗疗效乐观，治疗方案的选择和其他肺癌"治愈性"治疗类似。也就是说，常规给予分割放疗至 60Gy，使用目前最佳的计划设计技术，同时予以以顺铂为基础的系统治疗。尽管如此，该患者仍然有远处转移的高度危险，很明确将来肺癌努力的一个目标仍然是提高系统治疗疗效。

学术评论

Gregory Videtic

McGarry 医生对这例先前手术治疗病理证实为Ⅰ期 NSCLC 而目前显示有纵隔复发的患者进行了恰当评估并提出处理意见，提供了一个全面周全的概述。尽管没有高级别的循证医学标准，但我同意他处理这个病例的方法，我赞同他处理患者时将重点放在放疗参数上。为响应他的讨论，我作一简要评论，以进一步强调复发性肺癌所包含的复杂性。

早期肺癌切除术后预防复发

早期 NSCLC 患者，即使当初进行了完整切除和适当治疗，仍存在很大的复发危险，依据是Ⅰ期患者 5 年生存率在 50%~70%[13]。这一观察结果促使人们不断努力寻找有效的辅助治疗以减少复发危险，提高生存，或至少提高生活质量。

辅助放疗

早期患者标准手术切除后，辅助放疗的作用目前尚未确定。1998 年，有关术后放疗(PORT)的研究，一项涉及 9 个Ⅰ~Ⅲ期 NSCLC 辅助放疗的随机研究的大型荟萃分析显示，使用辅助放疗 2 年局部复发降低 24%，但死亡率提高 7%。对死亡率进行分层分析，显示死亡率提高仅限于Ⅰ期或Ⅱ期 NSCLC[14]。然而，与此相反，最近一项单中心随机研究明确阐述了Ⅰ期 NSCLC 切除术后辅助放疗的作用，发现支

气管残端和肺门接受辅助放疗的患者，局部复发率由 23% 降至 2%，而且没有相关的生存损害[15]。但是这项研究还没有被重复。

辅助化疗

总之，没有前瞻性随机研究资料支持Ⅰ期 NSCLC 患者手术治疗后常规使用以顺铂为基础的辅助化疗。目前有关Ⅰ~Ⅲ期 NSCLC 术后以顺铂为基础的辅助化疗对照术后观察的随机试验[16-20]，没有一个试验发现化疗可提高Ⅰ期 NSCLC 生存率。最近有关辅助化疗的荟萃分析[21]也显示Ⅰ期患者术后追加化疗无生存获益。癌症和白血病 B 组(CALGB)9633 有关Ⅰ B 期 NSCLC 术后 4 周期卡铂联合紫杉醇的辅助化疗对照术后观察的随机研究，结果同样提示增加化疗并无益处[22]。然而，偶然进行的分层分析提示肿瘤大小≥4cm 的患者给予卡铂联合紫杉醇的辅助化疗能得到一定的生存获益[23]。在日本，术后辅助化疗日本肺癌研究小组(JL-CRG)研究提示Ⅰ B 期术后增加优福定(UFT)辅助化疗有生存获益，而对于肿瘤>2cm 的Ⅰ A 期患者可能也有生存获益。值得注意的是，日本之外的国家无法获得 UFT 这种药物。

复发检测

已发表的文献综述显示在如何确定治疗失败方面有很多可变性。首先，在许多前瞻性研究中，局部失败率常被低估，报道的局部失败率有实质性差异，例如报道的Ⅰ期局部失败率范围为 6%~45%[25]；其次，局部失败的定义标准在已发表的论文中变化差异大。例如，在长春瑞滨辅助治疗国际试验协会(ANITA)前瞻性随机研究中，对Ⅰ B~Ⅲ A 期 NSCLC 患者进行了术后化疗与术后观察的对照研究，接受化疗的随机化疗组局部复发率大约是 12%[20]。然而，这项研究中仅仅把同侧纵隔复发记为局部失败，也就是说对侧纵隔复发并没有被认作是局部复发。一些作者认为最合适的局部(即

局部/区域)失败定义为同侧肺门、手术切缘和纵隔的复发[24]。在这一方面,"局部"和"局部区域"两者的差异是不一致的,这排除了许多研究中很少把淋巴结(区域)失败单独列项分析的情况;第三,在肺癌的研究中局部复发常常报道不一致。许多研究中仅仅报道第一次失败的部位,而肺癌以远处转移为主,在疾病复发的时候往往没有同时全面而彻底地评估其他部位的失败。显而易见,有些研究在缺乏远处失败的证据时仅仅报道局部失败[24]。

局部复发的处理

如何有效地处理早期 NSCLC 术后局部(局部区域)复发将从患者和疾病相关因素两方面叙述,选择一种患者能从这个积极(有效的)方法中获益的治疗方法,就像采用手术处理原发肿瘤一样[26]。治疗结果是最初影响治疗方法选择的因素。这里有关于复发肿瘤进行再手术、单纯化疗、单纯放疗及联合治疗的报道,因为这种复发病例没有标准的治疗方法。出于治愈的目的,1%~2%的肺癌胸廓内复发病例进行了再手术。然而这种治疗方法的效果通常一般,2 年生存率大约为 20%[27]。一系列文献记录了单纯挽救性放疗治疗复发性肺癌的疗效,中位生存期为 11~19 个月[28]。尽管进行了局部挽救性治疗,大约一半复发患者将会出现远处失败[16],这促使医生给复发患者增加系统治疗。正如 McGarry 医生已经关注到的,真正的区域淋巴结复发患者,放疗加化疗可能会是当今最常用的治疗方法。

社区医生评论

Andrew Vassil

正如 McGarry 医生总结的那样,72 岁男性患者右上肺 I 期腺癌肺叶切除术后将近 2 年出现区域复发。他表现为黏液性细支气管肺泡细胞和腺泡成分的混合性腺癌。对 NSCLC

患者已进行重新分类,以便鉴别出具有良好疾病特异性生存率的患者,删除了细支气管肺泡癌和混合腺癌亚型的术语,增加了原位腺癌和微侵袭腺癌[29]。这有助于识别哪些患者将从辅助治疗中获益,而另外一些患者并不能从辅助治疗中获益。

治疗区域复发 NSCLC 具有挑战性。必须进行全面评估,包括病史、体格检查、活检证实复发抑或新原发、回顾先前的病理和治疗史、完成重新分期(包括脑部影像学检查)和肺功能评估。有必要与这些医疗信息的提供者进行讨论,以便制订治疗和随访计划。

与患者、家属以及护理人员进行交流非常重要,这便于他们理解区域复发预后意义、治疗目的及治疗方案的选择。还要考虑与临床试验参与者一起进行检查评估。

关于重新分期评估和先前纵隔淋巴结取样,McGarry 医生强调了了解淋巴扩散路径和评估疾病目前状况及复发程度的重要性。我同意 McGarry 医生有关纵隔淋巴结取样不可能改变治疗野设计的建议或同时化放疗的推荐。亚临床淋巴结扩散的发生不是定义为患者有区域复发,尚不清楚有区域淋巴复发的患者是否应该进行选择性淋巴结照射,比如我们讨论的这例患者。

挽救性放疗可用于区域复发的患者,本例患者应考虑应用。有报道对 29 例局部和区域复发 NSCLC 患者进行放射治疗,同时予以或不予以化疗,结果中位生存时间 17 个月。年轻患者、手术至局部复发间无疾病时间长预示有提高生存的趋势[28]。支气管残端复发是复发性 NSCLC 挽救性放疗治疗效果较好的亚组[30]。

处理 ⅢA 期 NSCLC 的模式可用于同侧纵隔存在病变的患者,如这例身体状况良好的72 岁老年患者。我并不推荐手术切除,因为右肺门部位复发必行右侧肺切除术。目前没有获得挽救性治疗的前瞻性研究资料,因此区域复发的放疗剂量和体积只能从 Ⅲ 期 NSCLC 的临床试验和挽救性放疗的回顾性研究推导而来。前瞻性研究资料提示提升放疗剂量可提高生存率[31]。然而，3 期剂量提升研究[肿瘤放射治疗协作组（RTOG）0617]的初步结果显示，70Gy 放疗与 60Gy 相比并没有获益。但这两项研究均未包括选择性淋巴结照射。

正如 McGarry 医生所说，侵袭性纵隔的分期不可能影响放射治疗野。如果累及支气管残端和纵隔淋巴结 7 水平，则如 Kelsey 等[3]描述的以及 McGarry 医生讨论的那样，我将把这些部位和 PET 上阳性区域纳入照射野内。这好像照射体积相对较小，考虑到已发表文献中支持剂量提升的研究结果，我计划给予 PET 阳性区域 70Gy 的剂量。我将确保覆盖 7 水平和支气管残端的剂量（40~50Gy）足以消灭微小病灶。将采用以 CT 为基础的三维计划；如果可能，将采用 4D 模拟定位。治疗计划将考虑到脊髓、肺、食管和心脏的剂量限制。考虑到 RTOG 0617 的初步结果，如果正常组织的剂量限制目标不能达到，则可以考虑适当降低剂量，但是肿瘤累及区域的剂量不能低于 60Gy。Kelsey 等报道挽救性放疗经验的中位剂量是 66Gy[28]。

总之，这名身体状况良好、有区域复发的 72 岁 NSCLC 患者，可以采用ⅢA 期 NSCLC 的处理模式。区域复发性 NSCLC 的治疗方法也可发生改变，与ⅢA 期 NSCLC 治疗方法的演变一样。我将推荐放疗联合以顺铂为基础的化疗，身体强健的老年患者可以顺利进行同期放化疗，但毒性反应的风险将增加，认识这一点非常重要[32,33]。前瞻性资料非常强调患者生活质量评分的重要性，把它作为局部晚期 NSCLC 患者重要的预后因素，认为这是制订治疗计划需要考虑的因素[34]。

编者注

Gregory Videtic

考虑到患者的病史和症状，我将提出一个确定的治疗方案来进行同期放化疗，以使局部控制和潜在生存最大化。至于剂量和治疗方法，我将给予 60Gy，与目前大多数肺癌的 3 期试验保持一致。关于放疗体积，我将照射同侧肺门、隆突下区、同侧纵隔引流区 45~50Gy，真正的复发区域加量至全量。

参考文献

1. de Langen AJ, Raijmakers P, Riphagen I, et al. The size of mediastinal lymph nodes and its relation with metastatic involvement: A meta-analysis. *Eur J Cardiothorac Surg.* 2006; 29:26–29.
2. National Comprehensive Cancer Network Guidelines, Version 2. 2012. National Comprehensive Cancer Network Inc. 2012.
3. Kelsey CR, Light KL, Marks LG. Patterns of failure after resection of non-small-cell lung cancer: Implications for postoperative radiation therapy volumes. *Int J Radiat Biol Phys.* 2006;65:1097–1105.
4. Bonner JA, Garces YI, Gould PM. Frequency of noncontiguous lymph node involvement in patients with resectable nonsmall cell lung carcinoma. *Cancer.* 1999;86:1159–1164.
5. Reed CE, Harpole DH, Posthener KE. Results of the American College of Surgeons Oncology Group Z0050 trial. *J Thor Cardiovasc Surg.* 2003;126:1943–1951
6. Rekhtman N, Ang DC, Sima CS, et al. Immunohistochemical algorithm for differentiation of lung adenocarcinoma and squamous cell carcinoma based on large series of whole-tissue sections with validation in small specimens. *Mod Pathol.* 2011;24:1348–1359.
7. Righi L, Graziano P, Fornari A, et al. Immunohistochemical subtyping of nonsmall cell lung cancer not otherwise specified in fine-needle aspiration cytology: A retrospective study of 103 cases with surgical correlation. *Cancer.* 2011;117:3416–3423.
8. Yoshida A, Tsuta K, Watanabe S, et al. Frequent ALK rearrangement and TTF-1/p63 co-expression in lung adenocarcinoma with signet-ring cell component. *Lung Cancer.* 2011;72:309–315.
9. Mountain CF. A new international staging system for lung cancer. *Chest.* 1986;89:225–232.
10. Martini N, Bains MS, Burt ME, et al. Incidence of local recurrence and second primary tumors in resected stage I lung cancer. *J Thorac Cardiovasc Surg.* 1995;109:120–129.
11. Rosenzweig KE, Sura J, Jackson A, et al.

Involved field radiation therapy for inoperable non small-cell lung cancer. *J Clin Oncol*. 2007;25: 5557–5561.

12. Fernandes AT, Shen J, Finlay J, et al. Elective nodal irradiation vs. involved field irradiation for locally advanced non-small cell lung cancer: A comparative analysis of toxicities and clinical outcome. *Radother Oncol*. 2010;95:178–193.

13. Mountain CF. The international system for staging lung cancer. *Semin Surg Oncol*. 2000;18(2): 106–115.

14. Postoperative radiotherapy in non-small-cell lung cancer: Systematic review and meta-analysis of individual patient data from nine randomised controlled trials. PORT Meta-analysis Trialists Group. *Lancet*. 1998;352(9124): 257–263.

15. Trodella L, Granone P, Valente S, et al. Adjuvant radiotherapy in non small cell lung cancer with pathological stage I: Definitive results of a phase III randomized trial. *Radiother Oncol*. 2002;62:11–19.

16. Arriagada R, Bergman B, Dunant A, et al. Cisplatin-based adjuvant chemotherapy in patients with completely resected non-small-cell lung cancer. *N Engl J Med*. 2004;350:351–360.

17. Scagliotti GV, Fossati R, Torri V, et al. Randomized study of adjuvant chemotherapy for completely resected stage I, II, or IIIA non-small-cell Lung cancer. *J Natl Cancer Inst*. 2003;95: 1453–1461.

18. Waller D, Peake MD, Stephens RJ, et al. Chemotherapy for patients with non-small cell lung cancer: The surgical setting of the Big Lung Trial. *Eur J Cardiothorac Surg*. 2004;26: 173–182.

19. Winton T, Livingston R, Johnson D, et al. Vinorelbine plus cisplatin vs. observation in resected non-small-cell lung cancer. *N Engl J Med*. 2005;352:2589–2597.

20. Douillard JY, Rosell R, De Lena M, et al. Adjuvant vinorelbine plus cisplatin versus observation in patients with completely resected stage IB-IIIA non-small-cell lung cancer (Adjuvant Navelbine International Trialist Association [ANITA]): A randomised controlled trial. *Lancet Oncol*. 2006;7:719–727.

21. Pignon JP, Tribodet H, Scagliotti GV, et al. Lung adjuvant cisplatin evaluation: A pooled analysis by the LACE Collaborative Group. *J Clin Oncol*. 2008;26:3552–3559.

22. Strauss GM, Herndon JE, Maddaus MA, et al. Adjuvant paclitaxel plus carboplatin compared with observation in stage IB non-small-cell lung cancer: CALGB 9633 with the Cancer and Leukemia Group B, Radiation Therapy Oncology Group, and North Central Cancer Treatment Group Study Groups. *J Clin Oncol*. 2008;26:5043–5051.

23. Wakelee H, Dubey S, Gandara D. Optimal adjuvant therapy for non-small cell lung cancer–how to handle stage I disease. *Oncologist*. 2007;12: 331–337.

24. Kato H, Ichinose Y, Ohta M, et al. A randomized trial of adjuvant chemotherapy with uracil-tegafur for adenocarcinoma of the lung. *N Engl J Med*. 2004;350:1713–1721.

25. Kelsey CR, Marks LB, Hollis D, et al. Local recurrence after surgery for early stage lung cancer. *Cancer*. 2009;115:5218–5227.

26. Curran WJ Jr, Herbert SH, Stafford PM, et al. Should patients with post-resection locoregional recurrence of lung cancer receive aggressive therapy? *Int J Radiat Oncol Biol Phys*. 1992;24:25–30.

27. Zimmermann FB, Molls M, Jeremic B. Treatment of recurrent disease in lung cancer. *Semin Surg Oncol*. 2003;21:122–127.

28. Kelsey CR, Clough RW, Marks LB, et al. Local recurrence following initial resection of NSCLC: Salvage is possible with radiation therapy. *Cancer J*. 2006;12:283–288.

29. Travis WD, Brambilla E, Noguchi M, et al. International association for the study of lung cancer/American thoracic society/European respiratory society international multidisciplinary classification of lung adenocarcinoma. *J Thorac Oncol*. 2011;6:244–285.

30. Jeremic B, Bamberg M. External beam radiation therapy for bronchial stump recurrence of non-small-cell lung cancer after complete resection. *Radiother Oncol*. 2002;64:251–257.

31. Kong FM, Ten Haken RK, Schipper MJ, et al. High-dose radiation improved local tumor control and overall survival in patients with inoperable/unresectable non-small-cell lung cancer: Long-term results of a radiation dose escalation study. *Int J Radiat Oncol Biol Phys*. 2005;63: 324–333.

32. Jalal SI, Riggs HD, Melnyk A, et al. Updated survival and outcomes for older adults with inoperable stage III non-small-cell lung cancer treated with cisplatin, etoposide, and concurrent chest radiation with or without consolidation docetaxel: Analysis of a phase III trial from the Hoosier Oncology Group (HOG) and US Oncology. *Ann Oncol*. 2012;23:1730–1738.

33. Schild SE, Mandrekar SJ, Jatoi A, et al. The value of combined-modality therapy in elderly patients with stage III nonsmall cell lung cancer. *Cancer*. 2007;110:363–368.

34. Movsas B, Moughan J, Sarna L, et al. Quality of life supersedes the classic prognosticators for long-term survival in locally advanced non-small-cell lung cancer: An analysis of RTOG 9801. *J Clin Oncol*. 2009;27:5816–5822.

辅助放疗对Ⅲ期肺癌的作用

临床问题

局部晚期非小细胞肺癌(NSCLC)术后放疗的作用仍有争议,因为是否有生存获益并不明确。而且,对于术前或术后有器官功能或有其他损害的患者,在作出放疗决定时更具有挑战性。如果给予Ⅲ期肺癌术后放疗,放疗的作用、最佳时机、辅助放疗的剂量以及与化疗联合应用的次序仍不清楚。

临床病例

54 岁男性患者,他的初级保健医生(PCP)观察到其有渐进性咳嗽。胸部 CT 显示右上肺叶后段内有一个 5cm×3.5cm 新生物,邻近右肺门的后上方。右肺门的前上方有一个肿大的淋巴结。隆突下淋巴结也肿大,同时还伴有许多小淋巴结。支气管镜活检显示为低分化非小细胞癌,PET 扫描显示右肺门上方 4cm 肺部肿块,FDG 摄取浓聚增强 [最大摄取标准值(SUV)15.3],CT 影像显示肿块边界不规则。隆突下淋巴结肿大(SUVmax=8.77),疑似为转移性病变。患者术前用力呼气量(FEV1)为 2.44L 或为预计值 65%;一氧化碳弥散能力(DLCO)预计值 71%。然而,纵隔镜检查未见淋巴结转移。患者进行了手术切除治疗,病理标本显示肿块大小 3.8cm×3.5cm×3.0cm,为侵袭性鳞状细胞癌,切缘近在 2mm 处,但切缘阴性,切除的 9 个叶淋巴结中 1 个阳性,隆突下淋巴结转

移。患者术后情况比较复杂,出现胸腔积液,因此接受了住院治疗,进行胸腔置管并采用滑石粉行胸膜固定术。肺功能测定显示 FEV1 为 2.44L (预计值 59%),DLCO 为预计值 59%。

治疗决策

● 对于这例患者,辅助放疗的作用是什么?

● 患者的临床状态以及临床变化和客观肺通气功能的变化对确定治疗决策有怎样的影响?

● 如果推荐放疗,那么推荐的放疗剂量是多少?如何进行剂量分割?放疗体积如何确定?

● 放射性肺炎的预测风险是否会影响放疗的投照参数?

● 放疗与化疗的顺序如何安排?不同放化疗顺序是否会影响治疗效果?

● 连续评估肺功能有什么作用?

主要观点

Steven E. Schild

1998 年之前,术后放疗(PORT)常常被推荐用于 NSCLC 切除术后切缘阳性或肿瘤累及肺门或纵隔淋巴结患者。这基于回顾性分析,因为分析显示术后放疗能提高这些患者的生存。然而,术后放疗荟萃分析试验组 1998 年发表了一项研究,这项研究对被常常推荐的术后放疗提出了挑战[1]。研究包括来自 9 个随机对照试验的 2128 例患者,比较了进行术后放疗与未行术后放疗的结果。中位随访 3.9 年,术后放疗组 1056 例中 707 例死亡(67%);单纯

手术组 1072 例中 661 例死亡(62%)。作者发现,术后放疗组生存者有明显不良反应[风险比(HR)=1.21,P=0.001]。死亡风险相对提高 21%,相当于 2 年生存绝对损害了 7%, 由 55%下降至 48%。亚组分析显示不良反应在 Ⅰ/Ⅱ 期,N0~N1 组最大,然而在 Ⅲ 期、N2 组并没有发现不良反应的证据。更具体地说,对于 Ⅲ 期和 N2 患者,术后放疗还稍有益处(HR 分别是 0.97 和 0.96),可信区间宽,表明没有明确的证据显示两组不同方法治疗的患者有差异。作者的结论是:早期 NSCLC 完全切除后术后放疗有不利影响,没有必要行术后放疗。对于 N2 患者术后放疗的作用不明确,可能需要进一步研究。

这项术后放疗的分析遭到了批评,因为它是基于使用陈旧放疗技术的研究,这种放疗方法很可能对患者有害。下面这项报道试图使用其他一些资料来阐明术后放疗的价值。Lally 等对 2006 年数据库资料采用监测、流行病学和最终结果 (SEER) 方法评价了 Ⅱ、Ⅲ 期 NSCLC 术后放疗的结果[2]。共纳入 7465 例行肺叶切除或肺切除术的 Ⅱ~Ⅲ 期 NSCLC 患者,平均随访时间 3.5 年。经多变量分析,老年、T3~T4 期肿瘤、N2 病变、男性、淋巴结取样较少、累及淋巴结数目多是影响生存的不利因素。术后放疗对生存无显著影响。然而对 N0(HR=1.176;P=0.0435)和 N1(HR=1.097;P=0.0196)患者,术后放疗显著降低生存。对 N2 患者(HR=0.855;P=0.0077),术后放疗显著增加生存。这些作者得出的结论是术后放疗可提高 N2 患者生存,而 N0/N1 患者未能提高生存。

2008 年,Douillard 等第二次分析了长春瑞滨辅助化疗国际试验协会(ANITA)的试验资料,评价了术后放疗的作用[3]。ANITA 试验最初是评价辅助化疗的作用,该随机对照研究比较了 ⅠB~ⅢA 期 NSCLC 切除术后顺铂联合长春瑞滨辅助化疗和术后观察患者生存情况的作用。中位生存期术后化疗组 65.7 个月,术后观察组 43.7 个月(P=0.017)[4]。术后放疗推荐用于 pN+的患者,但是术后放疗既不是随机性的, 也不是强制性的。总的来说, 观察组中 33.3%的患者使用了术后放疗, 而化疗组 21.6%进行术后放疗。单变量分析显示,术后放疗对总体人群是生存的不利因素。在观察组中,pN1 患者术后放疗可增加生存期 (中位生存期:25.9 个月比 50.2 个月);而化疗组术后放疗有不利影响 (中位生存期:93.6 个月比 46.6 个月)。与此相反,pN2 患者接受术后放疗,化疗组(中位生存期:23.8 个月比 47.4 个月)和观察组 (中位生存期:12.7 个月比 22.7 个月)均可提高生存。这个回顾性评价提示对于 pN2 患者术后放疗具有积极作用, 而 pN1 患者如果已经接受了辅助化疗,则术后放疗具有不利影响。Douillard 总结认为该试验结果支持术后放疗在 pN2 NSCLC 完全切除术后患者中进行前瞻性随机研究,以便对术后放疗的价值进一步评估。

由于有这些引发争议的发现,人们建议进行 3 期试验, 以明确 Ⅲ 期 NSCLC 手术切除后进行 PORT 的价值。该试验被称为辅助纵隔观察或放疗的评价(AMORE),并得到了美国外科学肿瘤组(ACOSOG)和放射治疗和肿瘤组(RTOG)的支持。N2 NSCLC 患者手术切除后接受了辅助化疗,然后随机分为两组,一组接受剂量为 54Gy/30 次的纵隔辅助放疗,另一组未行 PORT,但是该研究未被评审者批准。

与此同时,几个欧洲的癌症中心合作进行了肺癌辅助放疗(肺 ART)试验,比较了 N2 患者完全手术切除后三维适形术后放疗(54Gy)与未行 PORT 的患者,不考虑这些患者是否进行化疗。研究要求包含 700 例患者,3 年无病生存率显示出 10%的差异。次要终点包括生存情况、复发模式、局部失败、第二原发癌和毒性。截至 2011 年 6 月,计划的 700 例患者已累计完成 104 例。

下面对上述研究中发现的情况作简要概述。荟萃分析试验组研究发现 PORT 降低 N0~

N1 NSCLC 切除术患者的生存,N2 患者不降低。SEER 数据库分析发现术后放疗降低 N0~N1 NSCLC 切除术患者的生存,但增加 N2 患者的生存。ANITA 试验回顾性分析显示 PORT 提高所有 N2 NSCLC 切除术患者的生存,但降低接受辅助化疗的 N1 患者的生存,其中未行化疗的 N1 患者的生存提高。研究结果支持对 pN2 NSCLC 完全切除术患者的 PORT 进行进一步前瞻性随机对照研究。欧洲一项正在进行的前瞻性随机试验(肺 ART)评价了 N2 NSCLC 切除术 PORT 的价值。

关于 PORT,我们没有明确的、一级水平证据的指南。不幸的是,在肿瘤诊治方面这种情况相当普遍,因此人们必须依靠那些最有用的数据。N2 NSCLC 进行了切除手术,如果采用现代先进放疗技术,PORT 似乎有提高生存的可能。这可能是因为现代放疗的规划和实施更安全、更有效。通常,最佳做法是在放疗开始前完成肺功能的研究获得基线数据。术前 CT 或 PET/CT 在放疗计划设计过程中可提供非常有用的信息。模拟定位(通常在 CT 模拟机上进行)过程中,判定双侧横膈运动是否正常非常有用。尽管肿瘤或手术损害膈神经并不常见,但患者横膈一旦受到影响,会产生反常运动和呼吸道疾病。另外,这名患者正在使用抗生素,直到潜在感染得到充分治疗或至癌症进一步治疗开始前,这样的治疗是非常明智的。胸腔积液的细胞学检查非常重要。另外,胸膜固定术将使未来的影像表现变得更为复杂。固定术后 PET 将很难辨别病变的性质。与肺科医学专家一起回访将有助于确保患者肺功能在医学上处于最佳状态。

另外,这些患者可从辅助化疗中获益,在我们机构辅助化疗常常在放疗实施前进行[5]。尽管同期放化疗对不能手术切除的患者最有益,但这个结论还是非常不确定,我们通常序贯进行放化疗。对于完全切除患者,给予 54Gy/30 次的术后放疗是合适的,放疗体积包含淋巴结区的大肿块、支气管切缘或残端。Krupitskaya 和 Loo 推荐放疗靶体积最低程度应该包括支气管残端、同侧肺门、累及的淋巴站和邻近的纵隔淋巴站[6]。这是 AMORE 试验中应用的剂量分割方案(54Gy/30 次)。然而本例患者有切缘阳性或镜下残留,这种情况下应把总剂量提高至 60Gy/30 次并考虑进行同期化疗较为合理。目前缺乏资料证明采用更高放疗剂量能显著提高生存。如果随着治疗的进行患者自觉症状加重,我一般推荐进行一系列的肺功能检查。通过适当的检查审核治疗计划和剂量-体积直方图(DVH)来预测潜在的肺毒性,保持治疗的肺体积在最低水平,这样可以降低发生肺炎的危险性。通过注重放疗技术(射野布置)和把放疗区域限制在先前的肿瘤位置和周边区域或阳性切缘,也能降低肺炎发生的危险性。术前影像(特别是 PET/CT)对优化治疗计划的帮助非常大,尤其是当这些影像资料可以一起在治疗计划系统中登记时帮助更大。通常肺平均剂量<20Gy、V5(受照剂量 5Gy 或以上的肺体积)<65%、V20(受照剂量 20Gy 或以上的肺体积)<35%,这些参数将被控制在这一范围之内并尽可能降低这些数值,因为一旦超过这个范围,肺毒性将显著增加[7-9]。

学术评论

Kenneth Olivier

Schild 博士对Ⅲa 期 NSCLC 完全切除后辅助治疗做了一个非常好的回顾。以下我将就是否推荐辅助放疗这一问题阐述我的想法。

首先我将回顾一下这例患者的临床发现,那是让我们作出Ⅲ期肺癌诊断的依据。特别是 CT 解读有可疑的隆突下淋巴结,随后的 PET 扫描确定了 CT 的发现,包括可疑的隆突下淋巴结。治疗医生继续用纵隔镜证实了影像上的发现。在 2007 年纵隔镜检查是纵隔分期的金标准,传统的经颈纵隔镜检查术不是进行隆突下淋巴结(第 7 站)取样的理想手术操作。采用超声内镜(经食管或经支气管超声联合细针取样活检)几乎每站的淋巴结都能取样活检;在纵隔分期方面,超声内镜与纵隔镜联合应用时明显好于单纯的纵隔镜检查[10]。纵隔镜阴性,治疗医生做肺叶切除手术是合理的,这是合理管理 NSCLC 患者的正确外科手术方式[11]。

然后,我要仔细回顾病理报告。在这里,我看到隆突下 N2 淋巴结被转移性鳞状细胞癌"完全替代"。除了"完全替代",没有隆突下淋巴结结外侵犯的任何描述。这是一条值得欣慰的信息,因为结外侵犯可能是 PORT 预后不良的独立危险因素[12]。有趣的是,病理记录也对支气管残端切缘提出了质疑,但是在总结中切缘阴性被视为完全切除(R0)。下一个需要重点考虑的因素是病理组织学。这名患者是鳞状细胞癌,有两个原因值得我们关注。首先,患者非常适合进入肺癌研究组(LCSG)开展的有关肺鳞状细胞癌 PORT 随机对照试验[13],这项研究随后将会讨论。其次,患者没有腺癌成分,因此一些新的靶向治疗(贝伐、培美曲塞)是禁忌,而其他药物(吉非替尼和其他 EGFR 抑制剂)的实用价值小,患者有可能会有复发(有关这个主题的综合摘要可参阅 Langer 等[14])。然而不管其组织学类型是什么,复发性 NSCLC 患者的挽救性治疗都非常困难,我知道可提供给的治疗方法选择余地较小,这反而增加了我选择更积极的治疗方法的热情。

接下来,我要仔细地回顾患者的手术记录。原发灶的切除复杂吗?第 7 站淋巴结看起来明显是恶性的吗?与周围组织是不是固定在一起?我通常去拜访与这个病例有关的手术医生,询问他有没有担心手术切缘或者在病例记录中不一定显示的手术切除程度?听到外科医生表示担心手术切除情况,将强烈影响我对 PORT 的推荐。

值得注意的是,该患者术后情况比较复杂,因出现胸腔积液需要采用滑石粉进行胸膜固定术。我们可以假设患者的胸腔积液中没有恶性肿瘤细胞,但是需要证据来证实。如果单纯有胸腔积液,我仍然推荐术后放射治疗,因为高达 60% 的患者心脏手术会出现胸腔积液[15]。

现在,主要的问题是这例患者下一步该如何处理?我的意见是下一个合理步骤是进行辅助化疗。近期许多 3 期临床试验已经分别显示术后化疗可以提高 5 年生存期[4,16-18]。特别要说的是,这些临床数据支持以顺铂为基础的化疗有生存获益,因此推荐使用包含顺铂的联合化疗最有意义。关于化疗的使用方式,首先考虑的是序贯化疗,通常我不推荐这例患者接受同期放化疗,因为 3 期随机对照试验已证实,在联合辅助治疗情况下同期放化疗毒性反应更严重,而总体生存率没有明显的改善[19]。只有术后有残留(R1、R2 切除)同期放化疗才有潜在获益,不可手术的 III 期 NSCLC 放疗是在化疗中进行的[20]。

这些数据支持该患者使用放疗吗?Schild 在 1998 年发表的荟萃分析[1]中详细描述了 PORT 的作用,指出 PORT 使生存下降,尤其是对早期患者和 N0/N1 患者影响更大;而 N2 和 III 期的患者 PORT 的最好结果是手术组与观察组无明显差异。当我们思考 PORT 荟萃分析结果时,一个重要问题是为什么外加 PORT 会使生存明显下降?是什么毒副作用缩短了治疗患者的生存期?最可能的原因是使用大分割放疗和陈旧性放疗技术引起的局限性肺炎和肺毒性。与这篇论文同时刊出的按语中比较了并发死亡与生物效应剂量(BED)[21]的关系,指出这两个变量之间似乎有强烈的相关性。

一项包含在 PORT 荟萃分析内但值得单独考虑的研究是 LSCG 773[13]试验,该试验在前面已经提及。这里我们讨论它有一些特定的原因。首先,该研究通过使用更传统的剂量分割方式(总共 50Gy,1.8~2Gy/次),避免了荟萃分析内其他研究中的一些缺陷。其次,该项研究专门研究鳞状细胞癌,这与我们的患者有很好的相似性。LSCG 773 是一项阴性研究,放疗的使用没有生存获益(不考虑淋巴分期),但是如果加上 PORT,局部控制率可明显改善。观察组有 41% 的局部失败,而放疗组只有 3% 的局部失败。在 N2 淋巴结阳性患者中,放疗组的总复发率也低于观察组(P=0.031)。

这项研究与该例患者有特殊的联系,我们必须记住这例患者不是进行放疗与观察的对照研究。该患者在讨论放疗前将接受 4 个周期的以顺铂为基础的化疗。从先前的随机研究资料来看,我们可以作出如下推断:放疗的获益主要与减少局部失败有关。化疗可提高总生存,但是很可能对局部失败也有一些作用。辅助化疗的主要试验——ANITA 试验[4]报道了失败模式,这样可以评估化疗对局部失败的影响。化疗组局部失败 12%,观察组是 18%(P=0.025)。让人困惑的是,试验中 PORT 的使用是不确定的,但是 PORT 在观察组中使用得比化疗组多(33% 比 22%,P=0.0002)。因此,谨慎地说,使用长春瑞滨联合顺铂的化疗组与观察组比较,局部失败至少降低 6%。

Schild 指出,ANITA 的调查者们也发表了临床试验中使用 PORT 的回顾性分析资料[22]。我们应该认识到这些资料仍属于回顾性的,尽管它们来源于 3 期临床试验。无论如何,对于 N2 淋巴结阳性患者,PORT 无论随机在化疗组(中位生存期:47 个月比 24 个月)还是观察组(中位生存期:23 个月比 12 个月)都能提高生存。还有其他一些资料支持手术时为 N2 的患者进行 PORT 可能有生存获益,这些资料包括 SEER 数据库研究[11]的 7000 例把 PORT 作为辅助治疗的淋巴结阳性肺癌患者。PORT 延长了 N2 淋巴结累及患者的生存期(P=0.007)。最后我要说的是,目前我们正在欧洲进行一项 N2 患者 PORT 的 3 期随机试验。尽管肺癌辅助放疗(ART)的病例数增长较慢,但其结果可能可以回答 PORT 能否提高 N2 患者生存这个问题。

回到我们这例患者上来,我们可以确切地说些什么?PORT 确实能降低局部失败,对于这例患者单纯 PORT 可能值得考虑。如果他选择观察,则可能有 18% 的局部失败风险(ANITA[22]),而 PORT 将降低风险至 5% 以下(LCSG[13])。近阶段的回顾性资料强烈提示采用新的放疗技术可提高 N2 患者生存,但 3 期试验缺乏这方面的资料。多年来我们一直在问一个问题"如果是你,你将怎么做?"我将推荐他进行 PORT,下面我们要确定的是放疗剂量和放疗体积。

我选择的放疗剂量是 50Gy/25 次,这是先前我们讨论的 LCSG 试验中使用的剂量,并且取得了显著的局部控制效果。我可能会考虑 50.4Gy/28 次(1.8Gy/d)。但是患者 56 岁,我会考虑到他可能会重新工作和正常生活,我想他的放疗至少在化疗完成后 2 周开始(ANITA 试验推荐)。当然,也可以化疗完成后 4 周进行放疗,这样患者能更彻底地从化疗中恢复过来。

也许更值得我们讨论的是 50Gy 的剂量应该给予什么样的体积。正如我们前面讨论的,给 PORT 冠以坏名的可能是放射性肺炎,而放射性肺炎与我们确定的放疗剂量和放疗体积强烈相关。有关照射野安排方面 ANITA 试验没有做任何推荐,因此这些资料对我们没有指导作用。LCSG 试验要求除了治疗支气管残端,还要行全纵隔照射。我们需要选择纵隔大体积照射吗?我们知道这将增加肺毒性的风险。

对于不可切除的 Ⅲ 期 NSCL 患者,大照射野放疗已经被彻底限制,相反,我们将采用与 20 世纪 90 年代开展的 LCSG PORT 试验相似的照射野。我们大多采用"累及野"放疗,仅把 PET、活检阳性或淋巴结大于 1cm 的淋巴站包括在临床靶体积(CTV)内。这样改变的理由是越来越多的数据显示:即使其他部位的淋巴结没有纳入 CTV 之内,但患者很少发生照射范围之外的淋巴结治疗失败。有充足的前瞻性临床试验证据证明采用累及野放疗[23,24],孤立的未经处理的选择性淋巴结失败比例低于 6%。

主要原因是孤立的未经处理的选择性淋巴结失败不常见,常见的是局部和远处失败。如果直接把这些部位纳入靶区内并没有得到局部控制,因此把没有明显累及的淋巴站加入到照射范围之内获益很小。

虽然对于不可切除 NSCLC 的 PORT 缩小照射野充满诱惑,但是我们必须谨慎处理。我们的患者已经进行了很好的局部治疗(手术),外加 PORT 的目的是防止发生局部失败。我们希望勾画的 CTV 包括局部复发最危险区域,而忽略低危险区域,同时记住化疗可以有助于抵抗局部/区域失败。当我们尝试确定 CTV 时,总是从失败模式资料这个重要地方开始研究的。杜克大学的研究者们评估了 61 例早期 NSCLC R0 切除后局部失败的患者[25]。总体而言,最常见的失败区域是支气管残端,对于所有进行 PORT 的患者,应优先纳入 CTV 靶区范围内。作者还精细地列出了不同肺叶的失败模式,以便基于肺癌原发位置个体化确定 CTV。对于右肺上叶肺癌患者,最常见失败的位置是 4R 站、支气管残端和 7 站。勾画这些位置是这例患者 PORT 个体化 CTV 的核心。有关 PORT 缩小照射范围的论文很少。有一项关于 PORT 的临床研究,即意大利一项有关 I 期 NSCLC PORT 的随机临床试验,采用的照射野较传统放疗小。R0 切除患者仅照射支气管残端和同侧肺门,剂量为 50.4Gy,1.8Gy/次[26]。放疗组的局部失败率仅 2.2%,而随机进入观察组的患者局部失败率是 23%。PORT 患者的 1 级肺毒性比率在 12% 之内,没有观察到 2 级毒性。尽管该试验的入组标准与我们患者不同,但放疗靶区仅包括高危险区域的原则是可应用的。只要治疗剂量(45~60Gy)合适且支气管残端也包括在内,这个原则同样适合于治疗范围更大的、更传统的 PORT。

最后,我们来讨论一下这例患者的影像引导方法。最佳方法是每天照射前先行锥形束 CT 扫描,匹配骨结构,并且支气管残端精确覆盖在内[27]。这种方法可明显减少计划靶区(PTV)所需的外扩范围。CTV 外放 5~7mm 是合适的,可作为这例患者的放疗方案。可选用每天千伏级正交 X 射线来匹配骨结构,尽管这种方法比锥形束 CT 更简单,但没法保证支气管残端能包括在 PTV 内。传统上,每周影像引导也是合适的,但 PTV 需要外扩的范围更大。

总之,经过较长时间的周密讨论,我建议辅助化疗,因为化疗会使生存有非常大的获益。我也推荐考虑 PORT,因为 PORT 不仅能提高局部控制,还有可能使总生存获益。我建议使用 50Gy 这个比较保守的放疗剂量,CTV 限定集中在高危险区域,每天使用影像引导放疗以便减少 CTV 至 PTV 所需的外扩范围。

社区医生评论

Thomas Carlson

Schild 医生很好地概述了围绕 N2 患者的争议情况,我同意他所作的文献综述以及对这例患者的处理意见。针对他提出的问题,我回答如下:

对于这例患者辅助放疗的作用是什么?

该患者是 IIIA、N2 期,正如 Schild 医生评论中概述的那样,他属于能从辅助治疗中获益的类型。作为一名社区肿瘤放疗医生,我倾向于尽可能依据治疗指南和协议来深入理解治疗建议。美国国家综合癌症网络(NCCN)肿瘤临床实践指南[28]推荐这例患者应接受辅助化疗和放疗。

临床状况、临床改变和客观的肺功能是如何影响治疗决策的?

患者术后经历的并发症和客观的肺功能改变很可能与手术本身有关。如果患者的身体状态适合,可制订符合治疗指南推荐剂量的放射治疗计划,我将继续推荐辅助治疗。

我的做法是胸膜固定术前评估胸腔积液,因为积液内发现肿瘤细胞会使治疗更存争议。

胸膜固定术将使随后的影像扫描非常困难。这种情况下,术前 CT 和 PET 融合到术后治疗计划数据中可最大限度地确定解剖位置,并观察胸膜固定术引起的解剖变化。

如果推荐放疗,推荐怎样的放疗剂量/分割方案? 如何确认放疗体积?

如果患者的身体状况可以接受,我将推荐 PORT。对于剂量,我认为 50~54Gy 适合于切缘阴性的患者,而 60Gy 适合于切缘阳性的患者。余下的问题则是该患者确实是切缘阳性吗? 应该与外科医生和病理科医生讨论切缘情况,以评估切缘明显偏近或者切缘阳性,因为他们不能准确描述切缘情况。在该病例中,单独的隆突下淋巴结切除时,右主支气管内侧表面分离的组织可能已经清除。如果外科医生确认这一区域切除术时已经清除,我将推荐较低的放射剂量(54Gy)。

放疗体积应基于失败模式。在这例右肺上叶病例中,最常见的孤立的失败部位是支气管残端、4R 和 7 站淋巴[25]。

肺癌辅助放疗方案可指导靶区的合理勾画,该病例 7 站淋巴结阳性,右侧肿瘤,CTV 应该包括 4R 淋巴结,最高上界在主动脉弓上端,最低下界在隆突下 5cm[29]。

肺炎的风险预测影响放疗的参数吗?

放疗技术的提高增加了我们进行更为积极治疗的能力,并能保证平均剂量、V5、V20 在限定的剂量要求之内。只要治疗计划符合这些剂量限定(V20≤35%;V5≤65%),对靶区剂量的覆盖我不会做任何让步。然而,如果达到这些约束条件有困难,我将重新评估 CTV 的运动特点,在重新评估运动的基础上,改变照射野的上、下范围以满足这些限制条件。

放疗和化疗的顺序如何安排? 不同的治疗顺序对结果有影响吗?

切缘阴性患者,NCCN 指南建议放化疗序贯进行,而对于切缘阳性患者则建议放化疗同期进行。无论化疗是否增加肺炎发生的危险性,化疗与放疗同时进行或在放疗前进行仍然是一个具有争议的话题。如果与胸外科医生讨论后认为患者切缘阳性,推荐进行同期放化疗,否则放化疗将序贯进行。

连续评估肺功能的作用是什么?

我不常规进行连续的肺功能检查,因为我不理解那些资料中提出的治疗结束后连续肺功能检查将改变治疗结果的说法。辅助放疗后,如患者主诉呼吸道症状,我将把评估肺功能纳入到患者病情检查范围内。这些检查结果有助于判断患者症状发生的原因,并将影响我对患者的处理决策。此外,根据经验,我建议患者手术和辅助放疗后定期使用吸入肺活量计或进行深呼吸练习作为一种呼吸系统理疗。

编者注

Gregory Videtic

Ⅲ 期 NSCLC 手术切除患者进行辅助放疗通常是临床治疗的一部分,因为已经证明辅助放疗是获得最佳局部控制的重要因素。至于化疗的顺序,我通常在化疗后进行放疗,除非手术后切缘阳性。我相信尽快进行肿瘤的局部处理很重要。放射治疗剂量取决于手术切缘,切缘阴性患者给予 50Gy,而阳性患者则需 60Gy,分次剂量均为 2Gy。患者的身体状况和术后肺功能状况对于决定推荐怎样的辅助治疗非常重要。术后身体受到严重损害的患者,如 Karnofsky 评分(KPS)低于 70、新出现氧依赖或者客观肺功能损害(DLCO 少于 45%),我建议将肺功能的恢复作为治疗的一部分,可能选择暂时不做放疗,以免加重肺损伤。

(周菊英 译)

参考文献

1. Postoperative radiotherapy in non-small-cell lung cancer: Systematic review and meta-analysis of individual patient data from nine randomised controlled trials. PORT Meta-analysis Trialists Group. *Lancet.* 1998;352:257–263.

2. Lally BE, Zelterman D, Colasanto JM, et al. Postoperative radiotherapy for stage II or III non-small-cell lung cancer using the surveillance, epidemiology, and end results database. *J Clin Oncol.* 2006;24:2998–3006.

3. Douillard JY, Rosell R, De Lena M, et al. Impact of postoperative radiation therapy on survival in patients with complete resection and stage I, II, or IIIA non-small-cell lung cancer treated with adjuvant chemotherapy: The adjuvant Navelbine International Trialist Association (ANITA) Randomized Trial. *Int J Radiat Oncol Biol Phys.* 2008;72:695–701.

4. Douillard JY, Rosell R, De Lena M, et al. Adjuvant vinorelbine plus cisplatin versus observation in patients with completely resected stage IB-IIIA non-small-cell lung cancer (Adjuvant Navelbine International Trialist Association [ANITA]): A randomised controlled trial. *Lancet Oncol.* 2006;7:719–727.

5. Lad T. The comparison of CAP chemotherapy and radiotherapy to radiotherapy alone for resected lung cancer with positive margin or involved highest sampled paratracheal node (stage IIIA). LCSG 791. *Chest.* 1994;106:302S–306S.

6. Krupitskaya Y, Loo BW, Jr. Post-operative radiation therapy (PORT) in completely resected non-small-cell lung cancer. *Curr Treat Options Oncol.* 2008;9:343–356.

7. Emami B, Lyman J, Brown A, et al. Tolerance of normal tissue to therapeutic irradiation. *Int J Radiat Oncol Biol Phys.* 1991;21:109–122.

8. Graham MV, Purdy JA, Emami B, et al. Clinical dose-volume histogram analysis for pneumonitis after 3D treatment for non-small cell lung cancer (NSCLC). *Int J Radiat Oncol Biol Phys.* 1999;45:323–329.

9. Kwa SL, Lebesque JV, Theuws JC, et al. Radiation pneumonitis as a function of mean lung dose: An analysis of pooled data of 540 patients. *Int J Radiat Oncol Biol Phys.* 1998;42:1–9.

10. Annema JT, van Meerbeeck JP, Rintoul RC, et al. Mediastinoscopy vs endosonography for mediastinal nodal staging of lung cancer. *JAMA.* 2010 Nov 24;304:2245–2252.

11. Kraev A, Rassias D, Vetto J, et al. Wedge resection vs lobectomy*. *Chest.* 2007;131:136–140.

12. Moretti L, Yu DS, Chen H, et al. Prognostic factors for resected non-small cell lung cancer with pN2 status: Implications for use of postoperative radiotherapy. *Oncologist.* 2009;14:1106–1115.

13. Effects of postoperative mediastinal radiation on completely resected stage II and stage III epidermoid cancer of the lung. *N Engl J Med.* 1986;315:1377–1381.

14. Langer CJ, Besse B, Gualberto A, et al. The evolving role of histology in the management of advanced non-small-cell lung cancer. *J Clin Oncol.* 2010;28:5311–5320.

15. Light RW, Rogers JT, Moyers JP, et al. Prevalence and clinical course of pleural effusions at 30 days after coronary artery and cardiac surgery. *Am J Respir Crit Care Med.* 2002;166:1567–1571.

16. Chemotherapy in non-small cell lung cancer: A meta-analysis using updated data on individual patients from 52 randomised clinical trials. *BMJ.* 1995;311:899–909.

17. Winton T, Livingston R, Johnson D, et al., Vinorelbine plus cisplatin vs. observation in resected non-small-cell lung cancer. *N Engl J Med.* 2005;352:2589–2597.

18. Arriagada R, Dunant A, Pignon JP, et al. Long-term results of the International Adjuvant Lung Cancer Trial evaluating adjuvant cisplatin-based chemotherapy in resected lung cancer. *J Clin Oncol.* 2010;28:35–42.

19. Keller SM, Adak S, Wagner H, et al. A randomized trial of postoperative adjuvant therapy in patients with completely resected atage II or IIIa non-small-cell lung cancer. *N Engl J Med.* 2000;343:1217–1222.

20. Curran WJ, Paulus R, Langer CJ, et al. Sequential vs concurrent chemoradiation for stage III non-small cell lung cancer: Randomized phase III trial RTOG 9410. *J Natl Cancer Inst.* 2011;103:1452–1460.

21. Munro AJ. What now for postoperative radiotherapy for lung cancer? *Lancet.* 1998;352:250–251.

22. Douillard JY, Rosell R, De Lena M, et al. Impact of postoperative radiation therapy on survival in patients with complete resection and stage I, II,

or IIIA non-small-cell lung cancer treated with adjuvant chemotherapy: The adjuvant Navelbine International Trialist Association (ANITA) Randomized Trial. *Int J Radiat Oncol Biol Phys.* 2008;72:695–701.

23. Yuan S, Sun X, Li M, et al. A randomized study of involved-field irradiation versus elective nodal irradiation in combination with concurrent chemotherapy for inoperable stage III nonsmall cell lung cancer. *Am J Clin Oncol.* 2007;30: 239–244.

24. Bradley JD, Graham M, Suzanne S, et al. Phase I results of RTOG L-0117; a phase I/II dose intensification study using 3DCRT and concurrent chemotherapy for patients with inoperable NSCLC. *J Clin Oncol.* 2005;23(16 Suppl): abstract 7063.

25. Kelsey CR, Light KL, Marks LB. Patterns of failure after resection of non–small-cell lung cancer: Implications for postoperative radiation therapy volumes. *Int J Radiat Oncol Biol Phys.*
2006;65:1097–1105.

26. Trodella L, Granone P, Valente S, et al. Adjuvant radiotherapy in non-small cell lung cancer with pathological stage I: Definitive results of a phase III randomized trial. *Radiother Oncol.* 2002;62:11–19.

27. Yeung AR, Li J, Shi W, et al. Optimal imageguidance scenario with cone-beam computed tomography in conventionally fractionated radiotherapy for lung tumors. *Am J Clin Oncol.* 2010;33:276–280.

28. Non-Small Cell Lung Cancer Version 2.2012, NCCN Clinical Practice Guidelines in Oncology. 10/04/11 © National Comprehensive Cancer Network, Inc. 2011.

29. Spoelstra FOB, Senan S, LePechoux C, et al. Variations in target volume definition for postoperative radiotherapy in stage III non-smallcell lung cancer: Analysis of an international contouring study. *Int J Radiat Oncol Biol Phys.* 2010;76:1106–1113.

第 **8** 章

▪ 中枢神经系统肿瘤 ▪

Minesh P. Mehta

间变性少突神经胶质瘤

"热点新闻"更新

最近放射治疗肿瘤学组(RTOG)和欧洲癌症研究和治疗组织(EORTC)联合开展了临床试验并在最近发表文章展示了一些关于染色体缺失的间变性少突神经胶质瘤(AO)患者的生存优势与同期放化疗有关的一些成熟的数据,由于这个病例的表述和讨论先于这些文章的发表,因此,这里的讨论和结论不能反映这些数据[1]。

临床问题

少突神经胶质瘤患者的"正确"治疗具有相当大的争议。尽管已经有一些临床随机试验在开展研究,但还有很多治疗方面的问题仍然存在很高的可变性。这些胶质瘤在接受种种不同的治疗组合后,尤其是当肿瘤具有某些有利的分子生物学特征时,具有比胶质母细胞瘤更高的生存率,这种认识使上述的困境更加严重。对于这些患者治疗的决策过程,尤其是在联合治疗和序贯治疗方面,依然存在争议。

临床病例

一名 30 岁的右利手女性,因发生影响右手的癫痫部分简单发作而被送到急诊室。病情评估包括全脑的 MRI 检查,T1 显像可见左侧额叶有一个低信号区域,T2 加权显像呈不均匀的信号。在影像异常的范围内没有明显的增强区域。活组织检查发现为染色体 1p/19q 缺失的少突神经胶质瘤。手术切除证实是单纯的少突神经胶质瘤,术后影像学检查发现没有明显的肿瘤残留,T2 上信号异常的残留信号极低。

治疗决策

- 这名患者术后需要何种治疗?有哪些数据支持这种选择?
- 应该给予这名患者哪种化疗方案?
- 在肿瘤复发时患者有哪些治疗可供选择?

主要观点

Haider A. Shirazi, Minesh P. Mehta

世界卫生组织(WHO)3 级的胶质瘤包括间变性星形细胞瘤、间变性少突神经胶质瘤、间变性少突星形细胞瘤和 WHO 4 级的胶质母细胞瘤一起,被称为高级别胶质瘤[2]。单纯的间变性肿瘤和混合性少突神经胶质瘤都是相对比较少见的原发脑肿瘤,预后好于其他恶性胶质瘤[3]。最近一项以人群为基础的注册研究显示,少突神经胶质瘤的发病率逐渐增加,而星形细胞瘤则相应降低,必须强调 3 级胶质瘤准确病理诊断的重要性,因为少突神经胶质瘤有相当好的预后[4]。据报道单纯间变性少突神经胶质瘤的中位总生存时间大约为 4.5 年,好于混合性的间变性少突神经胶质瘤,肿瘤中星形细胞瘤成分增加,染色体 1p/19q 缺失频率减少[5]。自 1990 年开始的分子研究显示,等位基因 1p 和 19q 缺失对预后的重要性在于这是肿瘤放化疗敏感性和生存率提高的预测指标[6-10]。1p/19q 缺失对特定类型化疗效应的预测作用并不清楚,目前最重要的意义可能在于使少突胶质细胞瘤有更精确的表征[11]。

尽最大可能安全切除有充分边界的肿瘤是治疗 AO 的第一步。适当的术后治疗仍然存在争议。在一项对 99 名神经外科医生关于 1p/19q 完整的 AO 治疗的调查中,34% 的医生推荐放疗同期替莫唑胺治疗后替莫唑胺辅助治疗,20% 的医生推荐单纯放疗。与此相反,对于有 1p/19q 缺失的 AO,42% 的医生推荐单纯化疗,替莫唑胺是具有代表性的化疗药物[12]。尽管最常见的推荐方案是放疗同期替莫唑胺治疗后替莫唑胺辅助治疗,但这个方案用于 AO 的治疗还缺乏充分的数据支持,可能还不太成熟。

两项随机临床试验已经分析了 AO 术后放疗联合化疗的获益。RTOG 94-02 是一项 3 期随机临床试验,比较了 4 个周期的甲基苄肼、CCNU 和长春新碱(PCV)新辅助化疗后放疗和单纯放疗两种治疗方案[13]。70% 的患者接受了 1p/19q 缺失的组织学分析,研究还包括一个神经病理学的回顾验证。291 例患者入组,70% 的患者为单纯 AO。联合治疗组的中位无病生存期(PFS)为 2.5 年,单纯放疗组为 1.9 年(P=0.018),而两组的中位总生存期没有明显差异(联合组 4.9 年,单纯放疗组 4.7 年)。1p/19q 缺失的患者中位总生存期超过 7 年,没有缺失的仅 2.8 年。在单纯放疗组中有疾病进展的患者,80% 基本都接受了化疗,方案通常为 PCV。

EORTC 通过随机将 368 例患者分为放疗后接受 6 个周期的 PCV 方案化疗组和单纯放疗组进行研究,以验证手术和放疗后化疗的作用[14]。85% 的患者接受了 1p/19q 缺失的组织学分析,研究还包括一个神经病理学的回顾验证,72% 的患者为单纯 AO。研究也显示辅助化疗组中位 PFS 提高[23 个月,单纯放疗组 13.2 个月(P=0.0018)],总生存期没有提高。该研究中 1p/19q 缺失的患者 5 年生存率为 74%。疾病进展

时,单纯放疗组 82% 的患者给予化疗,绝大多数采用 PCV 方案。EORTC 研究中对毒性反应的分析显示,联合治疗组急性毒性反应发生率增加,但两组的远期反应的发生率没有差异[15]。

因此,这两项随机试验均没有显示放疗辅助 PCV 化疗的方案具有绝对的生存获益(两项试验的主要研究终点);两者都有 PFS 的提高,1p/19q 缺失的患者受辅助化疗的影响最大。两组间生存获益没有差异可能与放疗后进展的患者采用 PCV 化疗进行挽救治疗有关,如果确实是这个原因,则提示治疗顺序可能与生存率没有关系。德国一项随机临床试验部分回答了这个问题,318 例星形胶质瘤患者(其中仅 39 例被证实是 AO)随机被分到放射治疗组或化疗组(随机分到替莫唑胺或 PCV 组)。当疾病进展时,放疗组的患者接受化疗,而化疗组的患者则用另外一组的化疗方案,并且只有在第二次进展时才给予放疗。比较先前随机分组的放疗组或化疗组的总生存没有统计学差异,更加提示采用多种序贯治疗的治疗顺序本身可能没有明显的影响。然而,考虑到 368 例患者中仅 39 例被诊断为 AO,这个假设很可能只是个伪命题[16]。

我们一直在持续研究甲基鸟嘌呤-DNA 甲基转移酶(MGMT)启动子甲基化预测治疗和预后的价值,一项替莫唑胺治疗胶质母细胞瘤的 3 期临床试验结果和研究中患者 MGMT 甲基化状态对预后的重要性部分推动了这项研究[17,18]。Mollemann 等观察发现在 1p/19q 缺失的肿瘤中有 80% 存在 MGMT 启动子的甲基化[19]。Brandes 等研究了替莫唑胺在 67 例复发的原发 AO 或间变性少突星性细胞瘤中的效应[19]。尽管观察到 1p/19q 缺失和 MGMT 甲基化之间有明显的相关性,但 MGMT 与 OS 之间并无明显相关。研究者们总结认为替莫唑胺是间变性少突神经胶质瘤肿瘤中的一种活性剂,总的反应率大约为 50%。一项不同的回顾性研究注意到,在 28 例进展期的低分级少突神经

胶质瘤和低 MGMT 患者中，蛋白的表达与单纯和混合性 AO 中 1p/19q 的缺失和对替莫唑胺的总反应相关[20]。

近期几项 2 期临床试验包括单纯和混合性 AO 已经可以看到采用替莫唑胺协同放疗的方案治疗，能够产生和 PCV 类似的反应率，但毒性反应可能较小，也同样看到采用非 PCV 方案的患者中 1p/19q 的缺失对预后的重要性；然而，其他回顾性研究并未得出相同的结论。Mikkelsen 等研究了 48 例 AO 患者接受新辅助和放疗同期联合替莫唑胺的综合治疗[21]。1p/19q 缺失的患者仅接受替莫唑胺治疗，而那些无缺失的患者接受新辅助替莫唑胺和放疗同期替莫唑胺治疗，随后再继续辅助替莫唑胺治疗。肿瘤没有 1p/19q 缺失的患者 PFS 为 13.5 个月，生存期低于有缺失患者的 28.7 个月。RTOG 01-31 是一项 AO 患者使用替莫唑胺进行新辅助和放疗同期治疗的 2 期临床试验[22]。入组了 42 例患者，放疗前的客观反应率为 32%（18% 比 39%，1p/19q 缺失的患者反应率更高）。毒性反应数据与 RTOG 94-02 和 EORTC 研究结果相比较并分析后显示，患者对替莫唑胺比 PCV 方案有更好的耐受性。

我们已经在研究单纯和混合性 AO 将单纯化疗作为初始治疗的效果，特别是在那些 1p/19q 缺失的患者中。Abrey 等报道了一项前瞻性 2 期临床试验的结果，AO 患者采用高剂量 PCV 为基础的化疗联合干细胞挽救治疗，发现中位 PFS 为 78 个月，46% 的患者出现复发[23]。Paleologos 等研究分析了 36 例 AO 患者接受标准或加强的 PCV 化疗。他们发现，尽管其中有 30% 的患者因为进展或复发需要在治疗过程中接受放疗，但反应率达 70%，因此研究者们并不推荐在这类患者中单独使用 PCV 化疗[24]。单纯使用替莫唑胺的小样本研究已经获得较好的结果，一项研究分析了 20 例 AO 患者接受中位 14 个周期的替莫唑胺化疗，反应率为 75%，中位疾病进展期为 24 个月，绝大多数患者化疗后表现出神经功能改善[25]。

生物制剂的研究也在进行。Desjardins 等的研究显示，在复发或进展后使用伊马替尼 12 个月，PFS 为 29%，血液学毒性也较小[26]。一项 2 期 EORTC 研究显示，单纯和混合性 AO 6 个月，PFS 只有 9%[27]。在 Vredenburgh 等的一项研究中，23 例患者接受了贝伐单抗和伊立替康治疗，包括 9 例 3 级胶质瘤患者，初始治疗后均出现了复发或进展[28]。6 个月的 PFS 为 38%，6 个月的 OS 为 72%[72]。3 级胶质瘤患者的中位生存期为 30 周。

在一项新的 3 期组间研究 N0577 中，招募新诊断为 1p/19q 缺失的 AO 患者。患者被随机分为单纯放疗组、放疗同期和辅助替莫唑胺组或 12 个周期的单纯替莫唑胺组。

最终建议

在对这名 30 岁的单纯 AO 患者最大程度的安全切除肿瘤术后，我们将按照 RTOG 01-31 2 期临床研究的方法治疗患者。我们推荐先进行单纯替莫唑胺治疗，如果患者治疗 6 个周期后没有达到完全缓解，她将继续接受 59.4Gy 剂量的放疗联合同期替莫唑胺化疗。

学术评论

Andrew B. Lassman

目前对于新诊断的间变性 AO 的治疗标准还没有普遍的共识。单纯放疗、放疗同期联合和（或）辅助化疗、单纯化疗都是可接受的选择[12]。在 40 多年前由脑肿瘤研究组（BTSG）开展了最初的工作后，近几十年来所有高级别胶质瘤"集中"在一起进行放射治疗，发现比支持治疗或亚硝脲单一化疗的生存率都要高[29,30]。化疗在提高患者的长期生存方面效果不大，拉直了生存曲线的"尾部"，但没有延长中位生存期并造成大量毒性反应[31]。然而，初期试验中大多数患者为胶质母细胞瘤，在 20 世纪 80 年代后期，才发现少突神经胶质瘤是对化疗敏感的肿瘤[32]。这一发现使大家恢复了对化疗的兴趣，2 项 3 期临床试验评估了放疗前或后外加 PCV 方案化疗对生存的影响[13,14]。这些研究正如先前讨论的那样对生存的影响是"阴性"的。

　　然而，这些研究并没有像我们今天那样探讨这种疾病，因为当时的治疗并不依赖于 1p/19q 缺失的状态，这种预后因素直到这两项试验开展以后才被发现[6]。肿瘤 1p/19q 缺失的患者生存时间较长，以至于患者从初始治疗开始就处于发生迟发性神经认知功能毒性反应的危险中，特别是放疗导致的神经损伤，类似于低分级胶质瘤患者[33]。因此，在 2005 年的调查中，高达 42% 的神经肿瘤专家提倡给予 1p/19q 缺失的患者单纯新辅助化疗[12]。一项回顾性研究已证明，自 2005 年起有 57% 的这种病例接受单纯的化疗[34]。目前，有关染色体缺失肿瘤（CODEL）的研究是针对这一问题进行的前瞻性研究。另外，一项 3 期研究已证实新诊断的胶质母细胞瘤（GBM）患者放疗同时加上替莫唑胺（通常被认为比 PCV 毒性低），虽然 GBM 的化疗敏感性低于少突神经胶质瘤，但延长了生存期[18]。这一结果使很多医生提倡放疗和替莫唑胺的联合治疗适合治疗任何组织学亚型的所有高级别胶质瘤患者，甚至有些医生认为适合所有胶质瘤[35]。这可能是合理的治疗建议，但目前还没有 1 级证据支持。

　　而且，替莫唑胺毒性小、方便给药，可能已经完全取代 PCV 化疗。例如，在一项治疗 1013 例不参加 3 期临床试验的少突星形细胞瘤患者的回顾性资料中，从 1995 年到 1999 年接受单纯化疗的患者，86% 接受了 PCV 方案化疗，没有患者接受替莫唑胺的治疗。自 2005 年起，98% 的患者接受替莫唑胺治疗，只有 2% 的患者接受 PCV 方案化疗（Lassman 等，论文已递交）。然而，目前还没有充分比较 PCV 方案和替莫唑胺的前瞻性随机研究。随机临床试验要么是研究有关复发性星形细胞瘤的[35]，要么研究的

动力不足。例如，德国 NOA-04 研究将 318 例 WHO 3 级的胶质瘤患者随机分组，提示替莫唑胺非劣于 PCV 方案，但仅 17 例采用初始化疗方案的患者经过病理审查确认是单纯间变性少突神经胶质瘤[16]。其他数据提示，低级别少突神经胶质瘤对替莫唑胺的治疗反应高于 PCV 方案[36]。最后，在 RTOG 0131 研究中，间变性少突星形细胞瘤对新辅助替莫唑胺的完全缓解率非常低，而对 PCV 的完全缓解率却比较常见[22]。一项回顾性研究已证明，1p/19q 缺失的间变性少突星形细胞瘤或混合性少突星形细胞瘤的患者接受 PCV 方案化疗的 PFS 实质上要长于接受替莫唑胺化疗的患者（7.6 年比 3.3 年，$n=21$ 比 $n=68$，$P=0.019$）[34]。尽管替莫唑胺被广泛使用，我们依然没有证实它真正等效或优于 PCV 方案，并且很可能还没有开展过设计适当的研究。最后，较长的潜在疾病控制和更大的潜在治疗毒性相比较的"相对价值"还没有被充分研究。根据我个人的经验，所有接受 PCV 方案化疗的患者被使用替莫唑胺所取代，主要原因还是出于对毒性反应和生活质量的考虑。

　　在这个病例中，因为 1p/19q 缺失而在诊断时推迟放疗显得很合理，患者组织学诊断是单纯间变性少突神经胶质细胞瘤，且患者比较年轻，所有良好的预后因素均提示放疗导致晚期神经认知功能的毒性反应可能更值得关注。然而，我也将探索其他分子生物学方面的分析，如 MGMT 启动子的甲基化和异柠檬酸脱氢酶（IDH）的突变。这些不断出现的预后因素可能比 1p/19q 缺失对生存的影响更大，而可能导致在一小组肿瘤 1p/19q 缺失的患者中出现非预期的较短的生存时间[16,34,37,38]。如果所有 3 个分子生物学分析已证明患者有良好的预后因素（1p/19q 缺失，MGMT 启动子甲基化、IDH 突变），我将推迟放疗的实施。另外，如果耐受性良好，我宁可继续给予 12~18 个周期的替莫唑胺化疗，然后紧接着每 2~3 个月进行密切的影像学的检查，直到明确复发

才给予放疗，而不是在 6 个周期的新辅助化疗后没有反应就停止继续使用替莫唑胺转而放疗。如果患者对初始治疗有反应，又完全不想接受放疗，那么正在进行的一项多中心 2 期临床试验正是探索自体干细胞移植的可行性和有效性[39]。然而，在一项临床试验之外，我们将很难去提倡这样一种具有潜在生命威胁的毒性反应的治疗方法。

社区医生评论

Deepak Khuntia

正如前文提到的，AO 是相对少见的原发中枢神经系统肿瘤，处理颇有争议。当进一步检查该病例，初始治疗的争议就几乎没有了。这名患者年轻、有症状，因此，应该进行最大程度的安全切除术。作为一名社区医生，我经常查看国家指南来帮助治疗决策。根据最近的 NCCN 更新，应该继续进行最大程度的安全切除术。然而，术后辅助治疗的建议远非那么简单。

在以社区为基础的临床实践中，让这名患者仅仅接受单纯的替莫唑胺治疗并不常用。这例亚组中的患者不采用放疗的主要原因与缺乏数据支持术后放疗有助于生存获益有关，也和担忧放疗会给 30 岁的年轻女性带来神经毒性有关。在德国 NAO-04 研究的努力下，318 例患者接受了 2:1:1 随机分组加入接受术后放疗、PCV 方案化疗和替莫唑胺化疗组[16]。在第二、三组中，放疗作为挽救治疗方案使用。术后放疗组（总共 139 例患者）有 33 例 AO 患者，PCV 组或替莫唑胺组（总共 135 例患者）有 27 例 AO 患者。术后放疗组和两个化疗组之间治疗到失败的时间、PFS 和 OS 均没有区别。而且，复发时接受放疗的患者比那些复发时行化疗的患者不良反应事件发生率低（45% 比75%）。最后，在 138 例真正完成一线化疗的患者中，仅 71 例患者最终在复发时完成了放疗，实际上有近 1/2 的患者避免了放疗的毒副反应。目前还没有很好地界定什么是真正发生明显的神经认知功能下降，但我们可以合理推断那些很可能发展成为放疗相关痴呆的患者将延长生存期。我们这个病例中的患者 30 岁，有 1p/19q 缺失，已经手术切除了大块的肿瘤，很可能有很高的 5 年生存率。最后，关于化疗药物的选择，NAO-04 试验显示 PCV 组和替莫唑胺组在有效率方面没有差异，但是前者有更高的毒性反应发生率。考虑到这些信息，给予这名患者延迟放疗联合一线替莫唑胺化疗作为术后辅助治疗是一个非常合理的选择。

编者注

Minesh P. Mehta

一名 30 岁的 AO 患者被发现有 1p/19q 缺失，有几种治疗方案可以选择。我同意作者们的治疗建议：先采用替莫唑胺治疗并尝试延迟或取消放疗，因为较年轻的患者可能有较长时间的生存期，因此更易于发生放疗相关的晚期毒性反应。在进展的情况下，我将推荐放疗联合同期替莫唑胺治疗。

参考文献

1. Cairncross G, et al. Phase III trial of chemoradiotherapy for anaplastic oligodendroglioma: Long-term results of RTOG 9402. *J Clin Oncol.* 2013;31:337–343.
2. Black PM, Loeffler JS. *Cancer of the Nervous System.* 2nd ed. Philadelphia: Lippincott Williams & Wilkins; 2005.
3. *Statistical Report: Primary Brain Tumors in the United States, 1998–2002.* Central Brain Tumor Registry of the United States; 2005.
4. Hoffman S, Propp JM, McCarthy BJ. Temporal trends in incidence of primary brain tumors in the United States, 1985-1999. *Neuro Oncol.* 2006;8(1):27–37.
5. Shaw EG, Scheithauer BW, O'Fallon JR. Supratentorial gliomas: A comparative study by grade and histologic type. *J Neurooncol.* 1997;31(3):273–278.
6. Cairncross JG, Ueki K, Zlatescu MC, et al. Specific genetic predictors of chemothera-

peutic response and survival in patients with anaplastic oligodendrogliomas. *J Natl Cancer Inst.* 1998;90(19):1473–1479.

7. Smith JS, Perry A, Borell TJ, et al. Alterations of chromosome arms 1p and 19q as predictors of survival in oligodendrogliomas, astrocytomas, and mixed oligoastrocytomas. *J Clin Oncol.* 2000;18(3):636–645.

8. Bauman GS, Ino Y, Ueki K, et al. Allelic loss of chromosome 1p and radiotherapy plus chemotherapy in patients with oligodendrogliomas. *Int J Radiat Oncol Biol Phys.* 2000;48(3):825–830.

9. Ino Y, Betensky RA, Zlatescu MC, et al. Molecular subtypes of anaplastic oligodendroglioma: Implications for patient management at diagnosis. *Clin Cancer Res.* 2001;7(4):839–845.

10. Hoang-Xuan K, He J, Huguet S, et al. Molecular heterogeneity of oligodendrogliomas suggests alternative pathways in tumor progression. *Neurology.* 2001;57(7):1278–1281.

11. Dunbar EM. The role of chemotherapy for pure and mixed anaplastic oligodendroglial tumors. *Curr Treat Options Oncol.* 2009;10(3-4):216–230.

12. Abrey LE, Louis DN, Paleologos N, et al. Survey of treatment recommendations for anaplastic oligodendroglioma. *Neuro Oncol.* 2007;9(3): 314–318.

13. Intergroup Radiation Therapy Oncology Group Trial 9402, Cairncross G, Berkey B, et al. Phase III trial of chemotherapy plus radiotherapy compared with radiotherapy alone for pure and mixed anaplastic oligodendroglioma: Intergroup Radiation Therapy Oncology Group Trial 9402. *J Clin Oncol.* 2006;24(18):2707–2714.

14. van den Bent MJ, Carpentier AF, Brandes AA, et al. Adjuvant procarbazine, lomustine, and vincristine improves progression-free survival but not overall survival in newly diagnosed anaplastic oligodendrogliomas and oligoastrocytomas: A randomized European Organisation for Research and Treatment of Cancer phase III trial. *J Clin Oncol.* 2006;24(18):2715–2722.

15. Taphoorn MJ, van den Bent MJ, Mauer M, et al. Health-related quality of life in patients treated for anaplastic oligodendroglioma with adjuvant chemotherapy: Results of a European Organisation for Research and Treatment of Cancer randomized clinical trial. *J Clin Oncol.* 2007;25(36):5723–5730.

16. Wick W, Hartmann C, Engel C, et al. NOA-04 randomized phase III trial of sequential radiochemotherapy of anaplastic glioma with procarbazine, lomustine, and vincristine or temozolomide. *J Clin Oncol.* 2009;27(35):5874–5880.

17. Hegi ME, Diserens AC, Gorlia T, et al. MGMT gene silencing and benefit from temozolomide in glioblastoma. *N Engl J Med.* 2005;352(10): 997–1003.

18. Stupp R, Mason WP, van den Bent MJ, et al. Radiotherapy plus concomitant and adjuvant temozolomide for glioblastoma. *N Engl J Med.* 2005;352(10):987–996.

19. Möllemann M, Wolter M, Felsberg J, et al. Frequent promoter hypermethylation and low expression of the MGMT gene in oligodendroglial tumors. *Int J Cancer.* 2005;113(3):379–385.

20. Levin N, Lavon I, Zelikovitsh B, et al. Progressive low-grade oligodendrogliomas: Response to temozolomide and correlation between genetic profile and O6-methylguanine DNA methyltransferase protein expression. *Cancer.* 2006;106(8):1759–1765.

21. Mikkelsen T, Doyle T, Anderson J, et al. Temozolomide single-agent chemotherapy for newly diagnosed anaplastic oligodendroglioma. *J Neurooncol.* 2009;92(1):57–63.

22. Vogelbaum MA, Berkey B, Peereboom D, et al. Phase II trial of preirradiation and concurrent temozolomide in patients with newly diagnosed anaplastic oligodendrogliomas and mixed anaplastic oligoastrocytomas: RTOG BR0131. *Neuro Oncol.* 2009;11(2):167–175.

23. Abrey LE, Childs BH, Paleologos N, et al., High-dose chemotherapy with stem cell rescue as initial therapy for anaplastic oligodendroglioma: Long-term follow-up. *Neuro Oncol.* 2006;8(2):183–188.

24. Paleologos NA, Macdonald DR, Vick NA, Cairncross JG. Neoadjuvant procarbazine, CCNU, and vincristine for anaplastic and aggressive oligodendroglioma. *Neurology.* 1999;53(5): 1141–1143.

25. Taliansky-Aronov A, Bokstein A, Lavon I, Siegal T. Temozolomide treatment for newly diagnosed anaplastic oligodendrogliomas: A clinical efficacy trial. *J Neurooncol.* 2006;79(2):153–157.

26. Desjardins A, Quinn JA, Vredenburgh JJ, et al. Phase II study of imatinib mesylate and hydroxyurea for recurrent grade III malignant gliomas. *J Neurooncol.* 2007;83(1):53–60.

27. Raymond E, Brandes AA, Dittrich C, et al. Phase II study of imatinib in patients with recurrent gliomas of various histologies: A European Organisation for Research and Treatment of Cancer Brain Tumor Group Study. *J Clin Oncol.* 2008;26(28):4659–4665.

28. Vredenburgh JJ, Desjardins A, Herndon JE 2nd, et al. Phase II trial of bevacizumab and irinotecan in recurrent malignant glioma. *Clin Cancer Res.* 2007;13(4):1253–1259.

29. Walker MD, Alexander E Jr, Hunt WE, et al.

Evaluation of BCNU and/or radiotherapy in the treatment of anaplastic gliomas. A cooperative clinical trial. *J Neurosurg*. 1978;49(3):333–343.

30. Walker MD, Green SB, Byar DP, et al. Randomized comparisons of radiotherapy and nitrosoureas for the treatment of malignant glioma after surgery. *N Engl J Med*. 1980;303(23):1323–1329.

31. Mason W, Louis DN, Cairncross JG. Chemosensitive gliomas in adults: which ones and why? *J Clin Oncol*. 1997;15(12):3423–3426.

32. Cairncross JG, Macdonald DR. Successful chemotherapy for recurrent malignant oligodendroglioma. *Ann Neurol*. 1988;23(4):360–364.

33. Douw L, Klein M, Fagel SS, et al. Cognitive and radiological effects of radiotherapy in patients with low-grade glioma: Long-term follow-up. *Lancet Neurol*. 2009;8(9):810–818.

34. Lassman AB, Iwamoto FM, Cloughesy TF, et al. International retrospective study of over 1000 adults with anaplastic oligodendroglial tumors. *Neuro Oncol*. 2011 Jun;13(6):649–659.

35. Brada M, Stenning S, Gabe R, et al. Temozolomide versus procarbazine, lomustine, and vincristine in recurrent high-grade glioma. *J Clin Oncol*. 2010;28(30):4601–4608.

36. Weller M. Chemotherapy for low-grade gliomas: When? How? How long? *Neuro Oncol*. 2010; 12(10):1013.

37. van den Bent MJ, Dubbink HJ, Sanson M, et al. MGMT promoter methylation is prognostic but not predictive for outcome to adjuvant PCV chemotherapy in anaplastic oligodendroglial tumors: A report from EORTC Brain Tumor Group Study 26951. *J Clin Oncol*. 2009;27(35):5881–5886.

38. van den Bent MJ, Dubbink HJ, Marie Y, et al. IDH1 and IDH2 mutations are prognostic but not predictive for outcome in anaplastic oligodendroglial tumors: A report of the European Organization for Research and Treatment of Cancer Brain Tumor Group. *Clin Cancer Res*. 2010;16(5):1597–1604.

39. Mohile NA, et al., High-dose chemotherapy with autologous stem cell rescue (ASCR) for newly diagnosed anaplastic oligodendroglial tumors: preliminary report of an oligodendroglioma study group trial [abstract TA-37]. *Neuro Oncol*. 2006;8(4):447.

新诊断为胶质母细胞瘤的老年患者

临床问题

"正确"治疗一名胶质母细胞瘤(GBM)的老年患者具有相当大的争论和争议,尽管一些随机临床试验已经研究过其中一些问题,但很多其他方面的问题仍存在高度的争议,而且内科医生之间的意见明显不一致。这个难题在常规的"社区医疗实践"中经常遇到,这些患者大多数因为年龄较大、有时候 KPS 评分较差或者为了减少挪动很少被推荐去做多学科的治疗。

临床病例

一名 77 岁的女性患者,居住在大都市中,市内交通条件有限,有泊车问题和明显的交通压力,因为全身强直-阵挛发作而被送到急诊室。她接受了脑部 MRI 检查,T1 上显示在左侧额叶中回有一个轻度增强的肿块,在最大横切面、前后位和冠状位上测量大小约为 3.3cm×2.5cm×2.4cm。肿块占位效应较小,且无显著的中线移位。左侧扣带回可见一个 3mm 的点状增强病灶。在患者发病后 4 天内持续插管并接受抗癫痫治疗。拔管后,右上肢轻度无力和全身动作迟缓,但没有其他灶性神经功能缺损。

患者随后接受了清醒状态下皮层映射定位导航的左额开颅术,切除全部肿块。病理诊断为高度细胞浸润性胶质瘤,伴有中等量多形性星形细胞成分。病灶中有伪栅栏样坏死和一些微血管增生,与 WHO 4 级 GBM 一致。术后患者停止所有的类固醇药物后 KPS 评分为

70 分,并不再需要使用每天两次、每次 500mg 的左乙拉西坦进一步抗癫痫治疗。她回到自己的家并能够进行大部分日常活动。她的 3 个女儿住在附近,并能提供大量的交通、购物和其他家务琐事的帮助。患者的一个女儿认识另外一个州的中枢神经系统肿瘤专家。临床治疗的关键问题包括选择合适的治疗,如临终关怀、单纯放疗、单纯化疗和放化疗联合治疗、放疗的疗程以及选择接受治疗的中心。

治疗决策

● 这名新诊断为 GBM 的老年患者应该给予怎样积极的治疗?

● 何种放疗剂量和分割方式将预示有最高的治疗获益和最低的降低患者生活质量的风险?

● 治疗方案里是否应该加入化疗?辅助治疗必要吗?

主要观点

Minesh P. Mehta,Haider A. Shirazi

GBM 是成人最常见的中枢神经系统肿瘤,约占胶质瘤所有病例的 80%,而且大多数病例都是高级别胶质瘤[1-3]。65~84 岁患者 GBM 的发生率最高。随着预期寿命的延长,预计这种预后差、侵袭性强的疾病的患者数也将随之增多[4-7]。几项研究已经显示老年患者的预后更差,治疗的耐受性和反应性也降低,一些报道还指出老年患者的肿瘤可能还有一些不同的分子生物学的特征[8-10]。年龄是 GBM 最明显的

预后因素(超过 50 岁的患者预后更差),其次是 KPS 评分、组织学和精神状态。老年患者的中位生存期一般是按月计算的,长期生存的患者几乎没有。一项研究建议老年患者不应当接受积极的治疗,因为积极的治疗可能造成他们的生存期更短[11-13]。一项有 133 例新诊断为 GBM 的 65 岁及以上患者的研究发现,与那些仅接受针吸活检的患者相比,进行切除手术并未增加患者的围术期并发症;而且,手术切除患者的中位生存期达 5.7 个月,单纯针吸活检的患者中位生存期只有 4 个月[14]。

尽管 GBM 长期生存者非常少见,5 年生存率低于 5%,但最近治疗上的进步已经改善了生存。欧洲癌症研究和治疗组织(EORTC)/加拿大国家癌症研究所(NCIC)联合进行关于活检或切除后进行放射治疗联合替莫唑胺和单纯放射治疗的临床试验更新的结果显示,联合治疗组的 5 年生存率为 9.8%,不联合替莫唑胺的为 1.9%,联合放化疗方案目前已经成为治疗 GBM 患者的标准方案[15]。然而,年龄超过 70 岁的患者的治疗结果不能直接由 Stupp 试验推导出来,因为该临床试验没有招募 70 岁以上的患者,老年 GBM 患者进行放化疗的获益依然存在争议[16]。EORTC/NCIC 试验关于患者趋势获益的分析发现,随着年龄的增大,联合模式治疗方案的获益逐渐变小,65~71 岁患者的适度风险比为 0.8(P=0.34)[17]。该试验明确的结论是:与单纯放疗相比,我们已经有了一级证据支持同步放化疗(CRT)在延长 GBM 生存中的作用,但是试验也显示随着年龄的增加治疗获益降低的现象,试验并没有涉及年龄大于 70 岁患者的治疗获益问题。

Keime Guibert 等在 2007 年发表的研究中,85 例年龄≥70 岁、新诊断为间变性星形细胞瘤或 GBM 的患者,被随机分到放疗和支持治疗组或单纯支持治疗组[18]。患者的 KPS 评分≥70 分,放疗总剂量为 50Gy,1.8Gy/次,局部照射受累的脑内病灶。当试验中期分析显示

放疗组的中位生存时间为 29.1 周而单纯支持治疗组仅为 16.9 周、放疗组的死亡风险为 0.47 时,研究者提前终止了试验。两组患者的生活质量和认知功能无显著差异。因此,该临床试验得出的明确结论是,与单纯支持治疗相比,我们有了一级证据支持在老年 GBM 患者中使用放疗能够延长生存,但该试验没有涉及放疗与化疗相比或与联合治疗相比的相关获益问题。

其他证据也支持了这一结论。一项老年 GBM 患者基于人群的分析发现,与不接受放疗相比,接受放疗患者的原因特异性生存期明显延长,放疗的风险比为 0.43[19]。这项研究还发现,诊断时的年龄是老年人群的预后因素。Kita 等也注意到年龄成为预后因素,并提示预后的差异可能与老年患者的肿瘤具有更高的辐射抗性有关[20]。一项回顾性研究发现,老年 GBM 患者优选的治疗,定义为肿瘤全切或次全切除且术后进行放射治疗,与 PS 评分无关,能够使生存时间从次优治疗的 2.4 个月提高到 7.4 个月[21]。次优治疗是指肿瘤活检,活检后进行放疗、单纯手术或手术联合姑息性放疗。

对于老年患者,交通可能是明显的限制条件,短疗程的放疗可能更容易被接受,尤其对于由于生存期有限,大分割放疗在某种程度上更容易被接受,因而长期受到关注。在 2004 年的一项随机研究中,Roa 等发现常规放疗(60Gy/30F)与短疗程放疗(40Gy/15F)无差异,中位生存期标准放疗为 5.1 个月,而短疗程为 5.6 个月[22]。60 岁及以上的患者中位 KPS 评分为 70 分。短疗程组患者的类固醇药物的需求明显低于标准放疗组,作者的结论是短疗程放疗是新诊断 GBM 患者尤其是老年患者的合理选择。其他前瞻性的研究已经有类似的结果,接受短疗程放疗患者的生存时间与传统治疗方法相似[23]。Bauman 等对 29 例年龄在 65 岁及以上的 GBM 患者进行研究,予以 30Gy/10 次的剂量放疗,发现放疗后 1 个月 60%存活的患者生活质量和体力状态得到稳定和改善[24]。11 例 KPS

评分超过 50 的患者，中位生存期达到了 5 个月。Ford 等发现预后很差的 GBM 患者，有超过一半的患者年龄大于 60 岁，采用 36Gy/12 次的剂量进行放疗，中位生存期达到 16 周[25]。

这些研究均没有提及在老年患者中使用单纯化疗或放化疗的作用，但这却是另外一些临床试验和报道的主题[26-29]。Brandes 等在 2003 年发表了一项前瞻性研究，报道了 79 例年龄超过 65 岁的 GBM 老年患者的研究结果，试验用一种非随机的序贯方式分三组：手术加术后放疗（n=24），放疗加甲基苄肼、洛莫司汀和长春新碱（PCV）辅助化疗（n=32），或放疗加辅助 TMZ（n=22）。只有第一组和第三组之间在提高总生存方面的差异存在统计学意义，放疗联合 TMZ 的总生存时间达到 14.9 个月，单纯放疗仅 11.2 个月；从第一例患者招募入放疗组到最后一例患者进入放疗加 TMZ 组时间相隔 7.5 年，最近几项临床试验显示中位生存期的改善与时间有关（归因于不完全的解释变量），老年患者中 TMZ/RT 要优于单纯 RT 的结论在某种程度上须得到大家的关注。然而，TMZ/RT 组中位年龄为 68 岁（范围 65~75 岁，中位 KPS 评分为 77 分），患者易跌倒的年龄段以及没有重要毒副反应的 14.9 个月的中位生存期均是有用的发现，有助于医生进行临床决策。此外，Minniti 等治疗了 30 例年龄超过 70 岁的患者，采用放疗联合同期 TMZ 治疗，再给予 6 个周期的辅助治疗，中位生存期为 10.6 个月，中位无进展生存期（PFS）为 7 个月[27]。因此，这将成为体力状态良好的老年 GBM 患者治疗的二级证据，患者能很好地耐受术后 CRT（TMZ）并显示与年轻患者的生存结果没有太大不同，从而推断 CRT（TMZ）优于单纯放疗。随后，Brandes 等治疗了另外的 58 例 GBM 患者，所有患者均超过 65 岁，采用同期和辅助 TMZ 化疗联合放疗，中位生存期为 13.7 个月，中位 PFS 为 9.5 个月[28]。该试验中还评估了 MGMT 启动子甲基化状态，MGMT 甲基化是老年患者群体预测治

疗疗效和预后的指标。作者注意到这些患者有明显的神经和神经认知方面的后遗症，因此认为尽管放化疗改善了生存，但放疗附加化疗所带来的神经毒性可能使放化疗所带来的获益被高估了[29]。

Combs 等研究了 43 例老年（年龄超过 65 岁）GBM 患者，给予同期 TMZ（81% 接受 50mg/m²，19% 接受 75mg/m²）和 RT，中位总生存期为 11 个月。重要的是，在这项研究中，尽管患者数量很少，老年患者接受肿瘤完整切除和术后同期放化疗获得了 18 个月的中位生存期，而且这个患者群体取得了很令人瞩目的结果，并且几乎没有毒副反应，尤其因为大约只有 5 例患者接受了辅助 TMZ 化疗。Gerstein 等回顾评估了 51 例 65 岁以上的 GBM 患者采用剂量为 60Gy/30 次的放疗联合同期 75mg/m² 的 TMZ 化疗[30]。中位总生存期为 11.5 个月，PFS 为 5.5 个月。因此，这将成为治疗体力状态良好的老年 GBM 患者的 2 级或 3 级证据，患者能很好地耐受不加辅助 TMZ 的术后同期 CRT（TMZ）并显示出不亚于较年轻患者的生存结果，并且可以推断结果与使用放疗联合同期和辅助 TMZ 相当。

近期有一些临床试验在探索单纯 TMZ 的作用。Chinot 等报道了一个开放标签的、单中心的 2 期临床试验，评估新诊断为 GBM 的老年患者采用 TMZ 作为一线化疗和唯一治疗方案的有效性和安全性[31]。仅使用化疗的患者（年龄超过 70 岁）每天口服 150~200mg/m²，连续 5 天的 TMZ 治疗，28 天一个周期，直到病情进展。不给予放疗，32 例患者（中位年龄为 75 岁；中位 KPS 评分为 70 分）中位总生存期为 6.4 个月，中位 PFS 为 5 个月。初始的不良反应较轻，采用国立癌症研究所常用不良反应标准（NCI CTCAE）评价，报道 3~4 级血小板减少和中性粒细胞减少的发生率分别为 6% 和 9%。Laigle-Donadey 等分析了 39 例单纯采用 TMZ 治疗的新诊断为 GBM 的老年患者[32]。中位总

生存期为 36 周，中位 PFS 为 20 周。采用 TMZ 治疗、在进展时未使用二线化疗的患者的生存期为 27.4 周，与 Keimer-Guibert 研究中放疗组 29 周的生存期相似，但明显低于所有在老年患者中使用放化疗联合治疗的数据。北欧的临床试验将新诊断为 GBM 的老年患者随机分为单纯放疗组或单纯 TMZ 组。2010 年，美国临床肿瘤学会（ASCO）的一项初始报道比较了两种不同的放疗方案——标准放疗（60Gy/30 次，6 周）或大分割放疗（34Gy/10 次，2 周），或单纯 TMZ 不放疗（200mg/m², 1~5 天，28 天一周期，6 周期）[33]。共有 342 例患者入组，291 例患者随机分为 3 个治疗组，另外 51 例患者被随机分为大分割放疗组和 TMZ 组。中位年龄为 70 岁（范围 60~88 岁），72% 的患者已经接受了肿瘤切除手术，28% 的患者仅做了活检。75% 的患者东部肿瘤合作组（ECOG）体力状态评分为 0~1 分。334 例患者（98%）的生存数据可供分析，有 11 例患者（3%）依然存活。TMZ 组的中位生存期为 8 个月，大分割放疗组为 7.5 个月，6 周的常规放疗组为 6 个月，三组在生存上没有明显差异（P=0.14）。研究进行亚组分析和分子生物学标志物的测定。作者总结认为 GBM 的老年患者生存期短，持久的治疗无法带来更长的生存时间，因此应该在选择治疗方案时加以避免。他们的研究显示标准的 6 周放疗与超过 2 周的大分割放疗或 6 周期的 TMZ 化疗相比并没有优势，但并没有提及同步放化疗的问题。这些结果提示对于老年的 GBM 患者，我们不再推荐单纯的标准放疗。

RTOG 05-25 是最近完成的一项采用两个不同持续化疗方案的随机临床研究，RTOG 08-25（也是最近完成的），将患者随机分为放疗和 TMZ 加或不加贝伐单抗两组，没有排除老年患者，可能为积极治疗在老年患者中的作用提供更多的资料。EORTC/NCIC 正在进行一项 65 岁及以上的老年 GBM 患者短疗程放疗联合和不联合 TMZ 的 3 期临床试验（NCT00482677），结果也将为老年 GBM 患者选择适当的治疗提供信息。

因为本章汇编的原因，本书出版时已经得出的新的数据，并没有包含在本章的决策内容中。我们在这里讨论这些初步的结果，但治疗推荐中并没有包括有关这些新的研究结果的完整数据。

2012 年 5 月，Wick 等在《柳叶刀》杂志上报道了 NOA-08 德国关于 TMZ 和放射治疗相比较的 3 期临床试验结果。他们比较了老年间变性星形细胞瘤或 GBM 患者采用单纯剂量密集的 TMZ 治疗或单纯放疗的有效性和安全性，将"老年"定义为 65 岁及以上的患者，入组最低的 KPS 评分为 60 分。412 例患者随机分为 100mg/m² TMZ 组，2 周 1 周期，第 1~7 天给药；或剂量为 60Gy/30 次、单次剂量 1.8~2.0Gy 的放疗（RT）组。373 例患者（TMZ 组 195 例，放疗组 178 例）接受了至少 1 个剂量的治疗并进行了有效性分析。TMZ 组的中位总生存期为 8.6 个月（95% CI，7.3~10.2），RT 组为 9.6 个月（95% CI，8.2 ~10.8）[HR，1.09；95% CI，0.84 ~ 1.42，P（非劣于）=0.033]，意味着老年 GBM 患者使用单纯 TMZ 治疗"非劣于"单纯放疗，但这项研究未涉及同期放化疗的问题。

一项非预先设定的队列研究中进行的析因分析，评价了 209 例患者的 MGMT 启动子甲基化状态（队列中 56% 进行生存分析，实际被招募入组中 50% 的患者接受了检测）。检测的患者中，73 例患者（35%）观察到有 MGMT 启动子的甲基化。MGMT 启动子的甲基化与较长的总生存期有关[11.9 个月（95%CI，9.0）与 8.2 个月（7.0~10.0）；HR，0.62；95% CI，0.42~ 0.91，P=0.014]。MGMT 启动子甲基化的患者接受单纯 TMZ 化疗的无事件生存率（EFS）比那些接受单纯放疗的患者长[8.4 个月（95% CI，5.5~11.7）和 4.6 个月（4.2~5.0）]，而那些 MGMT 启动子无甲基化的患者情况则相反 [3.3 个月（3.0~3.5）和 4.6 个月（3.7~6.3）]。

我们从最近的这项临床试验可以得出主要结论，即在老年恶性星形细胞瘤患者的治疗中，单纯 TMZ 的治疗非劣于单纯放疗，但该研究仍未提及同步放化疗的作用。此外，虽然只有在一部分患者中能够检测，因此会有潜在的偏倚，但 MGMT 启动子甲基化似乎是一个有用的生物标志物，可用于预测治疗结果和辅助制订治疗决策；在非甲基化的患者中，单纯 TMZ 治疗的疗效不如单纯放疗，有可能认为这样的患者应该采用单纯放疗或同期放化疗[34]。

2012 年 8 月，前文提及的北欧随机临床试验的初步结果可在《柳叶刀》杂志的网页上找到电子版。老年 GBM 患者（60 岁及以上）随机分为三组，单纯 TMZ（6 周期的 200mg/m²，d1~5，28 天一周期）、大分割放疗组（34Gy/10次，2 周）或标准放疗（60Gy/30 次，6 周）。在入组的 342 例患者中，291 例进行了随机分组（TMZ 组 $n=93$，大分割 RT 组 $n=98$，标准 RT 组 $n=100$），但 51 例患者仅随机分入两个组（TMZ 组 $n=26$，大分割 RT 组 $n=25$）。在 3 个随机组中，与标准放疗相比，TMZ 组中位总生存期明显延长[8.3 个月（95% CI，7.1~9.5；$n=93$）和 6 个月（95% CI，5.1~6.8；$n=100$），HR，0.70；95% CI，0.52~0.93，$P=0.01$]，但与大分割放疗没有差别[7.5 个月（6.5~8.6；$n=98$）；HR，0.85（0.64~1.12），$P=0.24$]。对于所有接受 TMZ 或大分割放疗的患者（$n=242$），总生存期是相似的[8.4个月（7.3~9.4；$n=119$）和 7.4 个月（6.4~8.4；$n=123$）；HR，0.82；95% CI，0.63~1.06；$P=0.12$]。年龄超过 70 岁的患者，采用 TMZ 治疗和大分割放疗的生存情况好于接受标准放疗的患者[TMZ 和标准放疗比较，HR 为 0.35（0.21~0.56），$P<0.0001$；大分割 RT 和标准 RT 相比，HR 为 0.59（95% CI，0.37~0.93），$P=0.02$]。正如所预期的，MGMT 启动子甲基化并接受 TMZ 治疗的患者生存期明显长于没有 MGMT 启动子甲基化的患者[9.7 个月（95% CI，8.0~11.4）

和 6.8 个月（5.9~7.7）；HR，0.56（95% CI，0.34~0.93），$P=0.02$]，但放疗组的患者有无 MGMT 启动子的甲基化生存并无差异[HR，0.97（95% CI，0.69~1.38）；$P=0.81$]。因此，这项试验进一步提示在老年 GBM 患者中，采用单纯 TMZ 治疗和单纯大分割放疗能够获得相似的生存结果，并且这两种治疗方案都优于标准放疗，但该试验依然没有提及同步放化疗的作用。试验更进一步地提示 MGMT 启动子甲基化状态可能是一个预测从 TMZ 化疗方案中获益的有用指标[35]。

最终的治疗推荐

我们首先讨论了患者临终关怀的作用，与预期进行减症治疗相反，这名患者直接表示她渴望寻求一种积极的干预治疗来治疗她的疾病，拒绝了临终关怀。由于患者在扩大手术后体力状态良好，我们推荐患者进行术后同期放化疗，这是基于患者愿意进入老年患者亚组，这一亚组患者更易于从这种联合治疗方法中获益，取得与任一单一治疗相比更长时期的生存。然后，我们讨论了放疗的疗程，考虑到大家普遍认为 TMZ 的获益有很大一部分源于与放疗的联合使用，我们讨论了快速的大分割放疗和传统的常规分割放疗，患者选择了后者。在讨论这个问题的时候，肿瘤的 MGMT 状态还不清楚。然后我们讨论了将选择哪个中心为她进行治疗，包括离她家较近的医疗中心以降低交通和停车的负担，但理解了问题的复杂性后，例如，假性进展和需要多学科治疗团队来制订治疗决策，以及发生进展后再手术切除和进一步临床试验选择的可能性等，尽管患者决定不参加临床试验，但还是选择了在较大的三级医疗单位进行治疗。对于这名经过根治性切除手术且全身状况良好的患者，选择积极的治疗是合理的；如果她的体力状态恶化，那么任何其他的治疗如单纯 TMZ、短疗程的放疗或临终关怀治疗都将是合理的选择。

学术评论

Igor J. Barani

总之,考虑到各种不同的临床数据支持不同的治疗策略,一名体力状态良好的 GBM 老年患者(KPS>70 分)给我们提出了一个独特的治疗挑战。依据我的观点,这些患者中最有意义的问题是关于短疗程或长疗程(6 周)的放疗联合同期 TMZ 化疗,以及尚不清楚的同期放化疗后辅助 TMZ 化疗的相对获益。

现有的数据清楚地表明,使用同步放化疗的生存结果优于任意一种方法单独进行治疗。例如,Brandes 等采用常规放疗(60Gy/30 次,超过 6 周完成)加上同期连续每天 TMZ 化疗(75mg/m^2),放疗结束后维持 TMZ 化疗[150mg/(m^2·d),连续 5 天,28 天一个周期]的方案 12 周期治疗了 58 例年龄在 65 岁及以上的老年患者[28]。这个方案参考了 Stupp 等在他们开创性期刊上发表的方案(上述同期放化疗后加 6 周期的辅助化疗),他们采用这种方案治疗了中位年龄为 56 岁(范围 19~70 岁)的患者[15]。Brandes 等报道的中位生存期为 13.7 个月,与 Stupp 等在年轻患者中观察到的 14.6 个月相比,情况相对较好。Minniti 等也观察到类似的结果,他们研究了 30 例年龄超过 70 岁的老年患者扩大切除术后接受同期放化疗[27]。然而,在 Brandes 等的研究中,分别有 31% 和 25% 的患者发生了 1~2 级和 3~4 级的精神状态恶化。随访发现总共有 10% 的患者在治疗后 6 个月就发生了脑白质病变。由于很可能在本质上是多种因素作用的结果,神经认知功能毒性的发生率很显著,并使患者逐渐衰弱,因此问题在于对这些患者同时给予同期放化疗和辅助化疗是否必要。

在老年患者中选择前瞻性研究提示,手术切除后进行放疗和辅助 TMZ 化疗方案,比单纯放疗和放疗加经典的 PCV 化疗在总生存期上和 6 个月时的 PFS 上均有优势[29]。在这项非随机的纵向临床试验中,辅助 TMZ 组的中位生存期可达 14.9 个月。此外,这种治疗方法似乎能很好地被患者所耐受,并具有良好的安全性。不幸的是,Brandes 等从 2003 年开始的这项研究没有报道观察到神经学和神经认知功能的毒性反应发生率,妨碍了老年患者术后放疗在同期和辅助 TMZ 治疗方案之间进行毒性反应的比较。由于缺乏毒性反应的数据,我们很难总结出最优化的治疗方案;然而,考虑到根据生存结果显示同期放化疗就给予 TMZ 优于仅仅辅助治疗时使用 TMZ 的普遍偏倚,推荐术后采用 TMZ 同期放化疗不加辅助化疗的治疗方案似乎是合理的。实际上,Combs 等采用这种治疗方案的研究和 Gerstein 等的回顾性研究分别报道了 11 个月和 11.5 个月的总生存时间;然而,Combs 等报道肿瘤全部切除的患者,中位生存期为 18 个月(正如我们这个案例中的患者)。遗憾的是,这些研究中均没有报道神经病学和认知方面的结果,从而无法评估生活质量和治疗后的体力状态。在 EORTC/NCIC 3 期临床试验没有得出关于短疗程放疗加或不加 TMZ 的结果之前,我们不会推荐短疗程放疗联合同期 TMZ 化疗,因为这种方法还没有生存和毒性影响的文献作为临床使用的依据。

关于 MGMT 甲基化状态的一个简短的评论也许是必要的。与较年轻人群一样,MGMT 甲基化状态在老年人中也有预测预后和疗效的价值[28]。然而,事实上 TMZ 是一个耐受性良好的口服用药,目前几乎没有非常有效的替代物可用,无论 MGMT 状态如何,我们仍然选择使用这种药物治疗患者。值得注意的是,即使 MGMT 启动子甲基化已经被认定是唯一的分子生物学标志,其富集在所谓的 GBM 长期生存者体内(总生存期超过 36 个月),而没有 MGMT 高度甲基化的患者中也可以观察到有较长生存期的患者,这表明还存在其他预示良好预后的因素[36]。所以,虽然目前的检测手段为我们提供了强有力的预测预后的信息，但这种预测作用在指导患者治疗方面是很不确定的。

总之，对于一名肿块全切且体力状态良好（KPS≥70 分）的老年患者，我们推荐 TMZ 联合同期放化疗加或不加辅助化疗。在我们看来，一个短疗程的加速 RT（超过 2 周）更适合 KPS 评分低于 60 分且仅接受活检（或最小部分切除）的老年患者；这些患者也可以考虑临终关怀治疗。如果有符合条件的患者，我们将优先治疗并纳入临床试验，并且密切观察她在三级医疗中心进行后续治疗的过程，这些医疗中心有可供选择的各种挽救治疗的临床试验，并可以获益于肿瘤多学科病例讨论平台对于单个病例的讨论。

社区医生评论
Deepak Khuntia

正如在主要观点章节描述过的，为老年 GBM 患者考虑细微不同的治疗方案可能需要有一个很强有力的理论基础。这组患者在以下几个方面与较年轻的患者不同。首先，从 RTOG 递归分区分析法（RPA）我们可以得知 50 岁及以上的患者与 50 岁以下的患者相比，体质相差很大；实际上，这是 RTOG RPA 中最重要的一个节点[8]。老年患者更易发生原发性 GBM（与较年轻的患者截然相反，较年轻的患者继发性 GBM 的发病率更高，一般由较低级别的胶质瘤进展而来）。原发性 GBM 肿瘤经常有表皮生长因子受体（EGFR）扩增而没有 P53 的突变，与星形细胞瘤的进展相反，这种相反情况还很明显。尽管没有得到广泛认同，EGFR 扩增在某种程度上被认为是 GBM 一个不良的预后因素。最后，与较年轻的患者相比，老年患者在交通和日常护理等方面可能有特殊的需

要。鉴于这些因素，在讨论治疗方案时，将这些患者与其他患者分开考虑是合理的。

由于并非所有 77 岁的患者情况都相同，而且正如之前描述的，从临终关怀的姑息治疗到同步放化疗治疗的任何方面都有可能发生变化，因此对这名 77 岁的患者进行个体化治疗是有效的。如果支持标准剂量为 60Gy 的放疗联合同期和辅助 TMZ 放化疗，该病例的特殊性将会引发激烈的争论。首先，该患者体力状态非常好，KPS 评分至少 70 分，并且没有不能进行手术切除的明显的并发症。年龄应该不是确定治疗的决定性因素。而且，患者拥有允许她接受 6 周治疗的社会资源，并且有长期生存的可能。如果患者的 MGMT 状态是甲基化的，我们将更倾向于选择标准的放射治疗和 TMZ 治疗。如果她的体质无法接受 6 周的治疗，考虑使用 per Roa 及其同事们采用的 40Gy/15 次的大分割放疗将是合理的[22]。鉴于 TMZ 联合大分割放疗这一治疗方案缺乏一级循证医学证据，我们不提倡使用 15 分割次数的同步放化疗。我们将保留对 KPS 评分较低（低于 50 分）的患者进行临终关怀的意见。

编者注
Minesh P. Mehta

上述病例描述了一个有多种治疗选择的复杂情况。一次漫长的讨论在患者和医生之间展开，以明确患者治疗的目标，讨论基于患者和肿瘤特点的可实现的效果。根据患者的体力状态和治疗目标，我相信同步大分割放疗和 TMZ 的治疗方案将是一个能够有获益的初始治疗方案，能获得积极治疗和生活质量之间最好的平衡。

参考文献

1. Black PM, Loeffler JS. *Cancer of the Nervous System.* 2nd ed. Philadelphia: Lippincott Williams & Wilkins; 2005.

2. Wrensch M, Rice T, Miike R, et al. Diagnostic, treatment, and demographic factors influencing survival in a population-based study of adult glioma patients in the San Francisco Bay Area. *Neuro Oncol.* 2006;8(1):12–26.

3. Jukich PJ, McCarthy BJ, Surawicz TS, et al. Trends in incidence of primary brain tumors in the United States, 1985–1994. *Neuro Oncol.* 2001;3(3):141–151.

4. Chandler KL, Prados MD, Malec M, Wilson CB. Long-term survival in patients with glioblastoma multiforme. *Neurosurgery.* 1993;32(5): 716–720; discussion 720.

5. Fleury A, Menegoz F, Grosclaude P, et al. Descriptive epidemiology of cerebral gliomas in France. *Cancer.* 1997;79(6):1195–1202.

6. Chakrabarti I, Cockburn M, Cozen W, et al. A population-based description of glioblastoma multiforme in Los Angeles County, 1974–1999. *Cancer.* 2005;104(12):2798–2806.

7. Elia-Pasquet S, Provost D, Jaffré A, et al. Incidence of central nervous system tumors in Gironde, France. *Neuroepidemiology.* 2004;23(3): 110–117.

8. Curran WJ Jr, Scott CB, Horton J, et al. Recursive partitioning analysis of prognostic factors in three Radiation Therapy Oncology Group malignant glioma trials. *J Natl Cancer Inst.* 1993;85(9):704–710.

9. Asai A, Matsutani M, Kohno T, et al. Subacute brain atrophy after radiation therapy for malignant brain tumor. *Cancer.* 1989;63(10): 1962–1974.

10. Grant R, Liang BC, Page MA, et al. Age influences chemotherapy response in astrocytomas. *Neurology.* 1995;45(5):929–933.

11. Whittle IR, Denholm SW, Gregor A. Management of patients aged over 60 years with supratentorial glioma: Lessons from an audit. *Surg Neurol.* 1991;36(2):106–111.

12. Meckling S, Dold O, Forsyth PA, et al. Malignant supratentorial glioma in the elderly: Is radiotherapy useful? *Neurology.* 1996;47(4):901–905.

13. Iwamoto FM, Reiner AS, Nayak L, et al. Prognosis and patterns of care in elderly patients with glioma. *Cancer.* 2009;115(23):5534–5540.

14. Chaichana KL, Garzon-Muvdi T, Parker S, et al. Supratentorial glioblastoma multiforme: The role of surgical resection versus biopsy among older patients. *Ann Surg Oncol.* 2011;18(1):239–245.

15. Stupp R, Hegi ME, mason WP, et al. Effects of radiotherapy with concomitant and adjuvant temozolomide versus radiotherapy alone on survival in glioblastoma in a randomised phase III study: 5-year analysis of the EORTC-NCIC trial. *Lancet Oncol.* 2009;10(5):459–466.

16. Sijben AE, McIntyre JB, Roldán GB, et al. Toxicity from chemoradiotherapy in older patients with glioblastoma multiforme. *J Neurooncol.* 2008;89(1):97–103.

17. Laperriere NJ, Leung PM, McKenzie S, et al., Randomized study of brachytherapy in the initial management of patients with malignant astrocytoma. *Int J Radiat Oncol Biol Phys.* 1998;41(5):1005–1011.

18. Keime-Guibert F, Chinot O, Taillandier L, et al., Radiotherapy for glioblastoma in the elderly. *N Engl J Med.* 2007;356(15):1527–1535.

19. Scott J, Tsai YY, Chinnaiyapan P, Yu HH. Effectiveness of radiotherapy for elderly patients with glioblastoma. *Int J Radiat Oncol Biol Phys.* 2011 Sep 1;81(1):206–210.

20. Kita D, Ciernik IF, Vaccarella S, et al. Age as a predictive factor in glioblastomas: Population-based study. *Neuroepidemiology.* 2009;33(1): 17–22.

21. Mohan DS, Suh JH, Phan JL, et al. Outcome in elderly patients undergoing definitive surgery and radiation therapy for supratentorial glioblastoma multiforme at a tertiary care institution. *Int J Radiat Oncol Biol Phys.* 1998;42(5):981–987.

22. Roa W, Brasher PM, Bauman G, et al. Abbreviated course of radiation therapy in older patients with glioblastoma multiforme: A prospective randomized clinical trial. *J Clin Oncol.* 2004;22(9):1583–1588.

23. Bleehen NM, Stenning SP. A Medical Research Council trial of two radiotherapy doses in the treatment of grades 3 and 4 astrocytoma. The Medical Research Council Brain Tumour Working Party. *Br J Cancer.* 1991;64(4):769–774.

24. Bauman GS, Gaspar LE, Fisher BJ, et al. A prospective study of short-course radiotherapy in poor prognosis glioblastoma multiforme. *Int J Radiat Oncol Biol Phys.* 1994;29(4):835–839.

25. Ford JM, Stenning SP, Boote DJ, et al. A short fractionation radiotherapy treatment for poor prognosis patients with high grade glioma. *Clin Oncol (R Coll Radiol).* 1997;9(1):20–24.

26. Combs SE, Wagner J, Bischof M, et al. Postoperative treatment of primary glioblastoma multiforme with radiation and concomitant temozolomide in elderly patients. *Int J Radiat Oncol Biol Phys.* 2008;70(4):987–992.

27. Minniti G, Lanzetta G, Scaringi C, et al. Radiotherapy plus concomitant and adjuvant temozolomide for glioblastoma in elderly patients. *J Neurooncol.* 2008;88(1):97–103.

28. Brandes AA, Franceschi E, Tosoni A, et al. Temozolomide concomitant and adjuvant to radiotherapy in elderly patients with glioblastoma: Correlation with MGMT promoter methylation status. *Cancer.* 2009;115(15):3512–3518.

29. Brandes AA, Vastola F, Basso U, et al. A prospective study on glioblastoma in the elderly. *Cancer.* 2003;97(3):657–662.

30. Gerstein J, Franz K, Steinbach JP, et al. Postoperative radiotherapy and concomitant temozolomide for elderly patients with glioblastoma. *Radiother Oncol.* 2010;97(3):382–386.

31. Chinot OL, Barrie M, Frauger E, et al. Phase II study of temozolomide without radiotherapy in newly diagnosed glioblastoma multiforme in an elderly populations. *Cancer.* 2004;100(10): 2208–2214.

32. Laigle-Donadey F, Figarella-Branger D, Chinot O, et al. Up-front temozolomide in elderly patients with glioblastoma. *J Neurooncol.* 2010;99(1):89–94.

33. Malmstrom A, Grønberg BH, Stupp R, et al. Glioblastoma (GBM) in elderly patients: A randomized phase III trial comparing survival in patients treated with 6-week radiotherapy (RT) versus hypofractionated RT over 2 weeks versus temozolomide single-agent chemotherapy (TMZ). *J Clin Oncol.* 2010;28(18:supplement).

34. Wick W, Platten M, Meisner C, et al. Temozolomide chemotherapy alone versus radiotherapy alone for malignant astrocytoma in the elderly: The NOA-08 randomised, phase 3 trial. *Lancet Oncol.* 2012 Jul;13(7):707–715. Epub 2012 May 10.

35. Malmström A, Grønberg BH, Marosi C, et al. Temozolomide versus standard 6-week radiotherapy versus hypofractionated radiotherapy in patients older than 60 years with glioblastoma: The Nordic randomised, phase 3 trial. *Lancet Oncol.* 2012 Sep 1;13(9):916–926.

36. Krex D, Klink B, Hartmann C, et al. Long-term survival with glioblastoma multiforme. *Brain.* 2007;130(Pt 10):2596–606.

37. Murat A, Migliavacca E, Gorlia T, et al. Stem cell-related "self-renewal" signature and high epidermal growth factor receptor expression associated with resistance to concomitant chemoradiotherapy in glioblastoma. *J Clin Oncol.* 2008;26(18):3015–3024.

病例 3

低级别胶质瘤

临床问题

对于低级别胶质瘤的患者,尤其是对瘤灶近乎完全切除的年轻患者而言,最佳、最适合的辅助治疗仍然有相当大的争议。尽管在随机临床试验中已经研究了其中的某些方面,但有关治疗的很多方面仍然存在很多可变因素。那些患有低级别胶质瘤的患者通过不同的治疗措施,包括手术加术后观察能取得非常好的治疗效果,具有比胶质母细胞瘤(GBM)患者更高的生存率,这一认识已经加强了上述的困境。对于辅助治疗进行的确切时间、作用以及风险获益比目前还尚未明确。本文将通过下述病例对此做详尽解释。

临床病例

一名 48 岁男性因偶发性头痛至社区保健医生求诊,头颅 MRI 提示左侧额叶有一个良性囊肿占位。5 年后,该患者出现进行性恶化的记忆丧失和头痛,复查头颅 MRI 提示左侧额叶有一个 6.6cm×4.4cm 的实质性占位,并沿着占位深部的边缘有一个 4.8cm×3.6cm 的囊性部分。这个肿块在脑室系统中形成了中等大小的左向右方向的大脑镰下疝,导致明显的占位效应。患者接受了开颅手术,病理提示肿瘤组织具有中至高密度的细胞数量,显微结构有着星形细胞瘤的细胞形态学表现,部分呈多形性,并累及到皮质。同时提示上述肿瘤细胞有着较低的有丝分裂指数,其总体细胞增殖指数

只有不到 5%,但局灶的增殖指数可以达到 5%~10%。在显微镜下没有微血管的增生或坏死。最终病理结果为少突神经胶质瘤,WHO 2 级。通过荧光原位杂交法,细胞遗传学显示其染色体 1p、19q、10q 为非缺失型。术后 24 小时内复查 MRI 提示无残余的肿瘤强化灶。患者并未进行后续辅助治疗,后失访。

肿瘤切除术后 5 年,患者因在家癫痫发作致意识丧失被送往医院急诊。复查头颅 MRI 提示左侧额叶切除术后所遗留的巨大腔隙内后侧呈 T1 低信号,既无明显强化,也无脑积水。可以观察到由左向右几毫米的中线移位和部分消失。患者重新进行了开颅手术切除肿瘤,显微镜下可见肿瘤侵入正常脑组织,切除边界不清楚,可能有肿瘤残留。术后病理显示为弥漫性星形细胞瘤复发,细胞分型可能为原浆型,病理分级为 WHO 2 级。病理切片显示核分裂象罕见,细胞有最小的核异型性,增殖指数为 6%,并无微血管的增生或坏死;免疫染色符合 p53 突变。术后即时 MRI 上可见残余瘤灶的液体衰减反转恢复值(FLAIR)沿术后空腔后缘呈高信号,最长可达 16mm,同时在胼胝体前部异常的 FLAIR 信号最长可达 18mm。接受两次开颅手术后,患者体检没有神经功能缺损的表现。

治疗决策

- 术后患者更好的选择是立即接受辅助治疗还是随访观察,将辅助治疗留待肿瘤复发/进展后再进行?
- 这名患者的照射剂量是否需要提高?

- 如果有必要,放疗同期需要联合什么化疗方案?

主要观点

Minesh P. Mehta, Haider A. Shirazi

　　低级别胶质瘤(LGG)是脑部原发肿瘤,根据细胞异型性、增殖情况等 [1] 我们将其分为WHO 1 级(未浸润的)及 2 级(浸润的)。1 级胶质瘤在成年患者中较为罕见。每年全美约有1800 名患者诊断为低级别胶质瘤,占新诊断原发脑肿瘤患者的 10%[2]。

　　对于新诊断的 LGG 患者何为最佳的治疗、是否需要手术、放疗、化疗,或者这几种治疗的联合应用,一直存在争议。放射治疗肿瘤组织(即 RTOG) 98-02 2 期临床试验部分分析了肿瘤大体完全切除术后单纯进行随访观察的作用, 试验前瞻性地观察了 111 例小于 40岁的低危 LGG 患者[3]。肿瘤的大小和组织学类型对结果有预测性,直径不超过 4cm 的少突胶质细胞瘤或少突胶质细胞成分为主的混合型少突星形细胞瘤 5 年无进展生存率 (PFS)为78%;与之相比较,直径≥4cm 的弥漫性星形细胞瘤或星形细胞为主的混合型少突星形细胞瘤,5 年 PFS 仅为 34%。这些结果提示 LGG的某个亚组有非常高的早期复发可能,并有可能从辅助治疗中潜在获益。欧洲癌症研究和治疗组织(EORTC) 22845 是一个研究 311 例幕上 LGG 患者的 3 期临床研究, 排除了毛细胞型星形细胞瘤,手术后将患者随机分到即刻放疗组或观察组(实际上是延迟放疗)[4]。进入即刻放疗组的患者接受局部野 54Gy,1.8Gy/次的照射。放疗组 5 年总生存期(OS)为 68%,观察组为 66%(P=0.49)。中位进展时间放疗组为4.8 年,而观察组为 3.4 年(P=0.02),PFS 也是放疗组较观察组有改善。这个研究为支持早期放疗以改善至疾病进展时间(TTP)提供了 1 级证据,但并未影响 OS。挽救性放疗后的中位生

存期为 4 年。

　　两项 3 期随机临床试验研究了 LGG 术后放疗的最优剂量[5,6]。EORTC 22844 随机将379例肿瘤全切或非全切、WHO 2 级的星形细胞瘤、少突神经胶质瘤或少突星形细胞瘤患者,或非全切的 1 级毛细胞型星形细胞瘤患者分到局部野照射 45Gy/25 次或 59.4Gy/33 次两组中。两组的生存率没有明显差异,5 年生存率低剂量组为 58%,较高剂量组为 59%。北方癌症治疗组织(NCCTG)领导的组间研究随机将211 例肿瘤全切或非全切的 2 级星形细胞瘤、少突神经胶质瘤或少突星形细胞瘤患者分到放疗剂量分别为 50.4Gy 或 64.8Gy 两组中。低剂量组 5 年生存率为 72%, 而高剂量组为64%,没有观察到两组间有明显差异。当分析治疗失败原因时,92%的患者为照射野内复发,3%在野外 2cm 范围内复发,5%在野边缘2cm 以外复发。低剂量组的放射毒性发生率明显低于高剂量组。在 NCCTG 研究中,年龄、组织学和肿瘤大小都是最重要的生存率预后因素,而肿瘤切除的程度并未明显影响这一研究终点。这两个临床试验的研究结果都不支持提高 LGG 术后放疗的剂量。

　　Pignatti 等用两项 3 期临床试验——EORTC 22844 和 22845 中的患者数据提出 LGG的预后因素[7]。不良预后因素包括年龄≥40 岁,组织学为星形细胞瘤,最大肿瘤直径≥6cm,肿瘤超过中线,以及肿瘤切除术前有神经功能缺失的表现。有两个或更少因素的患者中位生存期为 7.7 年,有三个及以上因素的提示有不良的预后,中位生存期仅为 3.2 年。Shaw 等另外的研究发现, 接受 53Gy 或更高剂量放疗的患者明显比那些放疗剂量小于 53Gy 的患者有更好的生存[8]。这个结果在 RTOG 91-10 中重新得到确认[6]。

　　因为诊断为 LGG 的患者预期有相对较长的生存,治疗后的生存质量(QoL)是一个重要的研究终点。一项与 EORTC 22844 同类的研

究在高剂量与低剂量组之间或尽早放疗与延迟放疗之间并没有发现较大的差异[9]。NCCTG研究用 Folstein 简易精神状态检查表（MMSE）评估了患者放疗后认知功能的改变[10]。没有肿瘤进展的患者中，我们观察到 1、2、5 年时MMSE 评分恶化的患者分别为 8%、5% 和 5%。有意思的是，这种 MMSE 分值的降低与放疗剂量、年龄、性别或肿瘤大小都无关。

化疗在 LGG 治疗中的作用也是一个研究活跃的领域。西南肿瘤学组（SWOG）开展了一项随机临床试验，研究次全切除的低级别星形细胞瘤，仅有 54 例患者入组并提前终止了研究。患者随机进入放疗加或不加洛莫司汀化疗2 年两个组中[11]。两组的放疗剂量均为 55Gy。单纯放疗组的中位生存期为 4.5 年，放化疗联合治疗组为 7.4 年，最终的分析显示联合化疗没有明显的治疗获益。RTOG 98-02 的 3 期临床试验部分随机将预后不良的 LGG 患者分到单纯放疗组或放疗后甲基苄肼、洛莫司汀和长春新碱（PCV）辅助化疗组中。在胶质瘤 2 级的患者中，接受放化疗联合治疗的患者 PFS 有改善，但没有观察到 OS 的提高。联合治疗超过 2 年，疾病进展降低了 55% 和死亡率降低了 48%，与化疗的延迟获益相一致[12]。这个化疗方案部分参考了 RTOG 94-02 的数据。将间变性少突神经胶质瘤和间变性少突星形细胞瘤的患者随机分到单纯放疗或术后放疗加辅助 PCV 化疗两组。两组的 OS 没有差别，联合放化疗组的 PFS为 2.6 年，而单纯放疗组为 1.7 年（$P=0.004$），尽管化疗组的毒性反应有所增加[13]。

最近，Stupp 等报道了一项在 GBM 患者中使用替莫唑胺的阳性结果，替莫唑胺也被越来越多地在 LGG 患者中使用[14]。Brada 等发表了一项 2 期临床研究：在 2 级胶质瘤患者中使用替莫唑胺初始剂量为 $200mg/(m^2 \cdot d)$，连用 5 天，28 天为一周期，6~12 周期的治疗，3 年 PFS 和OS 分别为 66% 和 82%，伴有 QoL 和癫痫控制的适度改善[15]。Kesari 等研究了替莫唑胺 75mg/（$m^2 \cdot d$），连用 7 周停 4 周的方案，观察到 39.4 个月的中位 PFS[16]。EORTC 已经完成了一项关于新诊断的高危幕上 LGG 患者的 3 期临床研究，比较了术后单纯剂量为 50.4Gy 的放疗和单纯替莫唑胺 $75mg/(m^2 \cdot d)$，连用 21 天，28 天一周期直到疾病进展两种治疗方案；试验结果还未公布。将帮助我们确定放疗加化疗有获益的第二个临床试验是东部肿瘤合作组（ECOG）主导的组内研究，将胶质瘤 2 级的成人患者随机分到单纯放疗组，或放疗加替莫唑胺连用 5 天，每28 天一周期，共 12 周期的化疗组，或放疗加上述替莫唑胺化疗直到疾病进展组。

LGG 的遗传特性有一定的预测作用。低级别星形细胞瘤中最常见的遗传改变是 P53。Chozick 等的研究认为过表达 P53（预示 P53突变）的 2 级星形细胞瘤患者，4 年 OS 为25%，而那些没有过表达 P53 的患者为 87%[17]。尽管 1p 和 19q 缺失是间变性少突神经胶质瘤重要的预后因素，这种染色体缺失与 LGG 的预后也有相关性。Jenkins 等分析了 98 例新诊断为 LGG 的患者，发现那些有 1p19q 缺失的患者中位生存期为 11.9 年，而没有缺失的患者仅 8.1 年[18]。我们也一直持续研究 MGMT甲基化在 LGG 治疗结果中的预测作用。Kesari等开展的 2 期临床试验显示存在 MGMT 启动子甲基化的患者有更长的 OS（$P=0.008$）[16]。

最终建议

这名 53 岁的男性患者，初始诊断为 WHO2 级的少突神经胶质瘤，肿瘤直径大于 6cm，1p/19q 染色体未缺失，细胞形态为原浆型，接受了肿瘤全切除手术。患者属于高危 LGG，从PFS 方面来考虑，可能从术后放疗中获益，也可能从化疗中获益；我个人的治疗推荐是考虑术后尽早行放射治疗。而且，根据 Krouwer 等的研究结果，患者肿瘤中有原浆型星形细胞瘤的成分，是预后不良的标志并提示肿瘤的生物学行为更像间变性星形细胞瘤[19]。患者的肿瘤在 5 年后复发,我们发现肿瘤病理为弥漫性 2 级星形细胞瘤,p53 过表达,这提示可能比 p53 正常表达的肿瘤预后更差,尽管目前还没有前瞻性研究的结果来证实这一点。复发时推荐的放疗剂量为 54Gy,1.8Gy/次, 同期口服替莫唑胺 75mg/(m²·d), 放疗结束后予以替莫唑胺剂量为 150mg/(m²·d),连用 5 天,28 天为一周期的治疗。这个治疗推荐目前还没有循证医学的 1 级证据, 而是部分来自于 RTOG 98-02 临床试验的数据推论[12]。

学术评论

Igor J. Barani

文献中出现的最重要的不良预后因素包括逐渐增长的年龄、星形细胞的组织学、较大的肿瘤直径(>4~6cm)、肿瘤越过中线、神经功能缺损和体力状态较差。相反,原先神经学完整的患者发生的癫痫症状,经常被认为是功能好的预后因素。在 2002 年,Pignatti 等制订了一个评分系统来说明这些重要的预后因素,以便医生能更好地与患者商讨治疗决策,并将患者分层到后续的临床试验[7]。基于一项源于前瞻性的 EORTC 临床试验数据的多变量分析并由另一项试验数据所验证,他们将年龄≥40 岁、组织学为星形细胞瘤、最大肿瘤直径≥6cm、肿瘤越过中线和手术前有神经功能缺损症状等各计为 1 分。低危患者(0~2 分)的中位生存期为 7.7 年,而高危患者(3~5 分)仅为 3.2 年。加州大学旧金山分校(UCSF)组介绍了一个最近的 LGG 评分系统,采用 4 点评分系统预测 OS 和 PFS,将年龄≥50 岁、KPS≤80 分、肿瘤最大直径≥4cm 和肿瘤侵犯大脑语言功能区四个因素各计为 1 分[20]。当将患者根据危险度分层,低危(0~1 分)、中危(2 分)和高危(3~4 分)的 5 年 OS 分别为 97%、81% 和 56%。5 年 PFS 分别为 76%、49% 和 18%。UCSF 评分系统的独特之处在于将侵犯大脑功能区作为一个

不良的预后因素。侵犯语言功能区导致发生神经功能缺损的可能性更高,并可能限制手术切除的范围和程度。UCSF 预后预测模型还没有被证实。

年龄的增长对 LGG 预后的影响在最近受到了特殊的关注, 因为越来越多的老年患者(年龄在 55~60 岁或更高)被诊断为 LGG。年龄较大的患者预后也更差,5 年 OS 只有 30%~40%[21,22]。而且,年龄每增加一年对预后就有不良的影响,提示将年龄作为一个二进制变量而不是一个连续变量进行分析,可能会低估年龄增长对结果的影响。

分子标志物如 1p/19q 联合缺失的状态、异柠檬酸脱氢酶 (IDH) 基因突变状态和 MGMT 启动子是否存在高甲基化,都是 GBM 治疗疗效的预后因素,但对特定治疗或对总的预后的预测反应能力仍然不明确。1p/19q 联合缺失的存在似乎预示着 LGG 预后较好,尽管这一有利因素在 LGG 中要弱于胶质瘤 3 级。一些小型的研究已经提示 MGMT 甲基化状态可能预示更高的 OS,但这些研究的样本量太少,MGMT 甲基化和 1p/19q 联合缺失之间潜在的混杂的相关性需要更大型的研究来解答这个问题[16]。同样的,在单变量分析中,IDH-1 突变使低级别和间变性胶质瘤及 GBM 一样有更高的 OS,但我们依然不清楚当其他预后指标都纳入多变量模型时, 突变状态是否还保留有预测预后的意义[23]。IDH-1 突变看起来是 LGG 发病机制中的早期事件。IDH-1 催化异柠檬酸的氧化脱羧生成 α-酮戊二酸,降低 NADP 生成 NADPH。我们发现,IDH-1 在细胞质和过氧化物酶体中。一直以来,我们认为大多数 LGG 有两个相互排斥的基因变化中的一个:①在大多数低级别星形细胞瘤中存在 p53 突变;②在大多数单纯的低级别少突神经胶质瘤中存在染色体 1p/19q 联合缺失[24]。低级别混合性胶质瘤易于发生 p53 突变或 1p/19q 缺失。然而,最近的研究已经证明 IDH-1 突变存

在于 59%~90% 的 2 级星形细胞瘤、68%~85% 的 2 级少突神经胶质瘤和 50%~83% 的 2 级少突星形细胞瘤中[23,25]。IDH-1 突变以与 p53 突变和 1p/19q 缺失相似的频率出现在肿瘤中的这一事实提示它们可能先于其他基因改变。IDH-1 突变增加胶质瘤发生率的机制尚不明确，但众所周知突变蛋白代谢不活跃，且突变与生存的改善相关。这些分子生物学指标——p53、1p/19q 和 IDH——迄今为止还没有证实与 2 级胶质瘤的治疗相关。

LGG 患者治疗中放射治疗的最佳作用并不完全清楚。EORTC 22845 报道了术后尽早行剂量为 54Gy（30 次，疗程超过 6 周）的放射治疗的患者比那些发生疾病进展时才放疗的患者，PFS 延长，癫痫控制率提高（PFS，5.3 年比 3.4 年，P<0.0001；癫痫控制率 75% 比 59%，P=0.0329）[4]。试验中两组的 OS 没有明显差别（7.4 年比 7.2 年）。尽管在改善 PFS 和控制癫痫发作方面，尽早放疗的疗效显著，但这项研究的作者认为，对于"处于一个良好的状态"的 LGG 患者仍然可以推迟放疗的时间。持有这种观点的部分原因是实际上并没有深入研究生活质量（仅研究了其中的一小部分），因此，我们不清楚患者在实现了 PFS 和癫痫控制的获益却没有实现 OS 的任何获益时到底"付出"了什么。此外，通过延迟放疗，35% 没有接受尽早放疗的患者（中位随访期为 7.4 年）迄今也没有接受放疗，使他们免于发生潜在的放疗的副反应。

因此，最近的研究更关注放疗后生活质量的结果，以便更好地明确放疗在治疗 LGG 患者中的作用和地位。Douw 等最近报道了一项非随机的、纵向设计的临床研究，研究对象为 65 例 LGG 患者，有一半的患者接受了放疗[26]。经过 12 年的中位随访期，在没有接受放疗的患者中，27% 的患者在 18 项神经精神测试参数中至少有 5 项出现明显的认知方面的缺损，而接受过放疗的患者发生率则为 53%。即使一些研究像上述这种努力来探索单纯化疗在

LGG 早期治疗中的作用，但这是毫无意义的，因为非随机性研究容易受选择性偏倚的影响（例如，接受放疗的患者可能确实是因为出于对肿瘤或患者本身因素的考虑），这可能会明显影响研究结果。

至于化疗，近期大多数关注点都在替莫唑胺，这是一种毒副反应较小的口服制剂。2 期临床研究表明，替莫唑胺无论是按照标准的 5 天方案给药或剂量密集的不间断地给药（连续 3 周用药，停药 1 周，或连续 7 周给药，停药 4 周）都是积极治疗既往放疗过又不准备接受放疗的进展期 LGG 患者的方法[16,27,28]。有三个主要的问题与 LGG 中使用替莫唑胺相关：①替莫唑胺能替代放疗吗？②替莫唑胺能替代 PCV 化疗吗？③在高危患者中使用的放化疗联合方案在 LGG 中有没有获益？针对这些问题的临床试验已经在开展。在欧洲和加拿大，一项 3 期临床试验随机将 LGG 患者分为接受标准放疗组或替莫唑胺组，后一组的患者还根据染色体 1p 状态进行分层。主要研究终点为 PFS，研究还包括了神经认知功能和生活质量作为研究终点。RTOG 0424 最近完成了一项 2 期临床试验，评估了采用放疗和替莫唑胺联合治疗既往未经治疗的高危 LGG 患者；结果预计将在几年的随访后得出。ECOG 最近也开展了一项 3 期临床试验（ECOG E3F05）随机将 LGG 患者分为标准放疗联合同期和辅助 1 年的替莫唑胺组和单纯放疗组。该试验建立于 RTOG 0424 基础上，并补充了欧洲的研究；这两项研究有望将更全面地解答替莫唑胺在 LGG 治疗中的作用。

总之，LGG 患者的治疗随着设计完善的临床试验正在演变和进步，这些临床试验目前招募更多的患者来针对很多突出的初始治疗方面的问题进行研究。病例研究中的这例患者明显因为初诊时年龄较大和肿瘤大小属于高危患者，并可能从辅助治疗中获益。复发时，患者 58 岁并经历了广泛的切除术，伴有持续的

FLAIR 信号异常,很可能代表有残留的肿瘤在切除空腔的边缘并越过中线。切除的肿瘤没有显示出有染色体 1p/19q 缺失,所以检查 IDH-1 突变状态可能是有帮助的。在我看来,患者明确属于高危患者,容易发生疾病进展,需要可靠的辅助治疗。我的建议将是积极的联合剂量为 54Gy(30 次,疗程超过 6 周)的放疗和同期替莫唑胺(放疗期间 75mg/m²),然后辅助替莫唑胺 6 个周期[150~200mg/(m²·d),连用 5 天,28 天为一周期]。已发表的临床数据不支持这个治疗推荐,仅仅是基于患者高风险的特点和第二次复发时肿瘤的情况。如果证实有 IDH-1 突变,可以考虑单纯放疗,放疗后密切观察,如有可能,替莫唑胺可以在联合再次手术切除作为挽救治疗时使用,尽管这个治疗推荐也不是基于循证医学证据。

社区医生评论

Deepak Khuntia

在这个有意思的病例中,我们这名 48 岁的男性患者后来证实是 LGG。他接受了肿瘤全切术并观察至 53 岁。如前所述,一个身体强壮的患者可能在初始切除手术的时候实际上就已经给予辅助治疗了。这名患者如前面所描述有几个危险因素。除了之前提到的肥胖细胞的特征,他也已经超过 40 岁。在 Shaw 关于 LGG 的回顾性综述中,年龄大于 40 岁的患者预后要比 40 岁以下的患者更差[3]。RTOG 91-10 也再次确认了年龄小于 40 岁是一个良好的预后因素[6]。这些研究为 RTOG 98-02 研究打下基础,该研究只观察年龄小于 40 岁经肿瘤全切的患者(研究的第二阶段组成部分);所有其他的患者都要接受放射治疗。从一名社区医生的立场来看,从所有年龄超过 40 岁的患者都不再术后进行观察这一事实来看(如他们被随机分到放疗加或不加 PCV 组),放射治疗会成为这个病例治疗的新的 RTOG 标准。而且,预后

良好组 (如年龄小于 40 岁,肿瘤直径小于 4cm,肿瘤全切等)里我们观察到接近 50% 的患者在治疗后 5 年发生了肿瘤进展,从而支持在这组患者中给予尽早的辅助治疗。也就是说,这名患者术后选择了观察,随后发生了局部复发。

目前还没有 1 级循证医学的数据来建议复发性 LGG 的治疗标准。建议复发患者进行手术治疗是非常合理的,正如本例患者一样。然而,辅助治疗有更多的争议。如果这个复发病灶的病理与原发病灶的类似,我们将给予术后放射治疗,而且我看没有理由为什么这里不提供放射治疗。我们将采用 54Gy/30 次的分割剂量进行治疗。化疗的问题面临的挑战更多。几乎没有随机性研究这种疾病治疗方案中采用化疗的数据,使用替莫唑胺的数据更少。RTOG 98-02 显示 PCV 的辅助治疗提高了 PFS,但并没有提高 OS。考虑到这个病例已经复发一次,在放疗的同时再加上全身治疗将是合理的,以进一步提高 PFS,因为第二次复发通常进行挽救治疗更加困难。

关于用药选择的讨论也是复杂的。PCV 比替莫唑胺毒性反应更多,因此替莫唑胺已渐渐地成为公认的一线化疗药物。然而,这个问题几乎没有前瞻性研究的数据。RTOG 0424 将阐明这个难题。在这项研究中,高危 LGG 患者接受放疗(54Gy/30 次)同期联合替莫唑胺,放疗后继续替莫唑胺辅助化疗 12 周期。高危患者包括以下情况中的三项:年龄超过 40 岁、肿瘤直径 ≥6cm、肿瘤越过中线、星形细胞成分为主和神经功能高于 1 级。结果目前还没有发表。ECOG E3F05 是有助于解答这一问题的随机临床研究,这一研究将术后高危 LGG 患者随机分为单纯放疗组或放疗同期替莫唑胺加辅助 12 周期替莫唑胺组。就该病例而言,考虑到他是复发患者且目前没有明确的治疗标准,因此我们将给予放疗同期替莫唑胺加放疗后 12 周期的替莫唑胺治疗。如果他是初发患者,

我将试着招募他进入 E3F05（一项 RTOG 支持的研究），但如果他拒绝且染色体 1p/19q 完好，我将给他进行单纯放疗。如果患者 1p/19q 缺失，我们将给予放疗同期替莫唑胺加放疗后 12 周期的替莫唑胺治疗。

编者注

Minesh P. Mehta

　　在初次诊断时为了基于现有数据和患者肿瘤特征的辅助治疗的争论就已经展开。在复发肿瘤的治疗中，我和各位作者的治疗推荐相同，建议剂量为 54Gy 的外照射放疗同期替莫唑胺治疗。

（徐晓婷　何侠　译）

参考文献

1. Kleihues P, Burger PC, Scheithauer BW. *Histological Typing of Tumours of the Central Nervous System*, 2nd ed. Berlin: Springer; 1993.

2. *Statistical Report: Primary Brain Tumors in the United States, 1998–2002*. 2005: Central Brain Tumor Registry of the United States.

3. Shaw EG, Berkey B, Coons SW, et al. Recurrence following neurosurgeon-determined gross-total resection of adult supratentorial low-grade glioma: Results of a prospective clinical trial. *J Neurosurg.* 2008;109(5):835–841.

4. van den Bent MJ, Afra D, de Witte O, et al. Long-term efficacy of early versus delayed radiotherapy for low-grade astrocytoma and oligodendroglioma in adults: The EORTC 22845 randomised trial. *Lancet.* 2005;366(9490): 985–990.

5. Karim AB, Maat B, Hatlevoll R, et al. A randomized trial on dose-response in radiation therapy of low-grade cerebral glioma: European Organization for Research and Treatment of Cancer (EORTC) Study 22844. *Int J Radiat Oncol Biol Phys.* 1996;36(3):549–556.

6. Shaw E, Arusell R, Scheithauer B, et al. Prospective randomized trial of low- versus high-dose radiation therapy in adults with supratentorial low-grade glioma: Initial report of a North Central Cancer Treatment Group/Radiation Therapy Oncology Group/Eastern Cooperative Oncology Group study. *J Clin Oncol.* 2002;20(9):2267–2276.

7. Pignatti F, van den Bent M, Curran D, et al. Prognostic factors for survival in adult patients with cerebral low-grade glioma. *J Clin Oncol.* 2002;20(8):2076–2084.

8. Shaw EG, Daumas-Duport C, Scheithauer BW, et al. Radiation therapy in the management of low-grade supratentorial astrocytomas. *J Neurosurg.* 1989;70(6):853–861.

9. Kiebert GM, Curran D, Aaronson NK, et al. Quality of life after radiation therapy of cerebral low-grade gliomas of the adult: Results of a randomised phase III trial on dose response (EORTC trial 22844). EORTC Radiotherapy Co-operative Group. *Eur J Cancer.* 1998;34(12): 1902–1909.

10. Laack NN, Brown PD, Ivnik RJ, et al. Cognitive function after radiotherapy for supratentorial low-grade glioma: A North Central Cancer Treatment Group prospective study. *Int J Radiat Oncol Biol Phys.* 2005;63(4): 1175–1183.

11. Eyre HJ, Crowley JJ, Townsend JJ, et al. A randomized trial of radiotherapy versus radiotherapy plus CCNU for incompletely resected low-grade gliomas: A Southwest Oncology Group study. *J Neurosurg.* 1993;78(6):909–914.

12. Shaw EG, Wang M, Coons SW, et al. Final report of Radiation Therapy Oncology Group (RTOG) protocol 9802: Radiation therapy (RT) versus RT + procarbazine, CCNU, and vincristine (PCV) chemotherapy for adult low-grade glioma (LGG). *J Clin Oncol.* 2008 May 20; 26:(Suppl, abstract 2006).

13. Cairncross G, Berkey B, Shaw E, et al. Phase III trial of chemotherapy plus radiotherapy compared with radiotherapy alone for pure and mixed anaplastic oligodendroglioma: Intergroup Radiation Therapy Oncology Group Trial 9402. *J Clin Oncol.* 2006;24(18):2707–2714.

14. Stupp R, Mason WP, van den Bent MJ, et al. Radiotherapy plus concomitant and adjuvant temozolomide for glioblastoma. *N Engl J Med.* 2005;352(10):987–996.

15. Brada M, Viviers L, Abson C, et al. Phase II study of primary temozolomide chemotherapy in patients with WHO grade II gliomas. *Ann Oncol.* 2003;14(12):1715–1721.

16. Kesari S, Schiff D, Drappatz J, et al. Phase II study of protracted daily temozolomide for low-grade gliomas in adults. *Clin Cancer Res.* 2009;15(1):330–337.

17. Chozick BS, Pezzullo JC, Epstein MH, Finch PW. Prognostic implications of p53 overexpression in supratentorial astrocytic tumors. *Neurosurgery.* 1994;35(5):831–837; discussion 837–838.

18. Jenkins RB, Blair H, Ballman KV, et al. A t(1;19)(q10;p10) mediates the combined deletions of 1p and 19q and predicts a better prognosis of patients with oligodendroglioma. *Cancer Res.* 2006;66(20):9852–9861.

19. Krouwer HG, Davis RL, Silver P, Prados M. Gemistocytic astrocytoma: A reappraisal. *J Neurosurgery.* 1991;74(3):399–406.

20. Chang EF, Smith JS, Chang SM, et al. Preoperative prognostic classification system for hemispheric low-grade gliomas in adults. *J Neurosurg.* 2008;109(5):817–824.

21. Pouratian N, Mut M, Jagannathan J, et al. Low-grade gliomas in older patients: A retrospective analysis of prognostic factors. *J Neurooncol.* 2008;90(3):341–350.

22. Schomas DA, Laack NN, Brown PD. Low-grade gliomas in older patients: Long-term follow-up from Mayo Clinic. *Cancer.* 2009;115(17): 3969–3678.

23. Ichimura K, Pearson DM, Kocialkowski S, et al. IDH1 mutations are present in the majority of common adult gliomas but rare in primary glioblastomas. *Neuro Oncol.* 2009;11(4):341–347.

24. Schiff D, Brown PD, Giannini C. Outcome in adult low-grade glioma: The impact of prognostic factors and treatment. *Neurology.* 2007;69(13):1366–1373.

25. Yan H, Parsons DW, Jin G, et al. IDH1 and IDH2 mutations in gliomas. *N Engl J Med.* 2009;360(8):765–773.

26. Douw L, Klein M, Fagel SS, et al. Cognitive and radiological effects of radiotherapy in patients with low-grade glioma: Long-term follow-up. *Lancet Neurol.* 2009;8(9):810–818.

27. Kaloshi G, Benouaich-Amiel A, Diakite F, et al. Temozolomide for low-grade gliomas: Predictive impact of 1p/19q loss on response and outcome. *Neurology.* 2007;68(21):1831–1836.

28. Pouratian N, Gasco J, Sherman JH, et al. Toxicity and efficacy of protracted low dose temozolomide for the treatment of low grade gliomas. *J Neurooncol.* 2007;82(3):281–288.

索 引

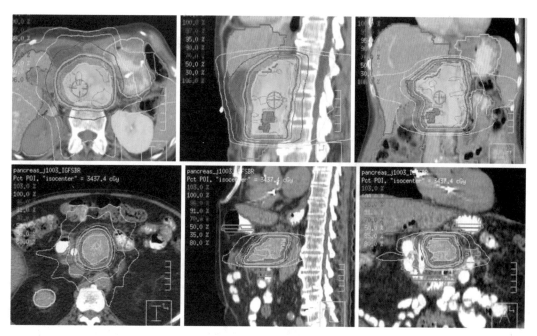

图 3.1.5　辅助 IMRT 治疗方案(1.8~50.4Gy)对比分次 SBRT 计划(6.6Gy×5)。

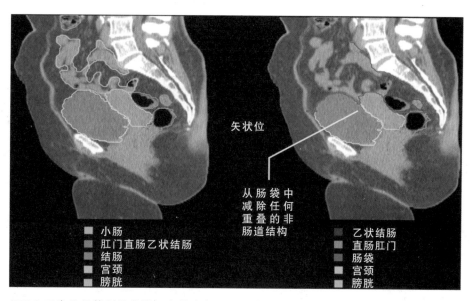

图 3.2.3　RTOG 正常组织等剂量曲线，女性患者。图片来自 www.rtog.org/CoreLab/ContouringAtlases/FemaleR-TOGNormalPelvisAtlas.aspx.

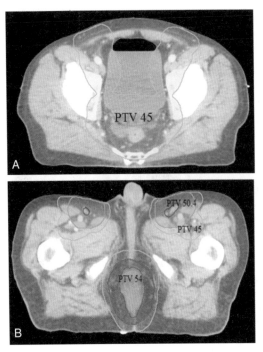

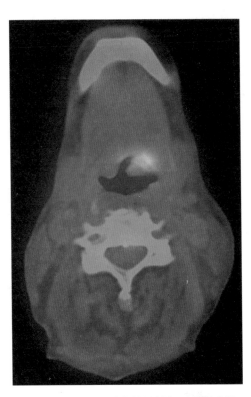

图 3.3.1　参照 RTOG 0529 的剂量修饰 IMRT。代表性的数据来自 cT3N3M0 ⅢB 期肛管鳞状细胞癌。上述数据显示的是计划靶区(PTV)。图 A 显示的是 PTV45(蓝色覆盖区),照射所有选择的淋巴结,包括腹股沟、直肠系膜、骶前、直肠周围和髂内/外淋巴结。图 B 显示的是 PTV 50.4 的区域(绿色覆盖区),它包括受侵犯的双侧腹股沟淋巴结。PTV54 的区域(红色覆盖区)包括肛管原发灶。PTV45 也有所表示(蓝色覆盖区)。

图 6.1.2　PET/CT 显示肿瘤前界侵犯到左侧舌根。CT 图像、临床检查及内窥镜评价未显示舌根侵犯。

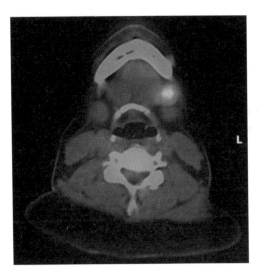

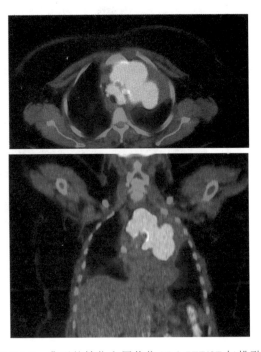

图 6.2.1　PET/CT 扫描显示左侧ⅠB 区淋巴结复发。患者系浅表 T1 SCC 舌癌术后 5 个月,行原发灶切除,随访观察颈部情况,无辅助治疗。

图 7.1.1　典型的轴位和冠状位 FDG-PET/CT 扫描融合图像,62 岁老年小细胞肺癌患者,显示左上肺叶延伸至纵隔内强高代谢摄取。